Peter und Eva Massoth

So gesund wie möglich!

Selbsthilfe in kranken Zeiten

Beltz Verlag · Weinheim und Basel 1984

Dipl.-Psych. Dr. Peter Massoth (Jg. 1943) und Dr. Eva Massoth (Jg. 1947) sind beide Fachpsychologen und Psychotherapeuten. Sie arbeiten in der Studentenberatung des Wissenschaftsministeriums in Wien und haben sich vor allem auf körperbezogene und ganzheitliche Therapiemethoden spezialisiert.

CIP-Kurztitelaufnahme der Deutschen Bibliothek

Massoth, Peter:
So gesund wie möglich : Selbsthilfe in kranken
Zeiten / Peter u. Eva Massoth. – Weinheim ;
Basel : Beltz, 1984.
ISBN 3-407-85043-3
NE: Massoth, Eva:

Alle Rechte, insbesondere das Recht der Vervielfältigung und Verbreitung sowie der Übersetzung, vorbehalten. Kein Teil des Werkes darf in irgendeiner Form (durch Photokopie, Mikrofilm oder ein anderes Verfahren) ohne schriftliche Genehmigung des Verlages reproduziert oder unter Verwendung elektronischer Systeme verarbeitet, vervielfältigt oder verbreitet werden.

© 1984 Beltz Verlag · Weinheim und Basel
Satz: vpa, Landshut
Umschlaggestaltung: E. Warminski, Frankfurt/M.
Druck und buchbinderische Verarbeitung:
Beltz Offsetdruck, 6944 Hemsbach über Weinheim
Printed in Germany

ISBN 3 407 85043 3

Vorwort

Die Probleme, die in unserer technisierten Welt ein befriedigendes Leben beeinträchtigen, werden immer drängender, breitere Kreise der Bevölkerung sind sensibilisiert. In dieser Situation ist sachgerechte und engagierte Information besonders wichtig. Diese wird hier fundiert und umfassend geboten.
An diesem Buch schätze ich besonders:

- Die Probleme und ihre Lösungen werden ohne ideologisches oder sektiererisches Beiwerk dargestellt.
- Die Autoren, die ich aus einer Konsumentenselbsthilfegruppe kenne, leben seit Jahren selbst nach den dargestellten Ideen und engagieren sich dafür. Sie haben ihr Konzept im Alltag erprobt: Es wird also nicht Wasser gepredigt und Wein getrunken.
- Das Buch strebt keine Radikallösungen an, sondern möchte zu schrittweisen Änderungen des Gesundheitsverhaltens anregen.
- Gesundheit wird umfassend gesehen: Umwelt, Ernährung, Lebensstil, Erziehung und Umgang mit der eigenen Psyche finden ihre Berücksichtigung.

Ich bin überzeugt, daß jeder, der Interesse für sich und seine Gesundheit hat, aus diesem Buch viel gewinnen kann.

Univ. Prof. Dr. Raimund Sobotka
Institut für Sportwissenschaften
der Universität Wien

Inhaltsverzeichnis

Einleitung 11

Die Welt, in der wir leben –
Paradigma eines „normalen" Arbeitstages 11
Folgen und Überlegungen 12
Was will dieses Buch 15

Kapitel I:
Schädigung des Menschen durch Umweltfaktoren 22

Luft 26
Wasser 30
Landwirtschaft 35
Wohnwelt 50
Arbeitswelt 54
Zusammenfassung 57

Kapitel II:
Ernährung 60

Die heutige Ernährung 61
Zusammenstellung der Nahrung 63
Industrielle Verarbeitung und Herstellung
von Nahrungsmitteln 73
Beeinträchtigung der Nahrungsmittel durch Rückstände aus
Umwelt, Industrie und Landwirtschaft 86
Zubereitung von Nahrungsmitteln 93
Essensstil 97
Zusammenfassung und Folgerungen
für die Ernährung des Konsumenten 100
Mineral- und Vitamintabelle 106

Kapitel III:
Körperliche Faktoren 109

Bewegung 111
Massage 112
Leistungs- und Erholungsrhythmen 114
Atmung 117
Entspannung 120
Körperhygiene 127
Kleidung 128
Zusammenfassung 128

Kapitel IV:
Psychosoziale Faktoren 129

Kapitel IV-1: Schädigende Einflüsse in der psychosozialen Entwicklung 130

Psychosoziale Entwicklung 130
Schädigende Erziehungsmuster 135
Erziehungsausblick 144

Kapitel IV-2: Psychische Störungen 147

Psychosomatische Störungen 147
Genuß- und Suchtmittelverhalten
(Nikotin, Alkohol, Rauschgift) 160
Depressionen 169
Ängste 172
Zwangsgedanken und Zwangshandlungen 176
Psychotische Erkrankungen 177

Kapitel IV-3: Selbsthilfeprogramme für die Veränderung des Verhaltens 181

Grundlagen des Programms 182
Selbsthilfeprogramm bei Depressionen 192
Selbsthilfeprogramm bei Streß 204
Selbsthilfeprogramm bei sozialen Ängsten 211
Selbsthilfeprogramm bei Gefühlshemmungen 222

Selbsthilfeprogramm bei Verspannungen
(Entspannungstraining) *227*

Schlußwort *236*

Literatur *238*

Einleitung

> *Die Krankheiten befallen uns nicht aus heiterem Himmel, sondern entwickeln sich aus täglichen kleinen Sünden wider die Natur. Wenn diese sich gehäuft haben, brechen sie scheinbar auf einmal hervor.*   Hippokrates

Die Welt, in der wir leben –
Paradigma eines „normalen" Arbeitstages

Um uns bewußt zu machen, wie der Großteil der Menschen in der heutigen zivilisierten Welt lebt, lassen Sie uns vorerst einmal einen typischen Tagesablauf von Herrn[1] Jedermann konstruieren:

Der Wecker reißt Herrn Jedermann aus dem Schlaf zu einem neuen Tagesbeginn voll Unruhe und Zeitdruck. Das typische Frühstück – Marmeladensemmel und Kaffee – wird stehend in der Küche verschlungen, nebenbei die Aktentasche eingeräumt, währenddessen die Frühnachrichten mit halbem Ohr verfolgt werden. Die Gedanken verweilen bereits bei all den Unannehmlichkeiten, die der Tag so bringen wird.

Die Autofahrt im Schrittempo macht ihn nervös und aufgeregt. Nach dem täglichen Kampf um den Parkplatz fühlt sich Herr Jedermann bereits „geschafft" und eilt mit rotem Kopf und leicht verschwitzt an seinen Arbeitsplatz, denn Pünktlichkeit wird mit der Stechuhr kontrolliert.

Nach dem Blick auf den vollen Terminkalender und den mit Akten überfüllten Schreibtisch sind der nächste Kaffee und die Zigarette fällig. Während die Telefone läuten, Schreibmaschinen klappern, Zigarettenrauch den Raum durchzieht und die Klimaanlage für ständige Zugluft sorgt, ist Herr Jedermann bei seinem Tagewerk.

---

[1] Wenn wir im folgenden aus Vereinfachungsgründen von „Herrn Jedermann" sprechen, so gilt das natürlich auch für „Frau Jedermann".

Begleiten wir ihn dann weiter zum Mittagstisch in die Kantine: Das Menü besteht aus Schweinebraten, Kartoffeln, Salat mit viel Essig und zum Schluß Vanillepudding. Während der schon leicht dickliche Herr Jedermann diese „Köstlichkeiten" hinunterschlingt, blättert er noch schnell in der Tageszeitung und diskutiert mit Kollegen den neuesten Firmentratsch.

Mit Kaffee und Zigaretten – warum fühlt man sich nach dem Essen nur so müde? – wird der Nachmittag begonnen.

Als endlich Feierabend ist, hat er noch einige Besorgungen zu machen, und dann beginnt die hektische Rückfahrt.

Daheim angekommen hört er sich den Ärger an, den es mit den Kindern in der Schule gab, und schüttet eine Flasche eisgekühltes Bier hinunter. Zum Abendessen, das von den Fernsehnachrichten untermalt wird, gibt es Weißbrot, Wurst und schwarzen Tee. Dann aber beginnt der TV-Krimi, auf den er sich schon gefreut hat. Knabbereien und Schokoladenkekse versüßen den Feierabend und geben ihm die richtige Abrundung.

Der Tag klingt friedlich aus: Herr Jedermann schläft beim Krimi ein. Wovon er wohl träumt?

Kennen Sie Herrn Jedermann eigentlich auch?

Folgen und Überlegungen

Lassen Sie uns den oben beschriebenen Tagesablauf nochmals durchgehen und dabei die Frage nach den Folgen eines solchen Verhaltens für unsere Gesundheit und unser Wohlbefinden diskutieren.

Herr und Frau Jedermann sind eigentlich den ganzen Tag über im Streß. Das beginnt schon morgens beim Frühstück. Anstatt es in Ruhe und gemeinsam mit der Familie zu genießen, wird nur schnell der Hunger gestillt. Die Fahrt zum Arbeitsplatz ist oft ein „Horrortrip" – Auto gegen Auto, Kampf um jede Minute, aufsteigende Aggressionen, Nervosität. Am Arbeitsplatz setzt sich dann dieser krankmachende Trend fort – Zeitdruck, Leistungsstreß, Angst, die geforderte Leistung nicht bringen zu können, Konkurrenzkampf und Intrigen.

Die tagsüber gesammelten Frustrationen entladen sich dann häufig abends in der Familie. Ein nichtiger Anlaß bietet den willkommenen Vorwand, sich endlich abzureagieren, Ärger und Unzufriedenheit an unpassender Stelle freien Lauf zu lassen. Ade, gemütlicher Abend! Anstatt harmonisch beieinanderzusitzen, mit dem Partner und den Kindern ein Gespräch zu führen, hat man sich wenig zu sagen und läßt sich lieber vom Fernseher berieseln. Es ist nicht verwunderlich, daß es in solch einem schlechten emotionalen Klima häufig zu Ehe- und Erziehungskrisen kommt.

Doch auch unserer Umwelt fehlt es an behaglicher Ausstrahlung. Unsere Städte sind beherrscht von Lärm, Hektik, schlechter Luft und einem Mangel an Grünflächen. Die Wohnungen sind zwar repräsentativ, aber selten zum Wohlfühlen. All das verschlechtert noch zusätzlich unser psychisches und körperliches Wohlbefinden.

Unsere denaturierte Ernährung gibt uns körperlich sozusagen noch den Rest: die Produkte sind durch die chemisierte Landwirtschaft, die industrielle Verarbeitung und durch die Giftstoffe der Umwelt sehr stark mit gesundheitsschädlichen Rückständen behaftet. Außerdem haben wir anscheinend das Wissen um eine günstige Zusammenstellung der Nahrungsmittel verloren und schädigen uns letztlich noch mit allen möglichen Genußmitteln.

Betrachten wir das oben Gesagte jedoch von einem anderen Standpunkt aus, so kann man auch die Meinung vertreten, daß die Gesellschaft alle Voraussetzungen für die Zufriedenheit und das Wohlbefinden des einzelnen geschaffen habe. Unsere finanzielle Situation erlaubt es, über den Rahmen des reinen Broterwerbs und der täglichen Sorge um die nackte Existenz ein materiell gesichertes Leben mit vielen Annehmlichkeiten zu führen. Ein riesiges Konsumangebot auf allen Gebieten steht zur „freien" Verfügung. Die Mobilität des individuellen Lebensraumes hat sich sehr erweitert, und die Gesellschaft hat sich von tabuisierenden, einengenden sexuellen Normen freigemacht bzw. sie verändert. Gleichzeitig gibt es große Möglichkeiten zur geistigen Unabhängigkeit, ein breites Bildungsangebot steht jedem zur Verfügung und auch Wege zur individuellen Selbstverwirklichung, sofern man aktiv ist, können beschritten werden. Insgesamt also ein großartiges Bild menschlicher Entwicklungsmöglichkeiten!

Doch so paradox es auch klingen mag: Die vielen Erfindungen, die großartigen technologischen Fortschritte und gesellschaftlichen Errungenschaften, die uns zu unserem Wohle dienen sollen, haben den Menschen kaum Glück und Zufriedenheit gebracht. Im Gegenteil: Der Mensch scheint heute ein gehetztes, getriebenes und sich betäubendes Wesen zu sein, das zwar dem Glück atemlos nachläuft, aber es anscheinend nicht findet.

Am Beispiel der psychischen Gesundheit läßt sich diese Behauptung gut demonstrieren (nur zum Zweck der Darstellung machen wir die unselige Trennung zwischen psychischer und physischer Krankheit): Neurosen, Depressionen, Ängste, Streß, Verzweiflungen, ,,kaputte" Ehen, eine erhöhte Selbstmordrate und gegen sich und andere gerichtete Aggressionen sind heute nicht mehr ungewöhnlich, im Gegenteil – sie sind fast die gesellschaftliche Realität! Sie spiegeln die Hilflosigkeit der Menschen wider und sind Ausdruck der zwischenmenschlichen Probleme.

Streß (Überforderung) gilt als Symbol der Leistung bzw. Einsatzbereitschaft. Der kommunikative Austausch zwischen Menschen ist zu einem sprachlosen Nebeneinander geworden. Selbst Kinder (und wer hat nicht das irreale Bild der unbeschwerten Kindheit vor Augen) leiden unter massiven Angstsymptomen, Überforderungen und Selbstmordgedanken, die teils aus dem Bereich der Schule und teils vom Elternhaus herrühren. Das emotionale Wachstum vieler Kinder ist gestört, weil das emotionale Zueinander der Erwachsenen gestört ist. Sie erhalten kaum Zuwendungen und wenn, dann nur über Leistungen. Die Erzieher haben keine Zeit, sich mit den Kindern auseinanderzusetzen und sehen sie mehr als Objekt ihrer Wünsche, die in die vorgefertigten Verhaltensformen zu pressen sind.

Denken wir auch weiter an die vielen psychosomatischen Erkrankungen (Kap. IV-2), die in ihrer Häufigkeit und Intensität gewaltig zunehmen und als Produkt einer gestörten Individuum-Umwelt-Beziehung zu verstehen sind.

Nutznießer sind jedenfalls Psychologen, Psychotherapeuten und Ärzte – sie haben Hochkonjunktur! Sie kurieren aber vorwiegend nur das Symptom und nicht die Ursachen. Wenn auch die Medizin allergrößte Leistungen vollbracht hat, so scheint die Schulmedizin, die ja aufgrund ihrer speziellen Optik ganz bestimmte Krankheitsaspekte sieht, langsam ihren Höhepunkt überschritten zu haben. Auch eingefleischte Schulmediziner müssen erkennen, daß Gesundheit ein Ganzheitsproblem ist, wo körperliche, psychische und soziale Faktoren zusammenwirken.

An dieser ganzen Problematik ist der Patient nicht unschuldig. Leider wird heute die Gesundheit als Konsumartikel vermarktet (Medizin, Pharmakologie, Reformhäuser, Krankenversicherungen). Damit nimmt man den Menschen die eigene Verantwortung und auch die Bereitschaft, an sich zu arbeiten, um gesund zu bleiben. Der einzelne Bürger hat wohl den Eindruck, wenn er krank ist, dann sorgt sich eine Menge von Profis um ihn und er selbst braucht nichts bzw. kann nichts dazu beitragen – den (immateriellen) Preis übersieht er geflissentlich.

Wir sind heute in den Händen von geschickten Verkaufsstrategen, die, verbrämt mit der nötigen Ideologie (Schönheit, Jugend, moderner Mensch...) eine manipulierbare und gut funktionierende Puppe aus uns machen. Das unkritische Konsumieren läßt den Menschen von sich weg orientieren. Die notwendige Hinwendung an das eigene Ich, um reifer und verantwortungsvoller zu werden, wird geschickt unterlaufen. Damit wir uns verstehen: nicht das Konsumieren als Akt des Kaufens und Verbrauchens ist schlimm, sondern die einhergehenden Folgen für die einzelne Person hinsichtlich ihrer eigenen psychischen und sozialen Entwicklung. Die Schuldigen für diesen beklagenswerten Zustand sind leicht auffindbar. Es sind nicht die anonymen Mächte (Gesellschaft, Kapital...), sondern wir alle selbst, die dieses System produzieren und auch davon profitieren, ohne allerdings die Konsequenzen zu sehen oder sehen zu wollen.

Diese kurz skizzierten negativen Erscheinungen sind für die psychische und physische Gesundheit wohl der Preis des ,,Fortschritts" – aber müssen wir den in dieser Form wirklich zahlen? Denn diese Frage stellt sich ja schließlich. Gibt es Möglichkeiten, den ,,Run" auf den Menschen (und damit auch auf die Natur) aufzuhalten und eine lebenswertere Zukunft für uns und andere Generationen aufzubauen?

Was will dieses Buch?

Wir haben uns gerade gefragt, ob es Möglichkeiten gibt, die Gesundheitssituation zu verbessern. Nun, die gibt es sicherlich. Da Gesundheit aber eine sehr komplexe Angelegenheit und gleichzeitig sehr individuell ist, können ,,Kochrezepte" nur das alte Schema widerspiegeln: das Muster der Passivität und des Laufenlassens. Dieses bringt den Menschen wiederum nicht zum verantwortlich und aktiv Handelnden, sondern erneuert die alte Abhängigkeit des Konsumierens. Also: gesundheitliche Lösungen in Form von Rezepten sind nicht zu erwarten.

Das Ziel dieses Buches ist es jedoch, daß sich der einzelne hinsichtlich seiner gesundheitlichen Situation ändert und sie auch in einem größeren Rahmen eingebettet sieht. Daher haben wir die Gesundheit nicht isoliert betrachtet, sondern sie als Produkt der Umwelt, Ernährung, körperlichen und psychischen Aspekte verstanden. Sie alle wirken aufeinander und sind nicht voneinander zu trennen. Wir wollen Sie mit diesem Buch kritisch informieren und Ihnen ein Konzept bzw. eine Anleitung zur Selbsthilfe in die Hand geben, damit Sie auf Ihre Gesundheit einwirken, sie widerstandsfähiger machen und bei angeschlagener Gesundheit verbessern können. Denn Ihre eigene Gesundheit ist zu wichtig, um sie anderen („Fachleuten") zu überlassen!

Wir werden verschiedene Bedingungen für ein gesundes und ausgewogenes Leben aufzeigen, damit die Lebensbezüge subjektiv und objektiv besser gemeistert werden können. Neben kurzen theoretischen Überlegungen enthält das Handlungskonzept ganz konkrete Anwendungsmöglichkeiten (Ernährung, Umwelt, Entspannung), anwendbare psychosoziale Überlegungen und Selbsthilfeprogramme. Damit verbinden wir beide Ebenen: die psychosoziale und die körperliche. Somit schließen wir uns der Definition der Weltgesundheitsorganisation (WHO) an: Gesundheit ist körperliches, psychisches und soziales Wohlbefinden und nicht allein das Freisein von Krankheiten.

Lieber Leser, Ihre Arbeit dabei – und das ist das weitaus Schwierigere – ist *Bewußtwerdung* und *aktive Auseinandersetzung* mit sich selbst. Sie sind es, der etwas konkret tun muß. Erfolg wird in dem Maße sein, wie Sie Erfolg haben wollen. Nehmen Sie sich Zeit, das Buch zu lesen und seien Sie motiviert, das von Ihnen als gut Empfundene in Handlungen umzusetzen. Nutzen Sie die Chance und reflektieren Sie, wie weit dieses Konzept günstig ist und welche Auswirkungen es für Sie haben kann. Wissen allein genügt nicht, es muß verarbeitet und konkret im Alltag angewendet werden.

Vielleicht kann das nachfolgende Zitat Sie daher motivieren:

Den Weg erkennt man beim Gehen

Wir gehen im Buch nach dem Prinzip der kleinen Schritte vor. Wenn Sie es gelesen haben, werden Sie vielleicht sagen: „Wahnsinn, das soll ich alles machen, um gesund zu bleiben? Dann habe ich ja keine Zeit mehr für andere Dinge." Sicher, man kann nicht alles gleich machen, nehmen Sie anfangs nur bestimmte Teile, die Ihnen gefallen und wichtig erscheinen. Aber seien Sie insgesamt informiert bzw. orientiert. Vielleicht können Sie mit der Zeit mehr und mehr in Ihr Denken und Handeln integrieren.

Und – seien Sie auch diesem Buch gegenüber kritisch! Jedem Gesagten oder Geschriebenen unterliegen bestimmte geistige Konzepte (kognitive Schemata, Denkstrategien, Ideologien), in deren Rahmen sich die Gedanken bewegen und Informationen integriert und begutachtet werden. Daher ist es auch notwendig, sie offen zu deklarieren, um eine vernünftige Kommunikation mit anderen zu gewährleisten und um sich auch immer wieder selbst darüber im klaren zu sein. Unser Gesundheitskonzept basiert auf dem Gedanken der Ganzheit, des Gleichgewichts, dem vernetzten Kausalitäts- und dem Wahrscheinlichkeitsdenken.

- Ganzheitlichkeit (holistic health): Kaum etwas in dieser Welt kann isoliert existieren; alles steht in bestimmter Wechselwirkung (Interaktion). Wenn wir unseren Körper, der aus vielen Subsystemen besteht, betrachten, so erkennen wir, daß jedes Subsystem mit jedem anderen irgendwie zusammenhängt und in seiner Ganzheit ein Großsystem bildet, eben den menschlichen Körper, dessen Existenz auch wiederum von äußeren Gegebenheiten abhängt. Ein Beispiel: Eine Mandel-(Tonsillen)-entzündung ist schulmedizinisch eine Erkrankung der Mandeln. Nach der Ganzheitsbetrachtung aber eine Erkrankung des gesamten Körpers, die sich in den Tonsillen zeigt.

  Ganzheitlichkeit hinsichtlich unserer Thematik „Gesundheit erlernen" meint ein „Sich-Wahrnehmen und Erleben" als Einheit des Organismus, der Gefühlsebene und des geistigen wie seelischen Bereiches.
- Gleichgewicht: Ein überall zu findendes Naturprinzip ist das Streben nach Gleichgewicht (Regelkreissystem). Ein Beispiel anhand des ökologischen Gleichgewichtssystems: Die Pflanze wächst und verliert im Herbst die Blätter, die im Laufe der Zeit zu Kompost und damit zu nahrungsreicher Erde werden, was wiederum neues Wachstum ermöglicht. Auch der menschliche Körper unterliegt vielen Regelkreissystemen (z.B. Wärmeregulation etc.). Das Gleichgewicht der Natur wird jetzt leider durch hemmungslose Ausbeutung zerstört, was gleichzeitig negative

Einflüsse auf den Menschen hat, da er ja ebenfalls ein Glied in der ökologischen Kette ist. Denn zu seinem Wohlbefinden bedarf es einer unzerstörten Natur.

Wäre der Mensch im psychischen/physischen Gleichgewicht, so gäbe es zwar aufgrund von Umwelt- und körpereigenen Einflüssen Schwankungen (Ungleichgewichte), die aber ein gesundes biologisches Selbstregulationsprinzip durch entsprechende Maßnahmen auffangen könnte. Dieses innere Gleichgewicht erscheint heute durch bestimmte Wirkfaktoren (Streß, Ängste, schlechte Ernährung...) häufig gestört zu sein. Zivilisationserkrankungen sind die Folgen dieses Ungleichgewichtes.

Auch die Homöopathie definiert Gesundheit in diesem Sinne: ,,In sich, mit sich und mit der Umwelt im Gleichgewicht sein."

– Vernetzte Kausalität: Es hat sich u.a. aufgrund der ,,schnellebigen Zeit" im Gesundheitsbereich eingebürgert, nach Ursachen kaum noch zu fragen. Man hat zwar heute gute Diagnosegeräte und schnell eine Therapie meistens in Form von Medikamenten zur Hand, aber in vielen Fällen beschränkt sie sich nur auf die Symptombehandlung. Die möglichen Ursachen bleiben auf der Strecke und damit eine umfassende Behandlung. Weil ja nur der Erfolg wahrgenommen und anerkannt wird, sind Ursachenzusammenhänge eine zusätzliche Belastung. Dieser Trend wird leider auch von vielen Patienten unterstützt, die nur schnell die Krankheitssymptome ,,weggezaubert" haben wollen.

Nun darf man den Leser auch nicht für dumm verkaufen und so tun, als wäre es ganz leicht, Ursachen zu finden. Das Problem ist dagegen sehr diffizil. Eindimensionale Ursachen, die etwas vollständig erklären, kann es nicht geben (das würde ja auch dem Prinzip der Ganzheit widersprechen). Deshalb sollte man weder von Einzelursachen noch von Ursachenketten, sondern von vernetzten Kausalitäten bzw. Systemen sprechen. Da vernetzte Systeme in der Regel sehr schwer vollständig zu erkennen sind und daher meistens ein theoretisches Ziel bleiben, sollten wir in diesem Zusammenhang von Wirkfaktoren sprechen, die miteinander in Beziehung treten. Daher zeigen seriöse sozialwissenschaftliche Untersuchungen, die sich mit der Beschreibung der Realität beschäftigen, eher statistische Zusammenhänge (Korrelationen) als Ursachen.

Interessant ist ja auch, daß der Mensch im Laufe seiner Entwicklung so geprägt wurde, daß er sich von einer Ursachen-

wahrnehmung nicht freimachen kann. Er sieht daher die Faktoren als Ursachen an, die er als Ursachen subjektiv versteht; ob sie es objektiv sind, ist eine andere Frage.
- Wahrscheinlichkeit: Gesundheit ist ein Wahrscheinlichkeitsproblem. Wenn Sie z.B. viel rauchen, ist die Wahrscheinlichkeit sehr hoch, daß Sie eher an Lungenkrebs sterben, als ein Nichtraucher.Ob Sie wirklich daran sterben, bleibt dahingestellt. Deshalb meinen wir, daß das Denken in Kategorien wie Krankheit oder Gesundheit an sich die Wirklichkeit verzerrt (absolutes Denken). Wir sollten lieber vom Grad der Gesundheit sprechen (relatives Denken) und weiter überlegen, wie wir mit natürlichen Mitteln die Wahrscheinlichkeit „gesund zu bleiben" erhöhen können.

Anschließend wollen wir einen Leitsatz prägen, der dem Buch vorangestellt werden und den man nicht aus den Augen verlieren soll:

Gesundheit ist Arbeit an sich selbst!

Im folgenden sollen im Buch vor allem die vier Hauptaspekte: Psychosoziale, körperliche, ernährungs- und umweltbedingte Faktoren erörtert werden, die unsere Gesundheit beeinträchtigen können. Das nachfolgende Schema zeigt Ihnen eine übersichtliche Darstellung hinsichtlich des von uns vertretenen Ganzheitsaspektes der Gesundheit (Abb.1).
Um die Wechselwirkung bzw. die gegenseitige Beeinflussung der oben genannten Faktoren zu verdeutlichen, wollen wir beschreiben, wie man sich beispielhaft eine mögliche Entstehung von Darmkrebs vorstellen kann. Ängste (psychosozialer Faktor) schaffen Verspannungen im Darm, Bewegungsmangel (körperlicher Faktor) verursacht Darmträgheit, ein zu hoher Fleischgenuß (Ernährungsfaktor) bewirkt Mangel an Ballaststoffen und einen hohen Fäulnisgrad im Darmtrakt, und mit Nitraten und chlorierten Kohlenwasserstoffen angereichertes Trinkwasser (Umweltfaktor) schädigen die Verdauungsorgane. Durch ein wechselseitiges Zusammenspiel all dieser Faktoren kann es zu einer Schwächung des Immunsystems und in der Folge zu einer Erkrankung, wie z.B. Darmkrebs, kommen (Abb.2).
Die Autoren dieses Buches wünschen sich, daß der Leser den Inhalt kritisch prüft und die von ihm wichtig empfundenen Teile nicht nur zur Kenntnis nimmt, sondern in die Tat umsetzt

– zum Wohl seiner eigenen Gesundheit, zum Wohlergehen seiner Mitmenschen und zur Erhaltung einer lebenswerten Umwelt.

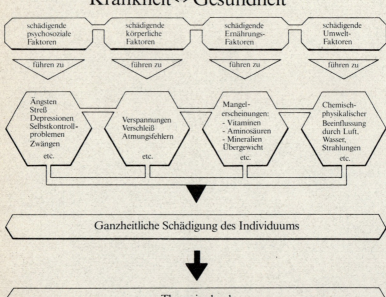

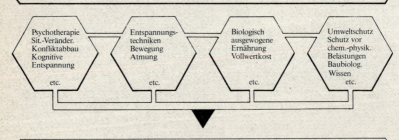

Abbildung 1

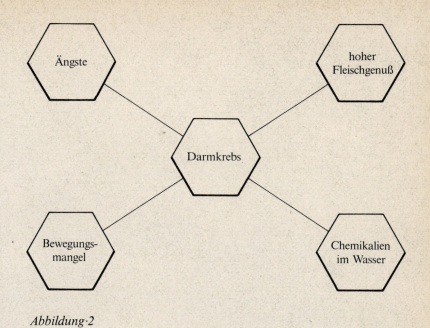

Abbildung 2

Kapitel I
Schädigung des Menschen durch Umweltfaktoren

> *Früher oder später, aber gewiß immer wird sich die Natur an allem Tun der Menschen rächen, das wider sie selber ist.*
>
> Johann Heinrich Pestalozzi

Umweltschutz ist ein relativ neues gesellschaftliches Problem von höchster Aktualität. Die bisher ungelöste Thematik ist für den Menschen lebensbedrohend, da es um die Gesundheit und letztlich um unser aller Überleben geht. In den Industriestaaten (die Zweite und Dritte Welt tritt in unser Fahrwasser) hat die Umwelt ihre Natürlichkeit durch menschliches Unvermögen und Ignoranz verloren. Sie wird nach allen Regeln der Kunst ausgebeutet und ihre Grundlagen und ökologischen Strukturen werden zerstört. Die Menschen handeln und leben, als wären sie die letzte Generation in dieser Welt. Sie fühlen sich als Herren dieser Erde und sind doch eigentlich nur Gäste, die sich den natürlichen Regeln und Geboten der Natur anpassen sollten, um zu überleben. Statt dessen rotten sie aus ökonomischen Begierden Tier- und Pflanzenarten für immer aus. Die Gewinne werden dabei privatisiert, und die sich dadurch ergebenden Umweltschäden (Gesundheit, Korrosionsschäden, Verschmutzung, zerstörte Ökosysteme) werden sozialisiert, d.h. die Gesellschaft soll Schäden, die durch das gewinnbringende Handeln einzelner entstehen, finanzieren.

Dabei müßte es gar nicht zu einer Trennung Ökologie-Ökonomie kommen. *Steyrer, K.* (Österreichischer Bundesminister für Gesundheit und Umweltschutz): „Umweltschutz und Wirtschaftswachstum sind keine Gegensätze, Ökologie ist vielmehr Langzeitökonomie, die nicht von der Substanz lebt." Mit anderen Worten, wir sollten so leben, daß auch die Natur ungestört weiterleben kann. Wenn wir die Natur in ihrer Eigenheit belassen und natürliche Regelkreise (ökologische Systeme) nicht künstlich verändern, hätten die Menschen selbst den größten Nutzen hinsichtlich ihrer Lebensqualität und finanziellen Belastung.

Das ökologische System ist im Laufe der Entstehung der Welt gewachsen und mit ihr auch die menschliche Entwicklung. Die Evolution (Entwicklung) der Natur und die des Menschen gingen Hand in Hand im Einklang mit Naturgesetzen; zerstören wir dieses lebenserhaltende System, so zerstören wir uns schließlich selbst.

Da Umwelt und Gesundheit in einem engen Zusammenhang stehen, ist die Naturerhaltung für den Menschen besonders wichtig. *Steyrer, K.* drückt das sehr klar aus: „*Umweltschutz ist weit vorverlegter Gesundheitsschutz*". Der Mensch ist ein wichtiger Teil der ökologischen Kette und wenn einzelne Glieder dieser Kette zerstört und zu funktionslosen Teilen werden, wird auch der Mensch sich schädigen und erkranken. Für das Zerschlagen des natürlichen Gleichgewichtes zahlt der Mensch mit seiner Gesundheit.

Im privaten wie im wissenschaftlichen Bereich wird immer wieder der grundlegende Fehler gemacht, daß man das einzelne optimal auf Kosten des Gesamten löst. Man reflektiert nicht oder übersieht bewußt weiterreichende Zusammenhänge. Zugegeben, es sind häufig äußerst komplizierte Zusammenhänge, die erkannt werden sollten. Trotzdem ist es aber notwendig, bei jeder Handlung auch weiterreichende Konsequenzen zu überlegen. Wer hätte z.B. bei der Entwicklung der Pflanzenschutzmittel gedacht, daß damit auch die Muttermilch ungenießbar bzw. vergiftet wird? Einen anderen Vorwurf, den man berechtigterweise machen muß, ist, daß man sich in erster Linie an ökonomischen Prinzipien orientiert. Der qualitative, ökologische und gesundheitliche Aspekt wird bewußt oder aus Unwissenheit ausgeklammert.

Es erscheint uns deshalb wichtig zu sein, in diesem Kapitel zu zeigen, wie gefährdet die Natur ist und welche Folgen für den Menschen daraus entstehen. Wir hoffen, daß sich der Leser (sofern er nicht schon darüber informiert ist) ein „Stückchen mehr Bewußtsein" schafft. Er sollte es aber nicht nur beim bloßen Wissen belassen, sondern auch entsprechende Konsequenzen ziehen, die sicherlich im einzelnen nicht leicht durchführbar sind. Da gilt es, auf liebgewordene Gewohnheiten zu verzichten und vielleicht das Kopfschütteln oder das Unverständnis der Nachbarn und Freunde auf sich zu ziehen. Trotzdem, die Sache ist zu wichtig – es geht schließlich um gesundes Leben – als daß man aus Angst vor Peinlichkeiten eine als vernünftig erkannte Sache nicht durchsetzt.

Wir müssen uns klar vor Augen halten, daß die jetzige, schon weit vorangeschrittene Umweltzerstörung kaum noch korrigierbar ist. So sollten wenigstens die noch übriggebliebenen natürlichen Lebensräume unter allen Umständen erhalten bleiben bzw. Fehlentwicklungen positiv beeinflußt und verändert werden.

Veränderungen zur positiven Umweltbeziehung beginnen zuerst im Kopf des einzelnen. Man sollte also seine Einstellung verändern, um sie dann später in folgerichtigem Handeln auszudrücken. Nur wenn Denken, Gefühle und Handlung übereinstimmen, findet der Mensch seine Identität und damit sein inneres Wohlbefinden.

Die Diskussion um menschenfreundliche Alternativen beginnt zu wachsen, und ebenso sind entsprechende praktische Ansätze, die die Lebensqualität verbessern, klar erkennbar. Die umweltschonenden Alternativen sind überschaubarer, sanfter und menschennahe und geben mehr Verantwortung und Entscheidungsmöglichkeiten. Schließlich sollte ja auch die Wirtschaft ursprünglich den Bedürfnissen der Menschen dienen (wem auch sonst!). Sie ist leider zu einem eigengesetzlichen Machtapparat geworden, der durch kurzfristige finanzielle Interessen langfristig die Lebensräume der Natur und des Menschen zerstört.

Es ist immer deutlicher erkennbar, daß blinder Fortschritts- und Wachstumsglaube wie auch der Glaube an die Wissenschaft, die vorgibt, alles erforschen und erklären zu können, immer mehr hinterfragt wird. Das sehen wir als gutes Zeichen für die Emanzipation der Bürger, denn in diesem Bereich ist eine kritische Haltung unbedingt notwendig. Natürlich wollen wir nicht die Industrie, Landwirtschaft und Wissenschaft verteufeln; sie haben uns ökonomische und auch geistige Freiheiten gebracht. Wir sind aber jetzt an einer Grenze angelangt, die zu Lasten des Lebens geht und wo eine Umkehr zu menschlichen Werten notwendig erscheint. Das Ziel der menschlichen Entwicklung kann nicht noch mehr Konsum und Profit heißen, sondern Bescheidenheit, Gesundheit und adäquates soziales Zusammenleben.

Wir wollen im Kapitel „Umwelt" die vielfältigen negativen Beeinflussungen des Menschen anhand von fünf Bereichen: Luft, Wasser, Landwirtschaft, Wohn- und Arbeitswelt beschreiben. Nach jedem Unterkapitel werden wir Wünsche (Forderungen) an den Gesetzgeber/Öffentlichkeit und Empfehlungen für den Leser anschließen (Abb.3).

Schädigungen des Menschen durch Umwelteinflüsse

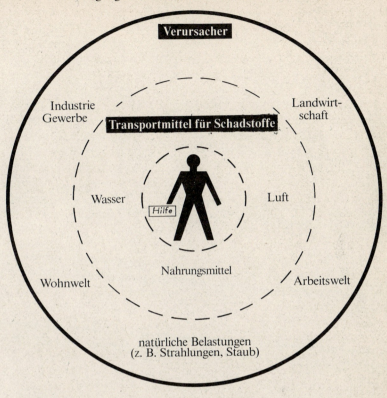

Abbildung 3

Das Kapitel soll und kann kein vollständiger Abriß der Umweltproblematik sein. Es kommt uns weniger auf die Vermittlung von einzelnen „harten Daten" an (obwohl diese oft bereits erschreckend sind), als um das Verstehen des Zusammenhanges zwischen Umweltproblemen, der Rückwirkung auf die eigene Gesundheit und dem Ziehen entsprechender Konsequenzen.

Luft

Die Lufthülle, die unsere Erde umgibt, beinhaltet unter anderem für den Menschen lebensnotwendigen Sauerstoff (21% in der Einatmungs- und 15% in der Ausatmungsphase). Neben der Sauerstoffproduktion der Pflanzen wird der größte Teil des Sauerstoffes durch die Ozeane produziert. Die dort auftretende Problematik haben wir im Kapitel „Wasser" beschrieben.

Der Sauerstoffgehalt der Luft von 21% scheint auf lange Sicht gefährdet zu sein. Obwohl die Menschen für die Atmung nur einen sehr geringen Anteil des gesamten Sauerstoffs benötigen, verbraucht die Industrie durch die Verbrennungsvorgänge bei der industriellen Gewinnung von Produkten extrem viel Sauerstoff. Denken wir auch an die Verbrennungsmotoren der Flugzeuge und Autos. Daher ist auch der Kohlenmonoxidgehalt (CO) der Luft in den letzten Jahrzehnten stetig gestiegen und es ist anzunehmen, daß es eines Tages zu einem für den Menschen merklich geringeren Sauerstoffanteil der Luft kommen wird. Die weitreichenden Folgen sind selbst für Experten noch nicht klar prognostizierbar.

Ein Hauptthema bei der Luftproblematik ist ihr Schadstoffgehalt. Die Schadstoffkonzentration hat zu einer Luftverschmutzung geführt, die besorgniserregende Ausmaße angenommen hat. Besonders in industriellen Ballungsgebieten sind die tolerierbaren Luftverschmutzungswerte bei weitem überschritten. Bevor wir auf verschiedene Schadstoffe näher eingehen, müssen wir noch die Begriffe Emission und Immission geklärt werden, da sie in der Umweltdiskussion immer wieder vorkommen. Unter Emissionen versteht man vor allem die Schadstoffe der Industrie (auch Strahlungen etc.), die an die Umwelt abgegeben werden. Der Immissionsbegriff meint hingegen die Einwirkungen der Luftverunreinigung, der Strahlungen etc. auf Lebewesen und Sachgüter.

Wichtige Schadstoffe, die eigentlich überall ihre negativen Folgen zeigen, sind vor allem Kohlenmonoxid, Kohlendioxid, Schwefeldioxid, Stickoxide, Kohlenwasserstoffe, Staubpartikel und Aerosole von Schwermetallen.

Kohlenmonoxid (CO) entsteht vor allem bei unvollständiger Verbrennung wie z.B. bei Kraftwerken, Heizungen und Automotoren. Dieses geruchlose und farblose Gas verbindet sich mit den roten Blutkörperchen. Der rote Blutfarbstoff (Hämoglobin) steht dann nicht mehr ausreichend für den lebenswichtigen Sauerstofftransport zur Verfügung. Es blockiert die Sauerstoffaufnahme des Blutes und eine „innere" Erstickung droht. Die Autoabgase haben darüber hinaus noch einen bestimmten Prozentsatz an aromatischen Kohlenwasserstoffen, die bekanntlich krebsfördernd sind. Kohlenmonoxid wird in der Luft zu Kohlendioxid (CO_2) umgewandelt. Der Kohlendioxidgehalt der Luft stieg infolge des Kohle- und Holzverbrauches und durch die massive Abholzung der tropischen Urwälder in den letzten 100 Jahren um ca. 14%. Dadurch kann auch eine Erwärmung der Erdoberfläche entstehen, da die abgestrahlte Wärme nicht mehr ungehindert in den Weltraum fließen kann (Treibhauseffekt). Diese möglichen klimatischen Veränderungen hätten verheerende Wirkungen auf Flora und Fauna.

Schwefeldioxid (SO_2)gilt sozusagen als Maß der Luftverschmutzung und tritt auch immer gemeinsam mit anderen Schadstoffen auf. Es entsteht besonders durch den Hausbrand, die kalorischen Kraftwerke und durch die Emissionen der Industrie. In Österreich allein werden jährlich 440.000 Tonnen an die Umwelt abgegeben. Schwefeldioxid greift nicht nur die Lungen von Lebewesen an, indem es den Lungenreinigungsprozeß behindert, sondern verursacht auch durch den sauren Regen schwerste Schädigungen am Baumbestand und selbst an Bauwerken und Denkmälern.

Stickoxide werden durch die Kraftfahrzeugabgase und Kraftwerke an die Umwelt abgegeben. Sie reizen die Schleimhäute und haben negative Einwirkungen auf die Blutzusammensetzung. Sie können als karzinogen (krebsmitverursachend) angesehen werden (besonders in Verbindung mit Schwefeldioxid).

Fluorkohlenwasserstoff findet sich in den Spraydosen und in den Abgasen von hochfliegenden Flugzeugen. Dieses Treibgas verflüchtigt sich und vernichtet durch chemische Umwandlungen die Ozonschicht der Stratosphäre, die den Menschen vor zu intensiver Ultraviolettstrahlung der Sonne schützen soll. Neuere Messungsergebnisse von Satelliten besagen zwar, daß diese Gefahr noch nicht gegeben ist; man sollte sie aber mit Vorsicht interpretieren. Fluorkohlenwasserstoff entwickelt sich auch durch die Überdüngung des Bodens mit Stickstoff. Wissenschaftler haben daher die Befürchtung, daß in absehbarer Zeit verschiedene Hautkrebsarten rapide anwachsen werden – wenn sie es nicht schon sind.

Die Staubkonzentration in der Luft nimmt bedrohliche Ausmaße an. Besonders die Feinstäube (kleiner als fünf Tausendstel Millimeter) lagern sich in den Lungenbläschen ab und haben so schädigende Auswirkungen auf die Lunge und die Atemwege. Gleichzeitig tragen die Feinstäube durch Anlagerung von Schadstoffen wie Arsen, Blei, Quecksilber, Cadmium und Asbest Umweltgifte in den menschlichen Organismus.

Als Beispiel im Bereich der Schwermetalle kann der Bleizusatz im Benzin (für die Klopffestigkeit der Motoren) gelten. Das über die Auspuffgase vom Menschen eingeatmete Blei schädigt das gesamte Nervensystem, das Blut und auch Organe. Chronische Bleivergiftung äußert sich in Appetitlosigkeit, Verdauungsstörungen, Nierenschäden und Anämie. Außerdem wird das Blei an den Knochen abgelagert und führt so zu Knochenmarkschädigungen. Das ist natürlich besonders arg für Kinder, da sie sich noch in der Aufbauphase befinden. In Österreich werden jährlich ca. 12.000 Tonnen Blei an die Umwelt abgegeben.

Giftige Schwermetalle, wie Arsen, Blei und Cadmium, die alle krebsfördernd sind, befinden sich übrigens auch in teilweiser hoher Konzentration in diversen Kosmetika (Lidschatten, Wimperntusche, Nagellack etc.). Vor ihnen muß besonders gewarnt werden, da sie direkt auf die Haut bzw. Körperoberfläche aufgetragen werden.

Beim Besprühen der landwirtschaftlichen Kulturen mit Pestiziden wird ebenfalls die Luft verseucht, wobei vor allem der Landwirt gefährdet ist. Auf die Schädlichkeit der Pestizide kommen wir im Absatz ,,Landwirtschaft" dieses Kapitels und im Kap. ,,Ernährung" zurück.

Zusammenfassend möchten wir noch einmal darauf hinweisen, daß die hohen Immissionen eindeutig mitverursachend bei vielen Erkrankungen sind und unter anderem krebserregend wirken. Aufgrund der Aufnahme von chemischen Substanzen durch die Luft sind Krebserkrankungen der Blase, Prostata, Leber, Magen, Niere und Haut in entsprechenden Industriegebieten vermehrt feststellbar; die gestiegene Häufigkeit läßt sich auch statistisch signifikant feststellen. Ebenso sind die diversen Allergien im Vormarsch. Eine Auswertung von 2,5 Millionen Krankenständen in Österreich aus dem Jahre 1981 ergab, daß 25% der Erkrankungen auf Atemwege (Mund, Rachen, Bronchien) fallen. Ein Vergleich zu 1976 zeigt ein Anwachsen der Atembeschwerden von 5%. Das ist ein deutliches Alarmzeichen für die Verminderung der Luftqualität in den letzten Jahren.

Vergessen wir nicht, daß die Luftqualität nicht nur für den Menschen, sondern für alle Lebewesen bedrohend ist. Tiere und

Pflanzen werden genauso verseucht. Durch die menschliche Nahrungsaufnahme geben Tiere und Pflanzen einen Großteil der gespeicherten Gifte an den Menschen als letztem Glied der Kette weiter.

Ein positives Zeichen im Hinblick auf die Luft wurde im Frühjahr 1984 durch den Europarat gesetzt, der eine Konvention zur Reinerhaltung der Luft gesamteuropäisch beschloß.

Forderungen bzw. Wünsche:

- Ständige Überprüfung der Luftqualität. Der Diagnose muß die Therapie folgen, d.h. das Feststellen der schlechten Luftqualität genügt nicht, es müssen auch dringend konkrete Maßnahmen erfolgen
- Toleranzgrenzen für Schadstoffe in der Luft drastisch senken
- Die Verursacher, besonders die Industrie, Verbrennungsanlagen und Kohlekraftwerke müssen wirksame Filter oder Anlagen einbauen, um die Schadstoffe (Emissionen) stark zu reduzieren – auch bei höheren Folgekosten
- Umweltverträglichkeitsprüfung bei allen Industrieanlagen
- Giftmüllbeseitigung ohne Umweltbelastung
- Schadstoffreduzierung beim Hausbrand
- Einschränkung des Autoverkehrs als einer der größten Umweltverschmutzer
- Verkehrsbeschleunigung durch grüne Welle bei Verkehrsampeln im Stadtverkehr sowie Tempolimits auf Autobahnen und Bundesstraßen
- Langsames Ausblenden des Verbrennungsmotors in den Städten
- Dichte Baumreihen zur Abschirmung von Autobahnen
- Totalentbleiung des Benzins
- Benzinpreiserhöhung als Mittel zur Sparsamkeitserziehung
- Luftverbesserung durch vermehrte Grünpflanzen, Bäume und Parks – weniger Verbauung
- mehr Wohnstraßen
- Verbot von Spraydosen, die die Ozonschicht belasten
- keine chemischen Spritzungen, die u.a. auch die Luft vergiften

Empfehlungen an den Leser:

- Rauchen Sie nicht in geschlossenen Räumen
- Verzichten Sie so oft wie möglich auf Ihr Auto, benutzen Sie öffentliche Verkehrsmittel, ein Fahrrad oder gehen Sie zu Fuß
- Sorgen Sie für eine richtige Vergasereinstellung des Motors
- Verbrennen Sie keinen Kunststoff

Wasser

Wasser, das eigentliche Elixier des Lebens, ist in letzter Zeit in Verruf gekommen, nicht mehr das zu sein, was es einmal war, nämlich ein köstliches, lebenswichtiges Naß, das man unbeschadet genießen kann. Aber nur naive Gemüter können annehmen, daß bei einer fortschreitenden Umweltzerstörung die Wasserqualität unbeschadet bleiben würde. Wir müssen uns deshalb der Tatsache bewußt werden, daß nicht nur das Fluß-, See- und Grundwasser, sondern auch unser tägliches Trinkwasser in seiner jetzigen Qualität ein Gesundheitsrisiko für den Menschen darstellt, trotz gegenteiliger Beteuerungen der Politiker und der Industrie.

In unserem Trinkwasser, sei es industriell aufbereitet oder direkt aus dem Brunnen, finden sich auch viele der Schadstoffe wieder, die wir aus dem vorhergehenden Kapitel kennen. Die vorherrschenden Schadstoffe im Wasser sind vor allem chlorierte Kohlenwasserstoffe. Das sind chemische Verbindungen, die teilweise sehr langsam abbaubar und durch ihre hohe Fettlöslichkeit im Fettgewebe von Tieren und Menschen zu finden und häufig krebserregend sind. Sie werden verwendet für Pestizide, DDT, Reinigungsmittel, Lösemittel und Ausgangsprodukte von Kunststoffen. Weiter finden wir polyzyklische aromatische Kohlenwasserstoffe, die besonders durch unvollständige Verbrennungsprozesse von Erdöl und Kohleprodukten entstehen. Schwermetalle und Nitrate (Salz der Salpetersäure, z.B. in Düngemitteln) sind weitere Gefahren für unsere Wasserqualität.

Die Schadstoffe gelangen auf verschiedenen Wegen ins Wasser: 1) über die Luft und in Verbindung mit dem Regenwasser in den Boden, 2) durch direkte äußere Einwirkung auf den Erdboden (Ölverschmutzung, Überdüngung des Bodens durch Kunstdünger, Müll), 3) durch Einleitung industriell ungeklärter Abwässer in

Flüsse und Meere, 4) durch die Trinkwasseraufbereitung mittels Chlor. Der vieldiskutierte Zusatz von Fluoriden in das Trinkwasser gegen Zahnkaries ist deshalb umstritten, weil dadurch ein zusätzlicher chemischer Stoff den Menschen schädigen könnte, zumal dann auch das Problem der Potenzierung von Stoffen auftreten würde, dessen Auswirkung noch nicht abzuschätzen ist.

Einige Beispiele über Untersuchungen der Wasserqualität in den USA sind alarmierend: Trinkwasserproben zeigen immer wieder einen hohen Anteil an krebserregenden Chlorkohlenwasserstoffen; man fand bis zu 60 krebserregende und erbschädigende Substanzen. In Gegenden, wo ein hoher Gehalt an Chloroform und Bromoform festgestellt wurde, konnte eine erhöhte Erkrankungsrate an Blasen-, Nieren- und Dickdarmkrebs mit der Wasserqualität in Zusammenhang gebracht werden. Im Grundwasser der Mittendorfer Senke (Österreich), Europas größtem Trinkwasserreservoir, befindet sich zu viel chlorierter Kohlenwasserstoff, was eine große Gefahr für das Trinkwasser bedeutet.

Der Regen ist wichtig für das Wachstum der Pflanzen und für das Grundwasserreservoir. Leider ist er durch zu viele Sulfate, Nitrate und Chloride so sauer gemacht, daß der Boden und besonders die Pflanzen in Mitleidenschaft gezogen werden. Detailliert gesehen läuft dieser Vorgang so ab, daß Schwefeldioxid in die Atmosphäre gelangt und zu Schwefelsäure und sauren Sulfaten (Ammoniumsulfaten) oxidiert und hierdurch sauren Niederschlag hervorruft. Der saure Regen wäscht dann das für die Bäume wichtige Kalzium aus dem Boden. Der Boden verfestigt sich und der Nitratgehalt steigt. Das zieht die Wurzeln in Mitleidenschaft und macht die Bäume anfälliger gegen Schädlinge und physikalische Einflüsse. Die Schwermetalle werden durch den sauren Regen in das Grundwasser gewaschen und Ammoniumionen freigesetzt, die in der Folge das Wurzelsystem vergiften. Der Baum erkrankt, verliert seine Widerstandskraft und stirbt schließlich ab. Die Bodenübersäuerung im Regenablaufbereich des Baumes mißt man in ph-Werten (Wasserstoffgewicht). Untersuchungen zeigen, daß der ph-Wert teilweise um 2 Einheiten gesunken ist. Das ist ein höchst bedenkliches Zeichen.

Fachleute sind der Meinung, daß jährlich 200 Millionen Hektar Wald weltweit verloren gehen (in Österreich allein 120.000 Hektar). Es gibt kaum noch einen gesunden Baum in Mittel- oder Nordeuropa. Aber nicht nur das: Laut einer Pressemeldung der Salzburger Nachrichten vom 30.9.82 sterben möglicherweise jährlich 51.000 Menschen, die man als Opfer des sauren Regens in den USA bezeichnen kann.[2] Wie oben beschrieben, lösen sich die Schwefeldioxid-Emissionen in Schwefelsäure und Ammoniumsulfaten auf. Diese Partikel gelangen in die Atemluft und damit in die Lunge des Menschen, und daher sind besonders ältere Menschen mit Herz- und Lungenbeschwerden gefährdet.

Beschäftigen wir uns nun einmal näher mit dem Nitrat-Problem. Durch die Überdüngung des Bodens (Mineraldüngung) wird das Grundwasser belastet. DIE ZEIT vom 7.11.82 schreibt in einem Artikel: ,,Holländische Bauern tragen jährlich mehr als 240 Kilogramm Nitrat (aus der Stickstoffmenge des Düngers berechnet) pro Hektar landwirtschaftlicher Nutzung auf '' (BRD 113 Kilogramm). Das Nitrat gelangt schließlich in das Grundwasser und dann weiter in das Leitungswasser und wird hier vor allem bei Neugeborenen im Darm zu Nitrit umgewandelt, welches sich dann mit dem Blutfarbstoff Hämoglobin verbindet. Damit verhindert es die Sauerstoffabgabe der roten Blutkörperchen an das Gewebe. In schlimmen Fällen kommt es dadurch zur sogenannten Blausucht. Das bedeutet, daß ca. 10% der Transportkapazität der roten Blutkörperchen durch die Nitritbesetzung ausfallen. Bei Babys kann das tödliche Folgen nach sich ziehen. Diese Hämoglobin-Blockade ist aber auch für den erwachsenen Menschen gefährlich. Sowjetische Untersuchungen zeigen, daß ein zu hoher Nitratgehalt im Trinkwasser zu signifikanten Lernproblemen bei Schülern führt. Das Problem ,,Nitrat" ist hiermit noch nicht zu Ende. Das Nitrat wird zu Nitrit umgewandelt und kann im weiteren Prozeß durch Anbindung von Aminen im Milieu des Magen-Darm-Traktes und des Mundes zu Nitrosaminen umgewandelt werden. Diese Nitrosamine werden als Gruppe von Substanzen angesehen, die als karzinogen (krebsgefährdend) bezeichnet werden. Fürwahr, schöne Aussichten – Krebs aus dem Leitungswasser!

Nicht nur das Trinkwasser ist durch die Schadstoffe für den menschlichen Genuß langsam ungeeignet – auch die Seen, Flüsse und Meere sind gewaltig verschmutzt und deren Produkte gesundheitsschädlich. Die Ursache hierfür liegt besonders in der kommunalen und industriellen Verunreinigung.

In die Meere wird unvorstellbar viel Industriemüll geschüttet. Schiffe, vollgepackt mit industriellen Giftfässern bis hin zum Atommüll laufen täglich aus und schütten alles rigoros ins

---

[2] in Washington veröffentlichte Studie des US-Kongresses

Meereswasser (vgl. auch die Aktionen der mutigen Umweltschützer „Greenpeace"). Die natürliche Konsequenz ist, daß das Meereswasser und auch die Meeresfrüchte vergiftet werden. Allen voran die Fische, die karzinogene Geschwüre aufgrund von besonders hohen Werten an Schwermetallen haben (z.b. Quecksilber in Thunfischen). Bekannt ist in diesem Zusammenhang die „Minamata-Erkrankung" in Japan in den Jahren 1956-1972. Fische aus der Minamata-Bucht hatten einen sehr hohen Methylquecksilbergehalt, so daß 92 Menschen starben und 292 Krankheitsfälle bekannt wurden. Fische nehmen Schwermetalle und Schadstoffe recht gut auf und geben dann diese Rückstände an den Menschen, als letztem Glied der Nahrungskette, weiter.

Das Meer wird auch immer mehr durch Ölprodukte verschmutzt. Laut einer Studie in den USA gelangen jährlich 6,1 Millionen Tonnen Öl (Rohöl, Ölreste) und Raffinerieabfälle in die Weltmeere. Das Öl selbst benötigt zum Abbau Sauerstoff und behindert oder erschwert dadurch die Neuproduktion von Sauerstoff. Ebenso wird die Fotosynthese, die zur Entwicklung des Phytoplanktons benötigt wird, durch die Meeresverschmutzung blockiert.

Die Folge ist wie überall: Das ökologische Gleichgewicht des Meeres gerät ins Wanken!

Die Gewässer, besonders die Seen und Flüsse, kann man mittlerweile nur noch als mobile Kloaken bezeichnen. Aufgrund der Angst, daß der Fremdenverkehr unter verschmutzten Seen leidet (wer will schon an einen See, in dem er nicht baden darf), hat man in Österreich Verbesserungen durchgeführt, um die Qualität der Seen zu heben. Schlecht sieht es in Seen aus (z.B. Neusiedler See), die von intensiven Landwirtschaftsgebieten (hier Weinanbau) umgeben sind. Dort kommt es durch Überdüngung des Bodens mit Phosphaten und Nitraten zur Eutrophierung (Überdüngung) der Seen. Da die Algen und andere Wasserpflanzen überdüngt werden, wird ihr Wachstum beschleunigt. Durch das vermehrte Absterben der Pflanzen kommt es zu großen Verfaulungsprozessen, wodurch aber der Sauerstoffgehalt des Wassers sinkt. Die Fäulnis läßt das Wasser „umkippen". Außerdem bilden sich im Faulschlamm giftige Stoffe wie Schwefelwasserstoff und Ammoniak.

Schlimmer als die Seen sind unsere Flüsse total verschmutzt und vergiftet. Allein im Rhein würde man täglich 3.000 Güterwaggons benötigen, um die Umweltabfälle wegzutransportieren (viele Tausend Tonnen von Sulfaten, Nitrate, Phosphate, Eisen, Ammoniak, Kochsalze). Mehr oder weniger unbedenklich werden in alle europäischen Flüsse chemische Produkte und kommunale Abwässer geleitet. Folgender Auszug aus dem Buch von *Koch* „Krebswelt" (1981) illustriert das deutlich mit dem Titel: „Nichts sehen, nichts hören, nichts riechen: Zahlreiche Wasseruntersuchungen des Mains unterhalb des Frankfurter Chemiekonzerns HOECHST AG haben deutlich gemacht, daß hier der meiste Chemiedreck des gesamten Bundesgebietes in den Fluß gepumpt wird. ‚Was so den Main heruntertransportiert wird', weiß Dr. Fritz Vahrenholt vom hessischen Umweltministerium, ‚gehört zur ersten Garnitur. Baden ist schon lange nicht mehr erlaubt, und die Funktionen des Mains sind heute in erster Linie die einer Großwasserstraße und eines Abwasserkanals'. Durchschnittlich 543 Mikrogramm chlorierte Kohlenwasserstoffe (Organochlorverbindungen) pro Liter, darunter krebspotente Schadstoffe, wurden ermittelt .... Dabei stellen die Organochlorverbindungen nur einen kleinen Ausschnitt der eingeleiteten Schadstoffe dar..."

Sollten einige Leser meinen, in Österreich wäre alles noch viel besser, so denke man nur an die erschreckenden Auswirkungen auf die Umwelt durch die Chemie Linz oder die Brunnenvergiftungen im Raume Wien im Sommer 1982.

Die Qualität des Flußwassers ist also äußerst kritisch – die Flüsse sind mehr oder weniger tot – die Verantwortlichen schweigen oder machen halbherzige Zugeständnisse an den Verbraucher – angeblich gibt es wichtigere Probleme. Alternativgruppen, die protestieren, werden als Störer abgetan.

Allerdings – und das sei hier wohl vermerkt – gibt es auch Lichtblicke: England hat die Themse unter hohen Kosten soweit hergestellt, daß sogar schon wieder Lachse beobachtet wurden. Wir sehen, daß etwas gemacht werden kann – eine ermutigende Tat!

Forderungen bzw. Wünsche

- Besonderer Schutz des Grundwasserreservoirs. In weitester Umgebung keine Industrien oder (wilde) Deponien.
- Maßnahmen, um das Absinken des Grundwasserspiegels zu verhindern.
- Bei Verseuchung des Wassers massive strafrechtliche Konsequenzen.

- Strikte Auslegung des Verursacherprinzips.
- Schadstoffgrenzwerte ständig an neue Ergebnisse anpassen.
- Keine Chemikalien und Strahlungsabfall in Flüsse oder Meere.
- Chemischer Sondermüll oder Pflanzenschutzmittel dürfen nicht die Umwelt belasten.
- Hohe technische Auflagen bei Industrieabwässern.
- Amtliche Schadstoffkartei.
- Umweltverträglichkeitsprüfung bei Projekten aller Art.
- Biologische bzw. physikalische Aufbereitung des Wassers, wo notwendig.
- Sparsamkeitserziehung im Umgang mit Trinkwasser, daher möglicherweise Verteuerung, um dieses Ziel zu erreichen.

Empfehlungen an den Leser

- Äußerste Sparsamkeit im Wasserverbrauch bei Wäsche, Geschirr und Körperwäsche (z.B. bei der Klo-Spülung für das kleine Geschäft weniger Wasser, falls möglich).
- Dusche statt Vollbad.
- Autowaschen nur, wenn wirklich notwendig.
- Verwendung von Nutzwasser statt Trinkwasser, wo möglich (z.B. Autowaschen).
- Wasserverbrauchsuhr für jeden Haushalt.
- Nur biologisch abbaubare Spül-, Waschmittel und Haushaltsreiniger verwenden.
- Auch in den Haushalten keine chemischen Mittel und Giftstoffe in den Ausfluß gießen.
- Alte Medikamente bei der nächsten Apotheke abgeben.
- Schütten Sie Ihren Müll nicht auf wilde Deponien.

Landwirtschaft

Seit dem Übergang der menschlichen Entwicklung vom Nomaden zum seßhaften Bauern ernährte der landwirtschaftlich genutzte Boden den Menschen auf natürliche Weise. Man bearbeitete den Boden mit mechanischen Mitteln, machte Fruchtwechsel und ließ ihn zur Regenerierung alle 7 Jahre brachliegen und versuchte kaum etwas zu verändern. Dieses Anbausystem ernährte den Menschen recht und schlecht mit viel Mühe und Plage.

Industrielle Landwirtschaft

Seit der industriellen Revolution gibt es auch auf dem landwirtschaftlichen Sektor einen massiven Umbruch. Man versucht mit neuen Technologien die Arbeitsmethoden und die landwirtschaftlichen Geräte zu verbessern, um die Kosten-Nutzen-Rechnung günstiger zu gestalten und die erhöhte Bevölkerungszahl zu ernähren. In diesem Jahrhundert ist dann auch ein Industriezweig dazugestoßen, den man wohl als „artfremd" bezeichnen darf – die Chemische Industrie. Sie hat hier die Chancen genutzt und ihre Ertragsumsätze gewaltig gesteigert.

Treffend schildert der Reporter Peter *Brügge* im Spiegel vom 30. Okt. 1978 die chemisch-landwirtschaftliche Wirklichkeit:

„Siebenmal zwischen Saat und Ernte sehe ich denselben Bauern so über denselben Kartoffelacker sprühen: dreimal vorsorglich mit Fungiziden gegen mögliche Pilzkrankheiten, denn der Sommer war naß; einmal mit giftigem Insektizid gegen den vereinzelt erblickten Kartoffelkäfer; dann mit dem noch viel stärkeren E 605 gegen andere Insekten; zweimal mit Herbiziden wider erst winzige Unkräuter; das Finale ist, zwecks Vorbereitung einer vollmechanischen Ernte, die chemische Abtötung des Kartoffelkrautes. Leider erwischen viele Bauern dabei nicht den genau vorgeschriebenen Zeitpunkt. Dann wird von dem Präparat etwas in die Knollen hineingesogen, und alles war umsonst. Aber siebenmal Chemie, was will das schon heißen, verglichen mit den bis zu zwei Dutzend jährlichen Giftspritzungen unserer Obst-, Wein- oder gar Hopfenerzeuger? ... Feststellung: Kein Stand, Apotheker eingeschlossen, arbeitet so selbstverständlich mit so viel lebensfeindlichen chemischen Substanzen und ist dafür so wenig ausgebildet wie unsere Bauern. Chemie, mehr noch als Maschinen-Fortschritt, ersetzt menschliche Arbeitskraft."

Aus Bauern wurden also *Chemobauern,* die sich von der Industrie abhängig machen und heute riesige Geldmittel für chemische Produkte ausgeben. Um gut in die Landwirtschaft einzusteigen, bedurfte es eines weiteren Faktors für die chemische Industrie: Die *Monokultur!* Die heutige Landwirtschaft, die ihre Flächen intensiv bewirtschaftet, hat sich zu hochspezialisierten Unternehmungen entwickelt. Dadurch ist der Anbau von Monokulturen möglich.

Monokulturen sind Plantagen oder riesige Anbaugebiete mit einseitiger Fruchtfolge bei Getreide, Gemüse- und Obstanbau. Dahinter steckt die finanzielle Idee: Je einseitiger und flächenmäßiger der Anbau, desto gezielter und rationalisierter kann gearbeitet werden und desto bessere Ertragschancen sind zu erwarten. Was ja vordergründig nicht von der Hand zu weisen ist. Nur, man benötigt sehr viel Fremdkapital, was zu starker Abhängigkeit von fremden Institutionen führt. Ebenso führen die einseitige Fruchtfolge und die großen Anbauflächen verbunden mit der falschen Bodenbearbeitung, dem massiven Kunstdüngereinsatz und dem Spritzen von Pestiziden (chemische Pflanzenschutzmittel) zu verstärktem Unkrautwuchs, Pilzbefall und tierischen Schädlingen. Es weitet sich gerade das aus, was man verhindern will. Um das wieder in den Griff zu bekommen, hat man dann nur folgendes törichte Konzept: noch mehr Einsatz von chemischen Mitteln. Der biologische bzw. ökologische Kreislauf: Mist – Gründüngung – Acker – Futter – Vieh existiert in derartigen industriellen Betrieben nicht mehr. Monokulturen führen zur Verödung der Agrarlandschaft und zum Sterben des Bodens. Hier ein Ausschnitt einer Reise durch die USA (*SOL* Nr. 12, 1981): ,,Die Ursachen – Monokulturen. Fährt man auf einer Highway zwischen den Obstplantagen Kaliforniens, wird einem klar, wie eine so kleine Fliege zu einer so großen Katastrophe werden kann. Tausende und abertausende Bäume – Pfirsiche, Orangen, Zitronen, Nektarinen und Pflaumen – stehen schachbrettartig in gigantischen Monokulturen mit kleinstmöglichen Abständen. Die Erde ist völlig nackt, dann wieder totale Überschwemmung durch künstliche Bewässerung: das ist intensiver chemotechnischer Obstbau. Hier muß sich ein Insekt wie die Mittelmeerobstfliege ideal vermehren können . . .".

Hinsichtlich unseres Generalthemas ,,Gesundheit" wollen wir nun auf die zwei Hauptverfahren eingehen, mit der die industrielle Landwirtschaft versucht, ihre Erträge quantitativ zu steigern:
a) Bekämpfung der natürlichen Widersacher (Pestizide)
b) landwirtschaftliche Düngung

Pestizide:
Unter Pestiziden versteht man chemische Bekämpfungsmittel gegen pflanzliche und tierische ,,Schädlinge" (der Begriff Schädlinge ist immer nur auf die Kulturpflanze bezogen – eigentlich sind sie aber biologisch notwendige Lebewesen!). Allein in der BRD

wurden 1981 158.468 Tonnen Pflanzenschutzmittel hergestellt! Mit Pestiziden rückt man also den natürlichen Feinden der Kulturpflanze zu Leibe, damit sie sich besser entwickeln kann, schöner aussieht(!) und man zu einem höheren ökonomischen Ertrag kommt. Wohlgemerkt, die Qualität der Pflanze im Sinne des höheren Vitamin- und Mineraliengehaltes und anderen Vitalstoffen ist für die Landwirtschaft unwichtig, wichtig ist allein die Größe, das Aussehen und der Marktwert. So ist z.b. der Vitamin C-Gehalt der Apfelsorten „Golden Delicious" und „Morgenduft" sehr gering. Andere Obstsorten, die qualitativ besser wären (z.B. Berlepsch) werden kaum noch gezüchtet oder angebaut.

Die Pestizide teilen sich im wesentlichen in die vier folgenden Gruppen auf:

– Herbizide
  Mit ihnen bekämpft man unerwünschte Pflanzen wie z.B. Unkraut.[3] Leider werden auch andere Pflanzen, die der Kulturpflanze nicht schaden, ausgerottet (in welchen Getreidefeldern gibt es noch Kornblumen?). Ebenso muß man auch wissen, daß bestimmte Unkräuter bestimmte tierische Schädlinge fernhalten. Herbizide werden vor allem im Getreide-, Zuckerrüben- und Obstanbau und auch in Gewässern zur Beseitigung von Wasserpflanzen sowie in der Forstwirtschaft verwendet. Das Zwischenprodukt Trichlorphenol bei der Herstellung des Herbizids „2,4,5 T" gelangte durch die schreckliche Katastrophe in Seveso (Italien) und durch die Entlaubungsaktionen der Amerikaner im Dschungel von Vietnam zu trauriger Berühmtheit.
– Fungizide
  Fungizide sind chemische Spritzmittel, um Pflanzen vor Pilzbefall zu bewahren. Sie werden besonders im Hopfen-, Wein- und Obstanbau (ca. 75 %) und ebenso im Getreide- und Kartoffelanbau (ca. 25 %) verwendet.

– Insektizide, Akarizide (Milben) und Molluskizide (Schnecken) sind Mittel gegen tierische Schädlinge.

---

3 Unkraut ist nach einem geflügelten Botanikerwort eine Pflanze, deren Vorteil noch nicht entdeckt wurde.

- Beizmittel

    Als letztes Pestizid sind die Beizmittel zu nennen, die man zur Saatgutbehandlung einsetzt. Sie sind häufig hochtoxische (giftige) Quecksilberkonzentrationen und sollen das Saatgut vor Befall schützen.

Pestizide sind ursprünglich zum Schutze der Nutzpflanzen entwickelt worden. Sie können natürlich nicht gezielt eingesetzt werden, weder in der benötigten Menge noch in der Richtung, nur bestimmte Schädlinge auszumerzen. Durch Winddriftung und Wassertransport werden auch andere Ökosysteme toxisch schwer belastet; d.h. andere Pflanzen und Tiere (Vögel, Wildtiere, Insekten, Kleinstlebewesen) kommen mit dem Gift in Berührung und sterben größtenteils. Wir wissen alle, daß Tiere aussterben, weil sie immer weniger Lebensraum finden und die Giftbelastung bei der Nahrungsaufnahme nicht aushalten. Z.B. fressen Hasen im trockenen Hochsommer die saftigen Rübenblätter und liegen später mit aufgeblähten Bäuchen im Felde – tot und vergiftet. Überzeugen Sie sich selbst! Ebenso kommen vor allem auch (seltene) Raubvögel um. Andere Tiere wie Kaninchen finden nicht mehr die ihnen gemäßen Unkräuter und gehen deshalb an ihrer veränderten Darmflora elendig zugrunde. Jeder von uns kann sich selbst ausrechnen, was das für den Menschen bedeutet, wenn sogar solche relativ widerstandsfähigen und großen Tiere sterben. Zitieren wir noch kurz *Global 2000,* den Bericht an den US-Präsidenten, S. 86: ,,Eine für Global 2000 angefertigte Schätzung deutet darauf hin, daß bis zum Jahre 2000 zwischen einer halben Million und 2 Millionen Arten – 15-20% aller auf der Erde lebenden Arten – ausgestorben sein können, vor allem aufgrund des Rückgangs unberührter Lebensräume, aber teilweise auch infolge von Umweltverschmutzung. Ein Rückgang dieses Ausmaßes ist in der Geschichte der Menschen ohne Beispiel."

Ein anderes spezielles Problem der Schädlingsbekämpfung durch Pestizide ist die Resistenz der Schädlinge. Viele Schädlinge gewöhnen sich an die Pestizide und bilden schnell neue Stämme, bei denen die herkömmlichen Spritzungen versagen. Generell meint man: Je mehr Pestizide gespritzt werden, desto resistentere Schädlinge entwickeln sich und desto stärker muß wiederum gespritzt werden. Die Forschungslabors der großen Chemiekonzerne haben permanent Hochkonjunktur! Ein Kreislauf ohne Ende – es sei denn, daß tatsächlich einmal die Vernunft siegen sollte!

Die Pestizide lassen sich nach ihrer Dauerhaftigkeit in zwei Gruppen aufteilen:

– Leicht abbaubare chemische Verbindungen. Abbaubarkeit heißt aber nicht, daß die giftigen Substanzen spurlos verschwinden.
– Dauerhafte chemische Verbindungen. Sie herrschen sehr lange Zeit im Ökosystem vor und richten entsprechende Schäden an.

Die Rückstände bzw. Schadstoffe in den Lebensmitteln, hervorgerufen durch die Pestizide, kommen vor allem aus der Gruppe der Chlorkohlenwasserstoffe wie DDT[4], Hexachlorbenzol, Hexachlorcyclohexan, Chlordan etc. Sie sind in höheren Konzentrationen häufig krebserregend, reichern sich gut im menschlichen Organismus an und werden, wenn überhaupt, nur sehr langsam ausgeschieden. Schwermetalle wie Blei und Cadmium scheinen überhaupt im Körper zu bleiben. Weiterhin, und das wissen die wenigsten Verbraucher, gibt es den Summationseffekt. D.h., auch kleine Mengen von Giften summieren sich mit der Zeit, und es kommt so zu gefährlichen Giftkonzentrationen. Sie lagern sich gern in den stoffwechselaktiven Organen wie Milz, Leber, Niere aber auch im Fettgewebe, im Muskelgewebe, im Gehirn und in den Knochen ab. Besonders Quecksilberverbindungen, Cadmium, DDT und Blei sind hier sehr gefährlich. Zum anderen gibt es auch Stoffe, die zusammenwirken (Kombinationswirkungen) und die sich in ihren giftigen Wirkungen addieren bzw. multiplizieren können. Leider heben sie sich selten gegenseitig auf. Da diese Kombinationsgifte kaum oder nur sehr schwer zu untersuchen sind, kann man nur erahnen, wie belastet der menschliche Organismus ist. Wir alle kommen mehr oder weniger häufig mit diesen Stoffen täglich in Berührung, sei es durch die verpestete Luft, das Wasser oder die Nahrung.

Dünger:
Neben der massiven Spritzmittelanwendung ergibt sich ein immer stärkerer Gebrauch an Düngemitteln. Diese werden dem Boden zugeführt und sollen der Pflanze als Nährstoff dienen, um die

---

4 Aufgrund des Verbotes von DDT in den meisten Industriestaaten (leider wird es in der Dritten Welt verstärkt benutzt), ist jetzt eine Vermehrung der seltenen Braunpelikane zu verzeichnen.

Erträge zu steigern. Es gibt organische (Stalldünger, Kompost) und anorganische Düngemittel (Kunstdünger). Letztere sind u.a. Phosphat-, Kali-, Stickstoff- und Kalkdünger; ebenso befinden sich darin auch Zusätze von Stoffen wie Magnesium, Molybdän und Salpetersäure.

Durch Überdüngung (Eutrophierung) mit Kunstdünger wird die biologische Beschaffenheit des Bodeninnenlebens immer wieder zerstört. Vor allem die Mikroorganismen, aber auch andere Kleinstlebewesen, die alle ihre speziellen Funktionen in einem gesunden Boden haben, werden dadurch reduziert bzw. getötet. In diesen ausgelaugten Böden kommt es zu einer ganz besonders starken Anreicherung von Umweltgiften. Eine noch viel zu wenig bekannte Tatsache ist, daß z.b. Weizen in guter humusreicher Erde 10 x weniger Cadmium aufnimmt, als in einem ungeeigneten Boden, obwohl der Cadmiumgehalt der Erde in beiden Fällen gleich ist.

Auch verliert der Boden bzw. die Pflanze teilweise die Fähigkeit, den Luftstickstoff pflanzlich verfügbar zu machen. Durch die Stickstoff(über)düngung[5] gerät zuviel Nitrat in den Boden und durch Umwandlung von Bakterien und Schimmelpilzen entstehen zuviel Nitrite (z.B. bei Blattgemüse). Sie werden im menschlichen Körper durch bestimmte Eiweiße zu Nitrosaminen, einem gefährlichen Krebsverursacher, umgewandelt. Ein weiteres Problem des Kunstdüngers ist es, daß die Widerstandsfähigkeit der Pflanzen gegen Schädlinge und Krankheiten sinkt. Die Folge ist dann wieder ein erhöhter Einsatz von Pestiziden.

Zusammenfassend müssen wir uns vor Augen halten, daß der landwirtschaftlich genutzte Boden ein komplexes Ökosystem darstellt. Ein Ökosystem ist eine abgegrenzte funktionelle Einheit, die aus Organismen (Pflanzen/Tiere) und deren Lebensraum besteht. Dieses Ökosystem hat sich im Laufe von Millionen Jahren so entwickelt, daß die Lebewesen und die anorganischen Substanzen in einer bestimmten Beziehung zueinander stehen. Es ist ein Lebenssystem, das sich selbst ausgleichen, organisieren, reorganisieren und aktivieren kann. Jede Substanz bzw. jedes Lebewesen hat eine Funktion in diesem System. Leider kommt dann der

---

5 Vor ca. 50 Jahren brauchte ein Bauer noch etwa 40 kg Stickstoff je Hektar, heute dagegen häufig 160 kg und beim Gemüse sogar 320 kg je Hektar.

Mensch und greift mit hochtoxischen Chemieprodukten in dieses perfekt ausgeglichene und sensible System ein.

Ähnliches geschieht ja heute mit dem Menschen selbst. Die giftige Umwelt, die denaturierten Lebensmittel sowie eine ungesunde Lebensweise ruinieren den menschlichen Organismus – sein Lebenssystem. So wie der Bauer mit verstärkter Chemotherapie versucht, die Pflanzen vor Schädlingsbefall zu retten, so versucht auch der Mensch seine Krankheiten mit immer mehr Medikamenten zu bekämpfen.

Tierhaltung

Da Westeuropa und der amerikanische Kontinent einen hohen Fleischkonsum haben (Probleme des Fleischkonsums Kap. „Ernährung") ist es notwendig, die Herstellung der Fleischproduktion (wie man heute sagt) näher zu betrachten.

Ähnlich wie in der Pflanzenproduktion gibt es auch hier aus ökonomischen Gründen den Trend, viele Tiere auf engstem Raum zu halten (Massentierhaltung). Diese Tierhaltung ist schon derart industrialisiert, daß Futter, Wasser und Mistauskehr völlig automatisch vor sich gehen und auch tierische Produkte (z.B. Eier) per Fließband zum Bestimmungsort gelangen. Natürlich ist diese tierfremde Massenhaltung absolut nicht für tierische Lebewesen geeignet. Hühner sitzen in einem Käfig, in dem sie sich nicht bewegen können. Da aber alle Tiere einen Bewegungsdrang haben (wir Menschen ja auch) und gerade Hühner gern scharren und laufen, ist ein Einpferchen mit Sicherheit eine Quälerei. Diese sterile Tierhaltung bedingt auch, daß Giftstoffe, die sonst ausgeschieden werden, sich z.B. bei Hühnern vermehrt in Organen und Gelenken ablagern (z.B. erkennbar an den roten Gelenkknochen bei gebratenen Hühnern).

Der Verbraucher ist sicherlich an diesen schlimmen Mißständen nicht unschuldig. Der Markt und damit die uninformierten Verbraucher fordern billiges Fleisch, denn Fleisch wurde in den letzten Jahrzehnten zum Hauptschlager der Ernährung. Daher lautet die Devise der Fleischproduzenten: mit immer weniger Futter (Futter ist teuer) in möglichst kurzer Zeit viel Fleisch zu produzieren. Ergebnisse, um diese Ziele zu erreichen, sind die nicht-tiergerechte Massenhaltung, der dadurch nötige massive Einsatz von Medikamenten und ein industriell hergestelltes Kraftfutter.

Die Kehrseite der Medaille hat allerdings der Mensch mit seiner Gesundheit zu tragen: Das Fleischangebot ist im großen und ganzen für den Verbraucher nicht zuträglich und teilweise echt gesundheitsgefährdend. Denn es ist klar, daß nur gesunde Tiere, die im Einklang mit einer natürlichen Umgebung aufwachsen, gesundes Fleisch produzieren. In Kapitel „Ernährung" werden wir darauf genauer zurückkommen.

Jetzt wollen wir kurz das Viehfutter beschreiben, damit sich der Leser auch davon ein Bild machen kann. *Kapfelsperger & Pollmer* (1982) „In der modernen Intensivhaltung kommt das Viehfutter nur noch selten vom betriebseigenen Feld, sondern meistens aus der Fabrik. Durch die industrielle Produktion des Futters werden aber, ähnlich wie bei unseren Nahrungsmitteln, eine Reihe von Hilfs- und Zusatzstoffen nötig. Auch zwingt der starke Konkurrenzdruck den Mäster, das billigste und damit oft miserables Futter zu verwenden, weshalb eine Anreicherung z.B. mit Vitaminen und Mineralstoffen notwendig wurde; teilweise werden zur Kostenersparnis sogar Chemikalien statt Futter verwendet." Da die Tiere automatisch gefüttert werden, muß natürlich auch das Viehfutter diesem Vorgang angepaßt werden. Daher ergeben sich für das fabrikhafte Viehfutter verschiedene Notwendigkeiten: Es muß in der richtigen Größenordnung gepreßt sein (dazu braucht man Celluloseäther, Ton und Ligninsulfonate), weiterhin sind Antiklumpmittel (Kieselgur, Silikate, Stearate), Fließmittel (die Rohre dürfen nicht verstopft werden) und sonstige chemische Hilfsmittel wie Emulgatoren, Stabilisatoren, Verdickungs- und Geliermittel erforderlich. Damit dieses Gebräu den Tieren auch mundet, gibt man noch eine Prise Futteraroma dazu, und schon können die Tiere sich herzhaft ihren Mahlzeiten zuwenden. Das bedeutet also, Futter ist ein technologischer Vorgang mit wissenschaftlicher Erfolgskontrolle. Ganz großartig ist man beim Kuhfutter. Da stellt man aus Harnstoff und Biuret (ein Kondensationsprodukt des Harnstoffes) einen künstlichen billigen Eiweißersatz her (normalerweise als Kunstdünger verwendet). Ob es dem Tier auch gut bekommt?

Es ist nur verständlich, daß Tiere, die unter solchen Bedingungen aufwachsen, abwehrschwach sind und zu vielen Erkankungen neigen. Da viele Medikamente für Tiere auf dem Index stehen, also verboten sind, gibt es einen gewaltigen „schwarzen" Arzneimittelmarkt, aufgrund dessen letztlich der Züchter zum eigenen Tierarzt wird. Künstliche Zusätze und Medikamente werden vor allem

- gegen direkte Krankheiten
- vorbeugend (prophylaktisch)
- und zur schnelleren und besseren Mastaufzucht gegeben.

Die Medikamente zur Massenaufzucht sind in erster Linie Sexualhormone und Thyreostatika. Sie werden dem Futter beigemischt oder direkt gespritzt, und der Erfolg läßt nicht auf sich warten. Bis zu 30 % mehr Fleischansatz ist die Ausbeute, wobei das meistens eher auf den Wasseranteil des Fleisches zurückzuführen ist (das Fleisch läßt beim Braten viel Wasser und wird entsprechend klein; das kann man auch als Betrug bezeichnen!). Es werden natürliche Hormone, die leichter abbaubar sind und künstliche Hormone (z.B. Diäthylstilböstrol, obwohl verboten) gegeben. Die synthetischen Hormone, zwar sehr billig, werden aber kaum ausgeschieden und so übernimmt sie der Mensch, wenn er Mastfleisch ißt. Die Hormonskandale und ihre Auswirkungen auf Krebsentstehung (Gebärmutterkrebs) sind in letzter Zeit ja häufig von der Presse aufgegriffen worden (z.B. Hormone in Baby-Fertigprodukten).

Die teilweise sehr hohen Medikamentendosen und die nicht tiergerechte Massenhaltung (Streß etc.) verursachen Anfälligkeiten für Infektionserkrankungen. Da haben sich die Antibiotika bzw. Breitbandverfahren sehr bewährt. Man spritzt deshalb Antibiotika nicht nur bei Krankheitsausbruch, sondern auch schon vorbeugend, um mögliche Krankheiten zu verhindern. Ein großer Vorteil ist weiterhin, daß sie zugleich auch das Wachstum von Geflügel, Kälbern und Schweinen fördern und außerdem minderwertiges Fleisch oberflächlich aufwerten. Im Jahre 1972 wurde an den Schlachthöfen Gießen und Frankfurt in 82,5% des Kalbfleisches Antibiotika gefunden. Laut Gesetz wäre für Menschen dieses Fleisch zum Genuß untauglich. Mit diesem voll von Antibiotika gespritzten Fleisch hat der Mensch insofern auch Probleme, da bei lebensbedrohlichen Infektionen oder Operationen eine notwendige Antibiotika-Therapie wirkungslos sein kann.

Eine weitere große Gruppe von Medikamenten, die besonders bei Schweinen bevorzugt werden, sind die Psychopharmaka. Das Haustier „Schwein" ist seit jeher empfindlich und streßanfällig und kann daher Belastungen kaum ertragen. Um das Tier zu beruhigen, gibt man gern Beruhigungsmittel (Tranquilizer) und wenn angezeigt auch Neuroleptika (Mittel zur Behandlung z.B. von Psychosen). Besonders die Fahrt zum Schlachthof ist für das

Schwein streßreich und somit für den Züchter eine gefürchtete Angelegenheit, da der Herztod des Tieres befürchtet wird. Deshalb gibt man gerne das Herzmittel Glucocorticoide, das den Streßtod verhindert. Seit die Beta-Blocker[6] entwickelt wurden, werden diese vor allem bei Angina pectoris, Bluthochdruck und Herzrhythmusstörungen verabreicht. Schweine erhalten sie jedoch schon als „tägliches Brot". Bestimmte Tierarzneimittel haben außerdem die schöne Eigenschaft, vorhandene Krankheiten zu „maskieren", also zu verdecken, um diese Tiere als gesund verkaufen zu können.

Zusammenfassend kann man sagen, daß tierische Fleischprodukte neben bedenklichen Rückständen im Futter auch gleichzeitig große Mengen von Medikamenten enthalten. Die Hormone, Beta-Blocker, Herzmitttel, Psychopharmaka und künstlichen Masthilfsmittel werden vor allem auf dem schwarzen Markt gekauft und häufig wahllos den Tieren gegeben. Je mehr desto besser! Die negativen Auswirkungen auf die menschliche Gesundheit sind nicht von der Hand zu weisen und oft genug festgestellt worden. Nachzuweisen sind die Medikamente nur sehr schwer bzw. gar nicht.

Grundsätzlich wäre es zu billig, den Landwirt zu verdammen, denn er hat das Risiko und macht das geringste Geschäft. Viel wichtiger wären rigorose Kontrollen, nicht nur am Schlachthof, sondern auch beim Verkauf von Medikamenten, vor allem also bei der pharmazeutischen Industrie.

Zusammenfassung der industriellen Landwirtschaft

Der landwirtschaftliche Anbau hat sich im Laufe der Zeit spezialisiert und rationalisiert, um über industrielle Betriebsmittel und Maschinen mit Marketing-Strategien gezielt den Marktabsatz zu sichern. Dieses, an die moderne Industrie angepaßte Konzept, ist ja an sich nicht weiter schlecht; es entspricht den herrschenden Vorstellungen. In dieser Entwicklung liegt aber eine massive Problematik, die immer mehr negative Rückwirkungen auf die Gesundheit des Menschen hat.

---

6 Beta-Blocker hemmen den Sympathikus (aktivierender Teil des vegetativen Nervensystems).

Nach *Gamerith* kommt es zu folgenden Problemen:

- die Monokultur führt zur Verarmung der Böden und Verödung der Agrarlandschaft
- der massive Einsatz von Spritz- und Düngemitteln zeigt sich in der Vergiftung des Bodens, des Grundwassers, der Luft und in den Rückständen der Nahrungsmittel, deren Wirkungen sich im menschlichen Körper und denen der Tiere verheerend zeigen
- die Massentierhaltung ist nicht tiergemäß; sie kann als KZ-Leben der Tiere bezeichnet werden
- Medikamente und andere Wirkstoffe, die den Tieren gegeben werden, ergeben in der Regel krankes und gesundheitsschädigendes Fleisch
- die Landwirte werden in hohem Maße von der Industrie und den Kapitalgebern abhängig
- ein hoher Energieverbrauch entsteht durch Dünge-, Spritz- und Futtermittel
- der Betriebsmittelaufwand und der Rohertrag ergibt eine sich stetig öffnende Preisschere
- durch immer höhere Subventionen muß der Steuerzahler die industrielle Landwirtschaft finanzieren (meistens wegen der Überproduktion)
- immer mehr Landwirte können sich diesen mörderischen Konkurrenzkampf nicht mehr leisten und geben auf.

Ökologische Landwirtschaft

Das Kapitel „Industrielle Landwirtschaft" sollte darstellen, wie wenig durch sie das wichtigste Ziel, nämlich gesunde Nahrungsprodukte für den Menschen zu schaffen, erreicht wird. Die heutige Form der Landwirtschaft zeichnet sich nämlich auf dem tierischen Sektor vor allem durch die nicht-tiergerechte Massenhaltung, durch den hohen Einsatz von Pharmaka gegen Krankheiten, die durch diese Tierhaltung bedingt sind, sowie durch Kraftfuttermast zum schnellen Fleischaufbau der Tiere aus. In der Pflanzenproduktion besonders durch Monokulturen, durch Kunstdünger und chemischen Spritzmitteln. Es wird für die Quantität und den schnellen Ertrag produziert – nicht für die Qualität.

Aufgrund dieser Tatsachen gibt es seit geraumer Zeit ein Umdenken unter den bewußt lebenden Bauern und Verbrauchern.

Eine „alternative Landwirtschaft", die unter den Begriffen wie „biologisch-dynamisch", „organisch-biologisch", sowie „ökologischer" oder „biologischer Landbau" bekannt ist, hat sich langsam aber sicher etabliert. Der Begriff „biologischer Landbau" ist zwar am geläufigsten, aber ungenau und gibt zu Mißverständnissen Anlaß. Wir werden im weiteren die alternative Landwirtschaft unter den Begriff „ökologische Landwirtschaft" stellen.

Der ökologische Landbau ist im Grunde sehr ähnlich dem Landwirtschaftsanbau, wie man ihn früher gewohnt war. Es verbinden sich damit traditionelle und moderne Methoden und Erkenntnisse R. Steiners, des großen Anthroposophen (biologisch-dynamisch) und H. Müllers (organisch-biologisch). Beim ökologischen Anbau handelt es sich vor allem um ein ganzheitliches Verfahren, einem sanften Weg der Landwirtschaft, der auf den ökologischen Kreislauf der Natur Rücksicht nimmt. Diese Form des landwirtschaftlichen Anbaus ist im stetigen Wachstum begriffen und schafft sich derzeit ökonomische Grundlagen und Vertriebswege, so daß Bauern, die auf diese Anbauform umstellen, auch entsprechende Erträge erzielen können.

Was sind nun die Unterschiede zur modernen, industriellen Landwirtschaft? Insgesamt gesehen ist die ökologische Landwirtschaft durch vielseitige Wirtschaftslage, wechselnde Fruchtfolgen und ökologisch-biologischen Dünger bzw. natürliche Spritzmittel gekennzeichnet.

Nach *Gamerith* sind folgende Faktoren charakteristisch:

– Verzicht auf chemischen Dünger und chemische Spritzmittel (Pestizide)
– Gründüngung, Kompostierung, Gesteinsmehle und andere natürliche Dünger
– Der Bodengesundheit und der natürlichen Fauna wird Aufmerksamkeit geschenkt
– Beachtung der Untrennbarkeit der Lebensgemeinschaft von Bodenorganismen und Kulturpflanze
– Keine riesigen Monokulturen
– Tiere werden mit natürlichem Futter ernährt; keine Massentierhaltung
– Widerstandsfähigkeit der Tiere, geringere Krankheitsanfälligkeit und bessere Nutzungsdauer der Tiere
– Die ökologischen Produkte sind weniger belastet von Fremdstoffrückständen, d.h. sie sind deutlich gesünder und bekömmli-

cher für den Menschen (Luftschadstoffe sind natürlich vorhanden)
- Unabhängigkeit von importierten Agrochemikalien, Futtermittel(zusätzen) und Medikamenten
- Kleinräumige Kreiswirtschaft ermöglicht flexibles Reagieren auf den Markt
- Verbesserung des Ertragsniveaus, da weniger Kapitalinvestitionen und industrielle Abhängigkeiten
- Geringerer Energieverbrauch
- Höhere Preise für diese Produkte
- Einschränkung des Zwischenhandels

Wir sehen, daß sich viele Vorteile ergeben. Ein wichtiger subjektiver Faktor darf auch nicht vergessen werden: Der Bauer kann wieder ein echtes emotionales Näheverhältnis zu seiner Arbeit aufbauen. Es ist ähnlich dem Unterschied zwischen Fließbandarbeit und ganzheitlicher Herstellung eines Produktes. Für den Verbraucher besonders bedeutsam ist es, daß die Produkte aus ökologischem Anbau in der Qualität wesentlich besser sind. Sie zeigen weniger Rückstände, haben mehr Vitamine und Mineralien und sind weitaus schmackhafter. Nur das Aussehen, das Unwichtigste am Produkt, ist den gespritzten und übernatürlich großen Produkten der industriellen Landwirtschaft unterlegen.

Zusammenfassend meinen wir, daß bei der Ernährung durch ökologisch-biologische Produkte ein großer positiver Einfluß auf die Gesundheit vorhanden ist. Das gesunde Produkt ist die Voraussetzung für gesunde Ernährung (siehe Kapitel „Ernährung"). Ebenso gibt diese Landwirtschaftsform vielen Tieren und Pflanzen wieder eine Überlebenschance und somit uns Menschen eine lebenswerte Umwelt.

Integrierter Anbau

Es gibt noch eine andere Form des landwirtschaftlichen Anbaus. Sie ist ein Kompromiß zwischen dem reinen ökologischen und dem industriellen Anbau und wird neuerdings als „integrierter Landbau" bezeichnet. Er schränkt die Anwendung von Pestiziden und chemischen Düngemitteln ein und beachtet auf der anderen Seite den natürlichen Fruchtwechsel. Er ist vielleicht eine Alternative für Bauern, die völlige Ablehnung gegenüber dem ökologischen Anbau zeigen. Wie weit diese Art des Anbaus zukunftsträchtig und ausbaufähig ist, bleibt dahingestellt. Er ist auf jeden Fall günstiger für den Verbraucher und die Erhaltung der Natur. Ob man in der Praxis wirklich so arbeiten kann und ob man z.B. bei Anbauproblemen nicht doch sehr schnell auf ,,bewährte chemische Mittel" zurückgreift, sind Fragen, die noch zu beantworten sind.

Forderungen bzw. Wünsche

- Reduzierung der Anwendung von Pestiziden und chemischen Düngemitteln
- Verbot der Massentierhaltung
- Einstellung des Einsatzes von giftsprühenden Flugzeugen
- Sofortiges Verbot der Pestizide aus chlorierten Kohlenwasserstoffen und den Phenoxyessigsäuren
- Stärkere Kontrolle des industriellen Landbaus und deren Produkte
- Kontrolle des Verkaufes von Pharmaka schon ab Herstellungsfirma zur Unterbindung des Schwarzhandels
- Aufklärung der Bauern hinsichtlich der Konsequenzen für den Menschen und der Natur bei Anwendung von Pestiziden, chemischen Düngemitteln und unkontrolliertem Medikamenteneinsatz
- Reduzierung des Anbaus von Monokulturen
- Finanzielle Hilfe beim Umstieg vom Chemo- zum Ökobauern
- Direkte Förderung und nicht wie üblich Behinderung der ökologisch arbeitenden Bauern und deren Produkte
- Stop der Landschafts- und Biotopenzerstörung (Lebensräume von Tier- und Pflanzengemeinschaften)
- Besonderer Schutz von Feuchtgebieten, die nicht der Landwirtschaft geopfert werden dürfen
- Verstärkte Forschung bei der Entwicklung von biologischen Methoden für den Pflanzenschutz

Empfehlungen an den Leser

- Unterstützen Sie die ökologische Landwirtschaft und verbessern Sie durch Kauf dieser Produkte in Bioläden Ihre Gesundheit.
- Verzichten Sie auf Gemüsesorten, die besonders schadstoffreich sind (z.B. Glashaussalat, Spinat) aus der industriellen Produktion.
- Kaufen Sie möglichst wenig Fleisch aus der industriellen Fleischproduktion. Besondere Vorsicht von Schweine-, Kalb- und Hühnerfleisch. Sie leisten damit nicht nur dem Tierschutz, sondern auch Ihrer Gesundheit einen Dienst.
- Versuchen Sie statt dessen Fleisch, Eier und Milch beim Bauern Ihres Vertrauens oder in einschlägigen Läden zu erhalten.
- Schließen Sie sich ökologisch-denkenden Kreisen an und arbeiten Sie dort mit.
- Seien Sie bereit, für gesunde Produkte auch etwas mehr zu zahlen – hier ist Sparen am falschen Platz.

Wohnwelt

Wer nun meint, wenigstens im privaten Wohnbereich sei die Umweltproblematik kaum zu spüren, scheint mehr dem Wunschdenken verfallen zu sein, als der Realität ins Auge zu schauen. Unsere eigene Wohnwelt ist ja eigentlich dazu da, daß wir uns vom „Alltagsstreß" zurückziehen und uns seelisch wie körperlich regenerieren können. D.h., unser privates Milieu sollte daher angenehm sein und möglichst positive gesundheitliche Wirkungen haben, um uns u.a. für kommende Aufgaben wieder leistungsfähig zu machen.

Wir werden in diesem Kapitel kritisch fragen, ob die Wohnsituation (diese hier beschriebenen Fakten gelten auch für den Arbeitsplatz in geschlossenen Räumen) dafür geeignet ist und die Möglichkeiten für innere und äußere Harmonie bieten kann.

Die Fachrichtung, die sich mit dem Problem der Wohn-Umwelt beschäftigt, ist die Baubiologie, also die Lehre vom bio-logischen Bauen. Ihre Aufgabe ist es, Wechselwirkungen zwischen Mensch und Wohnwelt darzustellen und nach Alternativen zu suchen, damit der Mensch in seiner Wohnung oder am Arbeitsplatz seine seelische, geistige wie körperliche Gesundheit erhalten kann. Nicht die technischen Raffinessen, sondern das menschliche Wohlbefinden steht im Mittelpunkt. Dieses sollte ja an sich auch das Ziel der Architekten sein, die häufig statt dessen funktionale Bauten konstruieren, in denen kein Wohlbefinden aufkommen kann. Um das aber zu erreichen, ist eine interdisziplinäre Zusammenarbeit zwischen der Bau- und Elektrotechnik, Medizin und Psychologie notwendig.

Wo liegen nun die Probleme in der Wohnwelt, die einen ungünstigen Einfluß auf die Gesundheit haben?

Beginnen wir bei der Standortwahl. Schon unsere Vorfahren wußten (und handelten danach), daß neben einer normalen und notwendigen (Erd-) Strahlung auch recht gefährliche, von der Norm abweichende Strahlungen von geopathogenen Zonen ausgehen, die als Wasseradern und Grabenbrüche bzw. Reizzonen beschrieben werden können. Auf bestimmten Strahlungskreuzungen zu wohnen oder zu schlafen ist nicht unbedingt gesundheitsförderlich. Neben Nervosität und Schlaflosigkeit scheinen sie vor allem Krebs mitzuverursachen. Der Münchner Heilpraktiker *Köhnlechner* spricht in diesem Zusammenhang auch von ,,Krebsbetten". Tiere haben z.B. für pathogene Zonen eine gute Sensibilität. Dort, wo sich ein Hund gern aufhält, scheint auch ein unbedenklicher Platz für Menschen zu sein. Das Gegenteil trifft für Katzen zu, denn sie sind ,,Strahlungssucher".

Bevor man ein Haus baut oder eine Wohnung mietet, sollte man sich deshalb unbedingt über geopathogene Zonen Klarheit verschaffen.

Weiterhin ist natürlich auch das verwendete Baumaterial selbst zu beachten. Früher hatte man zum Bauen natürliche Baumaterialien wie Lehm, Ziegel, Steine, Holz etc. Die heute verwendeten Baustoffe haben teilweise eine recht hohe radioaktive Strahlung. Produkte wie Chemiegips, Asbestzement, Schlackenstoffe und bestimmte Betonarten können eine Strahlenbelastung ergeben, die in modernen Baukomplexen oder Privathäusern 60-100 % höher ist als die natürliche Radioaktivität der Umwelt. Auf der anderen Seite schirmt Stahlbeton bestimmte natürliche Frequenzen so ab, daß die natürliche Strahlung, die für das Wohlbefinden auch wiederum wichtig ist, beeinträchtigt wird. Müdigkeit und Schlaflosigkeit sind die Folgen.

Ebenso befindet sich in der heutigen Massivbauweise zuviel Feuchtigkeit. Ehe die Wohnung austrocknet, vergeht zu viel Zeit. Es wäre wichtig, die Betonbauten einen Winter lang ,,durchfrieren" zu lassen, um so die unangenehme und schädliche Rohbaufeuchtigkeit (z.B. Pilzbefall) auf natürliche Art zu vermeiden. Die Feuchtigkeit in den Wohnungen hat sicher einen Zusammenhang mit Krankheitsbildern wie Asthma, Rheuma, Erkältungen und Allergien.

Natürlich gibt es auch das Problem der zu großen Trockenheit. Das wird besonders durch die modernen Heizsysteme wie Zentral- und Gasheizungen hervorgerufen. Die hohe Lufttrockenheit führt daher leicht zu Hals- und Atmungsproblemen.

Einen anderen Aspekt wirft der heute verständliche Ruf nach Energiesparen im Wohn- und Arbeitsbereich auf. Je mehr man z.B. die Wohnung abdichtet, desto weniger Sauerstoff- und Feuchtigkeitsausgleich ist zwischen der Wohnung, den dort lebenden Menschen und der Umwelt möglich. Damit verschiebt sich die Sauerstoffionenkonzentration, und das Raumklima erreicht Werte, die eine vermehrte Krankheitsanfälligkeit zur Folge haben kann. Die Industrie wird daher sicherlich irgendwann vorschlagen, in allen Wohnungen Lüftungs- und Klimaanlagen einzubauen. Dann würde man aber einen teuren und unsinnigen Weg beschreiten. Statt die Ursachen anzugehen, würde man sich mit der Veränderung von ,,hausgemachten" Symptomen begnügen.

Ferner ist das elektromagnetische Gleichgewicht für das Raumklima von Bedeutung. Denn alle elektrischen Leiter (Kabel) und Elektrogeräte, wenn sie an das Stromnetz angeschlossen sind (gleichgültig ob sie in Betrieb sind oder nicht), verursachen elektrostatische Wechselfelder. Diese in der Regel ungenügend abgeschirmten Leitungen verändern das natürliche Elektroklima. Durch die elektrostatischen Aufladungen kann es bei sensiblen Menschen zu Schlaflosigkeit, Herzbeschwerden und nervösen Störungen kommen. Deshalb sollte man im Schlafzimmer auf jeden Fall die Leitungen vom Fernseher oder Radio aus der Steckdose ziehen.

Ein weiteres Problem zeigt sich, neben der oben besprochenen Toxizität (Giftigkeit) der Baustoffe, besonders in den verwendeten Materialien der Inneneinrichtungen. Kaum ein Stück der Inneneinrichtung ist aus natürlichen Stoffen hergestellt. Das verwendete Holz besteht meistens aus Preß-Spanplatten (statt aus Massivholz), deren Kleber schädlich und die häufig mit Kunststoffen beschichtet sind. Teppiche, Tapeten, Bodenbeläge, Gardinen und Sitzstoffe sind meistens aus künstlichen Fasern hergestellt. Ebenso beinhalten die verwendeten Farben, Holzschutzmittel, Plastikanstriche und Bodenkleber Substanzen, die toxische Einflüsse auf den Menschen haben können und das Raumklima negativ verändern. Außerdem behindern Kunststoffe das Feuchtigkeitsausgleichssystem im Wohnraum.

Wie Umfragen immer wieder ergeben, ist die Lärmbelästigung ein Faktor, unter dem ein Großteil der Bevölkerung leidet. Bedauerlicherweise hat uns die menschliche Evolution dagegen nicht sehr gut ausgerüstet. Es ist ja sehr schwer, sich gegen äußere akustische Reize umempfindlich zu machen. Der Lärm ist nicht nur eine psychische Belästigung, die häufig zu ärgerlichen Reaktionen führt, sondern sie führt auch zu psychosomatischen Schädigungen. Massiver Krach bewirkt eine Verengung der Blutgefäße und entsprechend schlecht werden bestimmte Organe mit Blut versorgt. Bei langandauernden Lärmbelästigungen kann es neben einer direkten Hörschädigung auch zu Störungen im Magen-Darm-Trakt kommen und ebenso zu Bluthochdruck, Übererregbarkeit, Reizbarkeit und Stoffwechselbeeinträchtigungen. Es ist sicherlich eine wichtige Aufgabe im Interesse der Bevölkerung dafür zu sorgen, daß die Hauptlärmerzeuger wie Kraftfahrzeuge, Industriebetriebe und Flugzeuge auf ein erträgliches Maß reduziert werden. Gleichzeitig ist es auch notwendig, Häuser und Wohnungen vernünftig zu isolieren. Dabei sollte aber auf eine natürliche Lärm- bzw. Wärmedämmung durch Dämmstoffe wie Kork, Kokosfaserdämmplatten, Torf und magnesitgebundene Holzspanplatten geachtet werden.

Forderungen bzw. Wünsche

Aufgabe der Industrie muß es sein, menschenfreundliche Wohnprodukte zu liefern, die keine schädigenden Einflüsse auf die Gesundheit des Menschen haben.
- Der Wohnbau soll sparsamst mit strahlendem Baumaterial und Kunststoffen ausgestattet sein.
- Die Lärmbelastung durch die Umwelt muß durch vernünftiges Isolationsmaterial reduziert werden.

Empfehlungen an den Leser

– Bei Hausbau oder Wohnungseinrichtung Erkundigungen beim Baubiologischen Institut einholen, um dem gesundheitlichen Aspekt Vorzug zu geben.
– Den Standort nach Wasseradern und anderen Strahlungen überprüfen (besonders die Betten).
– Die elektrostatischen Wechselfelder und das Raumklima beachten.
– Bevorzugung von ungiftigen biologischen Produkten beim Kauf von z.B. Farben, Lacken, Leimen, Wachs etc.
– Die Wohnung mit natürlichen Materialien ausstatten (Massivholz, Wollteppich etc.), Kunststoffe möglichst vermeiden.

Arbeitswelt

Die Probleme, die wir im Kap. „Wohnwelt" aufgezeigt haben, gelten natürlich in abgewandelter Form auch für den Arbeitsplatz, wie wir ihn im Büro oder im Betrieb vorfinden. In den Betrieben der Industrie und des Gewerbes sind jedoch nicht nur diese Probleme zu konstatieren, sondern darüber hinaus sind die Bedingungen, wie auch die Konsequenzen der betrieblichen Tätigkeit weitaus (lebens-)gefährlicher.
Higginson, Chef des Krebsforschungsinstituts der Weltgesundheitsorganisation (IARC) in Lyon, schätzt, daß neben anderen Erkrankungen 6% aller Krebserkrankungen bei Männern in Großbritannien durch den Beruf verursacht werden. Es gibt natürlich auch andere Schätzungen, die die Quoten entweder viel höher oder auch niedriger ansetzen. Wichtig für unsere Überlegungen ist es zu zeigen, daß die Umwelt- und damit die Gesundheitsgefährdung auch am Arbeitsplatz nicht Halt macht, sondern, ganz entgegengesetzt, hier teilweise massiv auf den arbeitenden Menschen einwirkt.
Obwohl man heute über jeden sicheren Arbeitsplatz froh sein kann, ist die Arbeit mit chemischen Substanzen für die Chemiearbeiter kein „Platz an der Sonne". Die Wirkstoffe der chemischen Industrie bieten daher für unsere Thematik recht eindrucksvolle

Beispiele. Es gibt leider sehr viele Substanzen, die auf den arbeitenden Menschen gesundheitlich schädigend einwirken, bzw. von vielen kennt man noch gar nicht den Schädigungsgrad.

Ein wichtiges Beispiel für ein schädigendes Produkt ist zweifellos das Material „Asbest". Asbest, ein Werkstoff, der sehr vielseitig verwendbar und recht widerstandsfähig ist, wirft bei der Herstellung viele gesundheitliche Probleme auf. Arbeiter, die damit beschäftigt sind, Asbest in den verschiedenen Formen herzustellen, atmen die sehr kleinen Asbestfasern ein, die nicht nur in die Lunge, sondern auch zu anderen Organen wie Magen- und Darmtrakt gelangen. Das kann bei ausreichender Konzentration und entsprechender Zeitdauer zu Bauchfell-, Rippenfellentzündung und Lungenkrebs führen. In diesem Zusammenhang ist auch die Lungenerkrankung „Asbestose" erwähnenswert, die das Lungengewebe funktionslos macht. Sie wird als typische Berufskrankheit bei Arbeitern in asbestherstellenden und -verarbeitenden Betrieben angesehen. Dank massiver Proteste und entsprechender Bewußtseinsbildung hinsichtlich der Asbestproblematik gibt es Pressemeldungen, die eine Einstellung der Asbestproduktion fordern.

Eine andere auf die Gesundheit wirkende synthetische Substanz ist der Dichlordimethyläther, der vor allem im Zusammenhang mit Krebserkrankungen genannt werden muß. Durch diese Substanz sind mehr als die Hälfte der damit arbeitenden Leute (ca. 15 Menschen) beim Chemieriesen BASF an Lungenkrebs gestorben. *Koch* kritisiert, daß der Konzern wenig Verantwortungsbewußtsein in dieser Angelegenheit gezeigt habe.

Ein chemischer Werkstoff hat Eingang in alle Haushalte gefunden: PVC (Polyvinylchlorid). Er ist ein universeller Kunststoff, der in Rohren, Klebefolien, Fensterprofilen, Margarinebechern, Vorhängen, Dachrinnen etc. Verwendung findet. In den Produktionsstätten erkranken Arbeiter besonders an einer recht seltenen Leberkrebsart (Hämangiosarkom) und auch an der sogenannten Vinylchlorid-Krankheit, die mit einer Haut- und Knochenveränderung einhergeht. Für den Verbraucher ist es natürlich interessant zu wissen, ob vom Endprodukt PVC Schädigungen ausgehen. Haben PVC-Produkte ungebundene Anteile (nicht polymerisierte) an Vinylchlorid, so kann man durchaus von einer Gefährdung für die Gesundheit sprechen. Allerdings haben heute die weitaus meisten PVC-Produkte gebundene Anteile.

Weiterhin scheinen Arbeiter in Textilfabriken, die Acrylnitril erzeugen, auch krebsgefährdet zu leben. Acrylnitril wird zur Herstellung von Kunstfasern, Kunststoffen, Acryl- und Polyacrylfasern und Schädlingsbekämpfungsmitteln verwendet. Es ist allerdings noch eine offene Frage, inwieweit Textilien, die Acrylnitrilfasern enthalten, über den Hautkontakt gesundheitsschädlich wirken können.

Nicht nur die Arbeit in chemischen Fabriken kann gesundheitsschädigend sein. Denken wir nur an die typischen Berufskrankheiten, wie z.B. Bergbauarbeiter, die unter Staublungen leiden und häufig frühzeitig pensioniert werden müssen. Berufskraftfahrer, Tankwarte und Ölraffineriearbeiter atmen ständig die Bleikonzentration und andere Stoffe des Benzins ein, und Maler und Lackierer inhalieren die gefährlichen Dämpfe der Farben und Lacke. Vergessen wir auch nicht die Arbeitsplatzbedingungen, in denen starke Lärmbelästigungen (Preßlufthämmer...), künstliches Licht oder monotone Arbeit und andere einseitige Belastungen vorherrschen, die ebenfalls auf die Dauer Erkrankungen erzeugen.

Das Kapitel ,,Arbeitswelt" sollte demonstrieren, daß es heute kaum noch Tätigkeiten gibt, bei denen der Mensch nicht auf irgendeine Art und Weise gesundheitlich in Mitleidenschaft gezogen wird. Sicherlich gibt es schon Ansätze auch im Bereich der Arbeitswelt, gesundheitsschädigende Konsequenzen in Betracht zu ziehen. Dieses geschieht nur leider viel zu wenig und außerdem werden derartige hier beschriebene Probleme hinsichtlich der Rangreihe der betrieblichen Erfordernisse noch lange nicht als Priorität angesehen.

Aber auch erfreuliche Ausnahmen gibt es: So hat die Firma Kaiser und Kraft in Renningen (Stuttgart) ein neues Bürogebäude nach den Prinzipien der Baubiologie bauen lassen, das sowohl das körperliche als auch das seelische Wohlbefinden der Mitarbeiter in Betracht zieht. Zum Nachahmen empfohlen!

Forderungen und Wünsche

- Aufklärung der Betriebsangehörigen über Produktion(sweisen) von gefährlichen physikalischen und chemischen Stoffen
- Produktionsverbot gesundheits- und umweltgefährdender Stoffe

- Ständige Kontrolle des Gesundheitsrisikos in den Betrieben, da die Produktionsherstellung nicht zu Lasten der Beschäftigten gehen darf
- Haftung der Hersteller oder Importeure für alle Folgeschäden und Erkrankungen, die durch die Endprodukte hervorgerufen werden

Empfehlungen an den Leser

- Informieren Sie sich über die Stoffe, mit denen Sie arbeiten. Suchen Sie evtl. Hilfe beim Betriebsrat, bei Gewerkschaften/ Politikern.
- Protestieren Sie gegen gesundheitsschädigende Arbeitsbedingungen.
- Nehmen Sie die Schutzeinrichtungen ernst und benutzen Sie sie auch.
- Gegebenenfalls wechseln Sie die Stellung.

Zusammenfassung

„Die Zeiten sind vorbei, als wirtschaftlicher und technischer Fortschritt sich durch sich selbst gerechtfertigt haben. Dazu haben wir zuviel ökologisches Lehrgeld gezahlt. Heute gilt es ein Konzept zu finden, das uns das lebensnotwendige Wachstum läßt und die Erde wieder bewohnbar macht". Titel einer Serie im Rheinischen Merkur/Christ und Welt, 1982

Seit der Mensch gelernt hat, die Erde und die Natur systematisch für seine Zwecke zu nutzen, hat er auch gleichzeitig begonnen, die Umwelt zu zerstören. Dieses hielt sich aber über Jahrtausende in Grenzen. Etwa ab der industriellen Revolution geschieht die Ausbeutung der Erde dank der fortschreitenden Technik in immer größerem Stil. Einerseits werden die Rohstoffe rücksichtslos der Erde entrissen, ganze Landstriche gerodet und die Landschaft zersiedelt, andererseits schickt die Industrie und das Gewerbe ihre umweltschädigenden Abfallprodukte wieder der Natur zurück. Solch ein unverantwortliches System kann auf die Dauer nicht funktionieren – die dramatischen Folgen erleben wir heute.

Umweltzerstörung ist ein Produkt der Menschen. Im Umweltgutachten der BRD von 1978 wird dementsprechend gesagt: „Die Zerstörung von Ökosystemen und der Rückgang der Arten kann als Indikator für das Ausmaß der (vom Menschen verursachten) Umweltveränderungen gelten." Dieser langfristige Trend muß aber rigoros gestoppt werden! Wir müssen daher umwelt- und menschenfreundliche Alternativen finden. Dieser Prozeß kann natürlich nur in kleinen Schritten beginnen, an denen aber konsequent gearbeitet werden muß.

Drei Bereiche fallen uns dazu ein, in denen angesetzt werden kann:

Wirtschaft/Gesellschaft:
— Begrenzung der Energievergeudung (der Amerikaner verbraucht 2 x soviel wie der Westdeutsche und 100 x soviel wie ein Indonesier)
— Herstellung von energie- und rohstoffsparenden Maschinen bzw. Produkten
— Rückkehr zur Handarbeit, wo das möglich ist (z.B. in Teilbereichen der Landwirtschaft)
— Umstrukturierung der Massenindustrie auf kleine überschaubare Einheiten (small is beautiful)
— Umweltschädigende Luxusartikel mit hohen Steuern belegen
— Verbot der Abgabe ungereinigter Abwässer und Industrieabfälle
— Wiederverwendung (recycling) von Stoffen und Produkten
— Vereinfachung von Produkten und Verpackungsmaterial
— Stop der chemischen Landwirtschaft und ihres ökologischen Wahnsinns
— Reduzierung der Schadstoff-Toleranzwerte auf ein äußerstes Minimum, statt Beseitigung der Schadstoffmisere durch Hinaufsetzen der Toleranzwerte (!), Gift bleibt Gift. Unbedenkliche Verträglichkeitsgrenzen gibt es nicht, da sich die Schadstoffe im Körper speichern und so immer mehr werden
— Erhaltung und Erweiterung von Ökosystemen (Biotopen) wie z.B. Feuchtgebiete

Gesetze:
— Umwelt- und verbraucherfreundliche Gesetze mit geeigneten Kontrollmöglichkeiten
— Umweltzerstörung ist kein Kavaliersdelikt; es ist eine schwere kriminelle Handlung, die entsprechende Strafen erfordert

Individuum:
- Schaffung eines veränderten Bewußtseins durch großangelegte Aufklärung hinsichtlich des Umweltproblems
- Veränderung des blinden Wachstums- und Fortschrittglaubens
- Abbau des konsumorientierten Lebensstandards; Streben nach (finanzieller) Bescheidenheit
- Kritische Reflexion des Lebensstandards
- Aufbau eines Denkens und Handelns, das das Miteinander zwischen Umwelt und Mensch als Einheit sieht und alte Werte wie Liebe, Geborgenheit und Verantwortung in den Vordergrund stellt

Wir müssen, um Veränderungen zu erreichen, zuerst bei uns *selbst* beginnen. Wir sollten nachdenken, wo wir selbst die Umwelt schädigen und was wir persönlich sofort abstellen können. Wir sollten aber auch aktiv Umweltschädigungen aufdecken, protestieren und andere Leute hinsichtlich der Notwendigkeit dieser Haltung bewußt beeinflussen. Nur wenn wir bei uns selbst ganz konkret beginnen und so Modell im Handeln für andere sind, kann es zu positiven Änderungen und zum Wohle des einzelnen und der Gesellschaft kommen.

Alle Menschen sollten sich die These des Biologen *Dubos, R.* zum Ziele setzen:

Denke global und handle lokal

Kapitel II
Ernährung

> *Eure Heilmittel sollen Nahrungsmittel und Eure Nahrungsmittel sollen Heilmittel sein*
>
> *Hippokrates*

Um alle Lebensvorgänge im Körper aufrechtzuerhalten, benötigt jedes Lebewesen Energie, die es durch Nahrungsaufnahme und durch Atmung dem Körper zuführen muß. Um diese Energiezufuhr adäquat zu gewährleisten, braucht der Mensch vollwertige Lebensmittel und nicht irgendwelche industriell hergestellten Nahrungsmittel. Die heute angebotenen Eßwaren enthalten aber einerseits zunehmend mehr schädliche Substanzen, andererseits fehlen ihnen lebenswichtige Bestandteile. Auch die Zusammensetzung unseres Speisezettels stimmt nicht mehr, denn wir haben verlernt, die Produkte sinnvoll zu kombinieren. So kommt es, daß wir trotz zu üppiger Nahrungsmengen Mangelerscheinungen feststellen können, die unsere Gesundheit schwer gefährden. Obwohl diese Tatsache bekannt ist, reagiert der Durchschnittskonsument wie auch der Mediziner meist erst dann, wenn Krankheiten auftreten. Das Problem dabei ist, daß Ernährungssünden sich selten sofort auswirken, sondern meistens eine Latenzzeit von 10-20 Jahren benötigen, um eine ernährungsbedingte Krankheit zum Ausbruch kommen zu lassen. Die Folgen sind dann aber meistens irreparabel oder sogar auf Dauer lebensbedrohlich.

Zusätzlich wird dem Konsumenten noch durch ein verwirrendes Angebot an Diätempfehlungen und durch den massiven Einfluß von Nahrungsmittelwerbung der Zugang zu gesunder Ernährung geradezu erschwert.

Kurz gesagt, es erkranken immer mehr Menschen infolge der falschen Ernährung und, so paradox es klingt, durch den „Mangel im Überfluß". Der bekannte Ernährungsspezialist Dr. med. *Bruker* zählt folgende ernährungsbedingte Zivilisationskrankheiten auf: Zahnverfall, Darmerkrankungen, Gallen- und Nierensteine, Diabetes, Gicht, Fettsucht, Erkrankungen des Bewegungsapparates, Arteriosklerose, Thrombosen, Herzinfarkt, Krebs ....

Die heutige Ernährung[7]

Wenn wir die Speisezettel in Restaurants, Werksküchen, Kindergärten oder die Menüauswahl daheim ansehen, so zeigt sich ein alarmierendes Bild: fast täglich Fleisch, Kartoffeln, Nudeln oder Knödel, wenig und totgekochtes Gemüse, spärlich Salate, viel Weißbrot, Semmeln, Kuchen, Torten, Puddings, Eis, zuckrige Fruchtsaftessenzen und Colas. Dazu haben wir auch verlernt, ausreichend zu kauen, welches es dem Körper zusätzlich erschwert, die wenigen noch in unserer Nahrung vorhandenen lebenswichtigen Elemente richtig aufzuschließen und zu verwerten.

Das Essen in unseren Spitälern und Kuranstalten unterscheidet sich nicht von diesem krankmachenden Trend – dies ist schlichtweg als Skandal zu bezeichnen.

Die Basis der Ernährung vieler Völker unter halbwegs normalen klimatischen Bedingungen bildeten seit einigen Jahrtausenden Getreide und Hülsenfrüchte. Frisches Blattgemüse, Obst im Sommer und Wurzelgemüse im Winter ergänzten den Speiseplan. Unsere Vorfahren waren keine Tierzüchter und Plantagenbesitzer, sondern Jäger und Sammler. Man aß, was der Jahreszeit entsprechend zur Verfügung stand, und manchmal gab es auch das Fleisch eines erlegten Tieres.

Doch seit Beginn des Jahrhunderts sind wir immer mehr von diesen jahrtausendalten bewährten Eßgewohnheiten abgerückt, der Fleischkonsum hat sich verfünffacht, der Zuckerverbrauch verfünfzehnfacht, der Verzehr von Eiern stieg um 500 %, der von Geflügel um fast 3.000 %; außerdem haben wir Vollkornmehl durch das weiße Auszugsmehl ersetzt.

Nahrungsmittel kommen leider zunehmend industriell verarbeitet zu uns, sei es aus Haltbarkeits-, Transportgründen oder aus Profitüberlegungen: in Konservendosen, chemisch konserviert, hitzesterilisiert, tiefgefroren, pasteurisiert, homogenisiert, emul-

---

[7] Da es immer wieder Querverbindungen zu anderen Unterkapiteln gibt, soll der Leser sich an gelegentlichen Überschneidungen nicht stoßen.

giert, gehärtet, gepreßt, gemahlen, geschält, geblichen oder gefärbt. Dabei gehen viele wertvolle Stoffe (z.B. Vitamine, Mineralien) verloren und oft kommen noch chemische Zusatzstoffe hinzu, deren langzeitliche Wirkung weitgehend unbekannt bis bedenklich ist.

Lassen Sie uns also zusammenfassen, was unsere heutigen Ernährungsgewohnheiten für unsere Gesundheit und unser Wohlbefinden so gefährlich macht:

– Die Zusammenstellung unserer Nahrung ist nicht ausbalanciert, der Säure-Basen-Haushalt kommt zunehmend aus dem Gleichgewicht; wir leiden an Mangelerscheinungen trotz gesundheitsgefährdender Überernährung.
– Durch unsere Gewohnheiten bei der Nahrungszubereitung und durch industrielle Verarbeitung werden viele wichtige Stoffe zerstört bzw. kommt es mitunter zur Bildung giftiger Nebenprodukte (z.B. Nitrit).
– Die Produkte, die wir essen, sind vielfach durch Luftverschmutzung und chemische Rückstände aus der Landwirtschaft nicht mehr einwandfrei, in vielen Fällen sogar durch nachweisbare Gift- und Schwermetallrückstände gesundheitsschädlich.

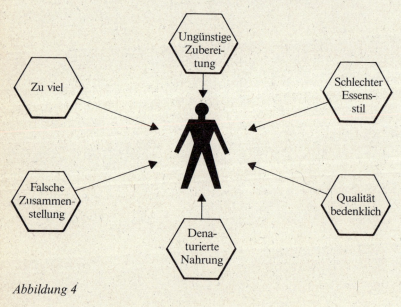

Abbildung 4

– Unser Essensstil bewirkt, daß auch „gesunde" Produkte nicht voll zur Entfaltung kommen können, nämlich dann, wenn wir zu rasch essen, zu wenig kauen, zu heiß, zu kalt und zu viel essen.

Zusammenstellung, Qualität, Quantität, aber auch Zubereitung und Verarbeitung unserer Nahrung, sowie unser Essensstil sind somit von entscheidender Bedeutung, und wir wollen uns im folgenden diesen Faktoren detailliert zuwenden *(Abbildung 4).*

Zusammenstellung der Nahrung

1. Ist der Mensch ein Allesfresser?

Um diese Frage zu beantworten, lassen Sie uns den Aufbau und die Funktion unseres Verdauungssystems unter die Lupe nehmen, nämlich die Zähne, den Magen und den Darm.

Zähne
Der erwachsene Mensch hat 32 Zähne; 8 Schneidezähne (25%) zum Schneiden pflanzlicher Nahrung geeignet, 4 Eckzähne (12,5%) zum Reißen tierischer Nahrung und 20 Mahlzähne (62,5%) zum Mahlen pflanzlicher Stoffe wie Getreide und Samen. Der Zahnbefund spricht dafür, daß wir Allesfresser sind, aber im Verhältnis 90% pflanzliche zu 10% tierische Nahrung.

Magen
Die Funktion des menschlichen Magens deutet an, daß wir vor allem auf pflanzliche Nahrung eingestellt sind, denn Fleischfresser haben eine ca. zehnmal so starke Magensäure wie Pflanzenfresser. Die Magensäure des Menschen ist aber relativ mild.

Darm
Der Darm des Menschen ist in Relation zu seiner Körpergröße sehr lang. Fleischfresser haben aber einen relativ kurzen Darm, was insofern günstig ist, weil tierische Substanzen sehr schnell zerfallen und deshalb die Gefahr der Verwesung der tierischen Produkte im Darm vermieden werden kann.

Zusammenfassend läßt sich also sagen, daß das menschliche

Verdauungssystem vorwiegend zur Verwertung pflanzlicher Produkte geeignet ist.

Ein zu hoher Anteil an tierischen Produkten in unserer Ernährung kann zu ernsten Gesundheitsschäden führen. So gibt es zahlreiche Untersuchungen, die zeigen, daß in Ländern mit hohem Konsum an Fleischprodukten die Darmkrebsrate erheblich höher ist, als in solchen mit vorwiegend vegetarischer Kost (vgl. *Koch: Krebswelt*). Daß auch Gicht und Arteriosklerose eine direkte Folge von übermäßiger Ernährung mit tierischen Produkten ist, dürfte seit langem unbestritten sein.

Fleisch, Fisch und Eier haben nämlich im menschlichen Darm ein gemeinsames Merkmal: sie gehen schnell in Fäulnis über (die Ursachen haben wir oben erwähnt, nämlich schwache Konzentration der Magensäure und relativ große Darmlänge); so kommt es zur Bildung von Fäulnisbakterien und Toxinen (Giften) im Darm.

Fleisch ist ein Nahrungsmittel, das sehr viel Eiweiß, aber weitaus weniger Vitamine und Mineralsalze enthält. Zuviel Fleisch scheint den Stoffwechsel zu stören und einen negativen Einfluß auf den Säure-Basen-Haushalt zu haben.

Außerdem müssen wir uns klarmachen, daß Fleisch nichts anderes ist als der Kadaver toter Tiere. Besonders wenn es bereits „gut abgelegen" ist, enthält es organische Abbaustoffe des toten Tieres.

Die Meinung „Fleisch macht stark und gibt Kraft" ist also eindeutig durch die Tatsache zu ersetzen, daß zuviel Fleisch (und zuviel beginnt bei etwa mehr als 2-3 x pro Woche, wobei zu beachten ist, daß auch Wurst zu den Fleischwaren zählt) ungesund ist bzw. ausschließliche Ernährung mittels Fleisch überhaupt zum Tode führen würde. Als Gegenargument werden in diesem Zusammenhang immer die Eskimos genannt, die sich ausschließlich von Fleisch und Fisch ernähren. Sie verzehren aber nicht nur das Fleisch, sondern das gesamte Tier, also mitsamt der Eingeweide, der inneren Organe und des Blutes. Ihre durchschnittliche Lebenserwartung beträgt zudem nur 20-30 Jahre, wobei sie häufig an Arteriosklerose, die in Beziehung zu der einseitigen fleischlichen Ernährung steht, sterben.

All dies bedeutet jetzt nicht, daß Sie sich unbedingt zum strengen Vegetarier entwickeln müssen, denn im Fleisch sind auch sehr wichtige Aminosäuren enthalten. Es bedeutet aber, daß Fleisch, Fisch, Eier und Milch nur gemäßigt zur Grundnahrung Getreide, Hülsenfrüchte und Gemüse hinzukommen sollen.

In diesem Zusammenhang wollen wir noch kurz das Thema Milch erörtern. Milch ist die Ernährung für neugeborene Säugetiere. Jedes Lebewesen hat seine arteigene Milchzusammensetzung, die genau auf die jeweiligen Bedürfnisse des Säuglings abgestimmt ist. Jedoch – es gibt kein freilebendes Tier, das sich im Erwachsenenalter von Milch ernährt (Haustiere unterstehen ja direkt dem Einfluß des Menschen). Es ist wohl von der Natur nicht vorgesehen, sich als Erwachsener von Milch zu ernähren, noch dazu von artfremder. Außerdem sei darauf hingewiesen, daß nur in unserer westlichen Zivilisation Milchtrinken in größeren Mengen üblich ist. Viele Asiaten, Araber und Afrikaner vertragen Milch als Erwachsene nicht. Das hängt damit zusammen, daß nur der Säugling das Enzym Lactase besitzt, welches für die Milchverdauung (Milchzuckerabbau im Darm) notwendig ist. Mit zunehmender Reife des Lebewesens verschwindet normalerweise dieses Enzym, wenn es nicht immer wieder gebraucht wird.

Auf der anderen Seite kann man Milch als hochwertiges Nahrungsmittel bezeichnen, das maßvoll genossen, viele wertvolle Stoffe enthält. Milch ist eine Emulsion feinster Fettkügelchen in einer Lösung aus Wasser und den Bestandteilen Milchfett (ca. 3,2-4,5%), Milcheiweiß (ca. 3%), Milchzucker (4,5-5%), den Vitaminen A, D, E, B_1, B_2, B_6, B_{12}, C sowie den Mineralien Kalzium und Phosphor (zusammen ca. 0,7%). Das alles gilt allerdings nur für die ganz frische unbehandelte Milch!

Da die Bestandteile der Milch einen geeigneten Nährboden für Keime aller Art bilden, wird sie zwecks besserer Haltbarkeit in der Molkerei verarbeitet und verliert dabei leider bedeutend an Wert. Licht und Sauerstoffeinflüsse sind am Transport und bei der Verarbeitung nicht zu vermeiden. Sie beeinträchtigen den Vitamingehalt sehr negativ. Beim Pasteurisieren (d.h. Erhitzen auf ca. 72 Grad C etwa 1/2 Minute lang) werden zwar einerseits Keime getötet, andererseits aber auch die komplizierten Eiweißmoleküle und Vitamine ,,beschädigt". Ultrahocherhitzte Milch verschlechtert die Qualität natürlich noch mehr. Homogenisieren ist eine weitere Prozedur, der die Milch unterzogen wird. Dabei wird sie unter hohen Druck gesetzt, um das Aufrahmen zu verhindern. Schließlich wird die Milch noch in kunststoffbeschichteten Verpackungen oder Plastikflaschen abgefüllt.

Aus frischer, vitaminreicher Milch ist damit ein denaturiertes Industrieprodukt geworden, das schwer verdaulich und relativ arm an Vitaminen ist. Folgendes Experiment belegt diese Aussage:

Kälber, die ausschließlich mit pasteurisierter Milch aufgezogen werden, sterben nach 1-2 Monaten an Mangelerkrankungen, während diejenigen, die mit unbehandelter Milch ernährt werden, prächtig gedeihen. Eine andere Untersuchung (*Oyster,* USA) weist auf die Gefahren des Homogenisierens hin. Das in der Milch befindliche Enzym Xanthinoxidase spielt vermutlich eine wesentliche Rolle bei der Arterienverkalkung. Dieses Enzym soll erst durch den Vorgang des Homogenisierens in die Blutbahn gelangen können.

Bedenken Sie also, daß Milch nur im frischen, naturbelassenen Zustand all die empfehlenswerten Eigenschaften hat und besorgen Sie sich nach Möglichkeit frische, unpasteurisierte Milch (in der Stadt in Naturkostläden). Milch ist in dieser Form ein hochwertiges Nahrungsmittel und kein Getränk wie Wasser, d.h. trinken Sie schluckweise, „kauen" Sie die Flüssigkeit und genießen Sie sie maßvoll!

2. Durch die heutige Ernährung kommt es zu einem Ungleichgewicht im Säure-Basen-Haushalt

Der Säure-Basen-Gehalt unseres Blutes bzw. der Zellen wird mit dem sogenannten pH-Wert (pondus hydrogenii = Wasserstoffgewicht) angegeben. Die Säuren liegen dabei im Bereich von 1-7, die der Basen über Sieben. Gesundes menschliches Blut soll einen pH-Wert von 7,33 aufweisen; dann ist der Säure-Basen-Haushalt im Gleichgewicht.

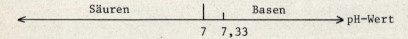

Im Körper müssen ständig die durch bestimmte Funktionen der Organe anfallenden Säuren neutralisiert werden. So entstehen Säuren beim Fett-, Eiweiß- und Zuckerstoffwechsel, bei der Atmung (Umwandlung von Sauerstoff in Kohlensäure) und bei der Bewegung (Milchsäure durch Muskelarbeit). Es wäre also sinnvoll, den Körper durch eine ausreichende Zufuhr von Basen über die Nahrung bei dieser Tätigkeit zu unterstützen. Doch das genaue Gegenteil geschieht meistens durch unsere tägliche Ernährung – es werden säureüberschüssige Nahrungsmittel in großen Mengen verzehrt. Die Folge ist eine permanente Übersäuerung des Blutes, die der Körper auszugleichen trachtet, um alle wichtigen Organfunktionen aufrecht erhalten zu können. Zu diesem Zweck greift er bei Übersäuerung des Blutes die „Basendepots", nämlich das Kalzium in Zähnen, Knochen und Gefäßwänden an oder er lagert im gelenknahen Gewebe Säurekristalle ab. Die daraus resultierenden Zivilisationskrankheiten sind bekannt: Zahnkaries, Osteoporose, (Entmineralisierung der Knochen, wodurch sie porös und brüchig werden), Bandscheibenleiden, Venenerkrankungen (Verlust der Elastizität, Krampfadern) und Cholesterinablagerungen in den Gefäßwänden. Außerdem steigt die Infektionsanfälligkeit, da die weißen Blutkörperchen bei ständiger Übersäuerung ihre Entgiftungsaufgabe nur unzureichend erfüllen können.

Lösch faßt die Zivilisationsschäden, die durch ein ständig gestörtes Gleichgewicht des Säure-Basen-Haushaltes entstehen können, in 3 Bereiche zusammen:

- Entmineralisierung, die zu Zahnkaries, Schädigung der Blutgefäße (Krampfadern, Hämorrhoiden), offene Beine, Altersknochenbrüche, Leistenbrüche usw. führen kann.
- Ablagerungen von Stoffen, die normalerweise ausgeschieden werden. Dadurch entstehen rheumatische Beschwerden, Arthritis und Gicht; Steinablagerungen der Galle und Niere; Verlust der guten Filtrationsfähigkeit der Niere, was als Ausgangspunkt für verschiedene Krankheiten angenommen werden kann wie Kreislaufstörungen, Schädigungen des Seh- und Hörvermögens, Starerkrankungen, Arteriosklerose mit Endstation Herzinfarkt oder Schlaganfall.
- Verlust der natürlichen Immunität gegen Infektionserkrankungen, angefangen bei der simplen Erkältung bis zu schweren Infektionen.

Wie können wir nun durch eine vernünftige Ernährung diesen Gefahren vorbeugen bzw. schon bestehende Krankheiten positiv beeinflussen? Unsere Ernährung muß deshalb aus ausreichend vielen „Basenspendern" bestehen. Dazu gehören vor allem Kartoffeln, Gemüse, Salate, Obst, Kräuter, Zwiebeln, Knoblauch, Milch ..... Auf der anderen Seite sollten wir nicht allzuviel säureüberschüssige Nahrungsmittel wie Fleisch, Wurst, Fisch, Innereien, Fleischbrühe, scharfen Käse, Essig, Senf, kohlesäurehaltige Getränke etc. konsumieren. Und schließlich wäre es sinnvoll, auf sogenannte „Basenräuber" völlig zu verzichten. Das sind Nahrungsmittel, zu deren Abbau der Organismus auch noch Basen liefern muß, vor allem: Zucker, Weißmehl, Schokolade, raffinierte Fette und Öle, Kaffee, schwarzer Tee, industrielle Limonaden und Colagetränke.

Fassen wir nochmals zusammen: Die ungünstige Zusammenstellung unserer Nahrung führt häufig zu einer Störung des Gleichgewichtes des Säure-Basen-Haushaltes, wodurch es auf die Dauer zu schweren chronischen Erkrankungen kommen kann.

Der enge Zusammenhang zwischen körperlichem und seelischem Geschehen zeigt sich auch hier sehr deutlich, denn „saure" Gedanken übersäuern den Körper. So führen Angst und Streß zu einer überhöhten Magensäureproduktion. Die beste Ernährung reicht also nicht aus, wenn das psychische Gleichgewicht gestört ist. Darauf werden wir aber im Kapitel IV-2 „Psychische Störungen" noch ausführlich eingehen.

3. Ausbalancierte Vollwertnahrung

Verschiedene Ernährungswissenschaftler, Diätschulen, aber auch philosophische Richtungen, berichten immer wieder über „die richtige Ernährung", wobei sich diese Empfehlungen zur Verwirrung des Lesers leider nur zu häufig widersprechen. Dabei wird fast immer der Fehler gemacht, daß von richtigen und falschen, guten und schlechten Lebensmitteln gesprochen wird, wobei der Konsument dann fälschlicherweise annimmt, er solle möglichst viel oder wenig von dem einen oder dem anderen essen. Doch der Organismus ist viel zu kompliziert, als daß es sich auf einen so einfachen Nenner wie „man nehme täglich..." reduzieren ließe.

Ein kleines Beispiel dazu aus dem Bereich der Eiweiß-Verwertbarkeit: Die Eiweißstoffe (Proteine), die der menschliche Organismus braucht, bestehen aus 22 Aminosäuren in verschiedener Zusammensetzung. Acht davon kann der menschliche Körper nicht selbst herstellen; sie müssen von außen zugeführt werden. Alle diese 8 essentiellen Aminosäuren sind lebensnotwendig und müssen gleichzeitig (!) vorhanden sein. Wenn nur eine einzige fehlt, ist die gesamte Proteinsynthese gestört. Aber nicht nur das gleichzeitige Vorhandensein aller 8 essentiellen Aminosäuren ist nötig, sondern auch das richtige Verhältnis zueinander.

Ein anderes Beispiel aus der Kohlehydratverdauung: Um den Stärkekern des Getreidekorns ungestört zu verarbeiten, benötigt man u.a. mehrere Vitamine des B-Komplexes. Der Mangel eines einzigen Vitamins ruft Störungen im Stoffwechselgeschehen hervor.

Diese Beispiele sollen uns vor den Schädigungsmöglichkeiten warnen, die entstehen können, wenn natürlich gewachsene Lebensmittel durch technische, chemische oder mechanische Verarbeitung, wie z.B. das Ausmahlen des Getreides zu Weißmehl, einen Großteil des Vitamingehaltes bzw. der Vitalstoffe einbüßen.

Es ist also sinnlos, dieses oder jenes Lebensmittel zu empfehlen, wenn nicht gleichzeitig auch auf dessen günstige Einbettung in der Gesamternährung geachtet wird.

Wir wollen nun die Hauptnahrungsmittel Getreide, Gemüse und Hülsenfrüchte sowie ergänzende Produkte genauer beschreiben und ihre günstige Kombination nicht aus dem Auge verlieren.

Getreide war seit jeher das primäre Nahrungsmittel. Wenn wir im folgenden von Getreide sprechen, so meinen wir immer das Getreide in seiner vollen, natürlich gewachsenen Form, also vollständig mit Keimling, Mehlkörper und Schale (= Vollkorn), (Abb.5).

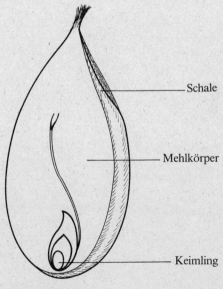

Abbildung 5

Das Vollgetreide enthält folgende Inhaltsstoffe, die je nach Getreideart etwas schwanken:

68,5% Stärke
12,0% Eiweiß
 2,0% Fett
 2,5% Rohfasergehalt (Zellulose)
 1,8% Mineralstoffe
13,2% Wasser

Außerdem sind im Getreide hauptsächlich Vitamine der B-Gruppe, Vitamin E und andere Spurenelemente enthalten, die alle für den Menschen von lebenswichtiger Bedeutung sind.
  Wie die meisten Früchte, so enthält auch das Getreide besonders wertvolle Bestandteile direkt unter der Schale. Auf die Verminderung der Qualität für die Ernährung durch industrielle Verarbeitung (z.B. Herstellung von weißem Auszugsmehl) werden wir im Absatz „Industrielle Verarbeitung und Herstellung von Nahrungsmittel" eingehen.
  Lassen Sie uns zusammenfassen, warum Vollgetreide eine so große Bedeutung für die Ernährung des Menschen hat:

- Kompaktheit und Ausgewogenheit der Inhaltsstoffe. Getreide enthält viele lebenswichtige Vitalstoffe, die äußerst gut aufeinander abgestimmt sind. So sind zum Abau der Stärke gerade so viele Vitamine der B-Gruppe und Spurenelemente vorhanden, wie zur Nutzung benötigt werden.
- Haltbarkeit: Getreide steht das ganze Jahr über zur Verfügung und ist langfristig lagerbar.
- Verbreitung: Getreide ist in fast allen Zonen der Erde vertreten und in seiner Sorte jeweils den spezifischen klimatischen Bedingungen angepaßt. Hauptanbaugebiete bzw. Ursprungszone von Weizen, Roggen, Hafer und Gerste ist Europa, von Reis Ost- und Südost-Asien, Hirse stammt aus Afrika und der Mais ist auf dem amerikanischen Kontinent beheimatet.
- Kombinierbarkeit mit anderen Nahrungsmitteln: Getreide kann mit allen anderen Nahrungsmitteln zu wohlschmeckenden Gerichten zubereitet werden.

Gemüse und Salate eignen sich besonders gut als ideale Ergänzung zu Getreide. Artenreichtum und Vielfalt sind nahezu grenzenlos (es gibt ca. 40 Gemüsearten!). Man unterscheidet dabei zwischen Wurzel-, Blatt- und Fruchtgemüse. Bei einer optimalen Zusammenstellung der Nahrung sollten alle 3 Arten mit jahreszeitlich bedingten Schwerpunkten berücksichtigt werden. Die dem Getreide fehlenden Substanzen sind im Gemüse in reichlichem Maße vorhanden. Vor allem mit den Vitaminen A und C, sowie den Mineralien Kalzium, Jod, Eisen, Magnesium, Kalium und Natrium sind wir durch Gemüse optimal versorgt (siehe Übersichtstabelle Vitamine und Mineralstoffe am Ende des Kapitels „Ernährung".

Hülsenfrüchte (Linsen, Erbsen, Bohnen etc.) können wir als 3. Gruppe unserer Hauptnahrungsmittel bezeichnen. Sie stehen sozusagen als Gruppe zwischen Getreide und Gemüse. Hülsenfrüchte sind reich an Mineralstoffen (besonders Calzium, Phosphor, Magnesium, Eisen) und Vitaminen (vor allem B_1, B_2, B_3, C, E). Die Sojabohne, mit ihrem hochwertigen Eiweißgehalt, ist nicht nur in Form der ganzen Bohne, sondern verarbeitet als Sojasauce, Sojapaste (Tamari oder Miso als aromatische Würze für Suppen, Gemüse, Saucen und Getreide), Sojafleisch oder Sojakäse im Handel erhältlich.

Wenn wir also dieses Kapitel über die empfehlenswerte Zusammenstellung der Nahrung zusammenfassen, so läßt sich sagen, daß wir so gut wie alles essen dürfen, wenn wir als grobe Richtlinie folgende Nahrungsmittelkomposition im Auge behalten:

Hauptgewicht sollte auf *Getreide, Gemüse, Salat* und *Hülsenfrüchten* liegen, die vielseitig kombiniert werden können.

Als *ergänzende Lebensmittel* zu den 3 Hauptgruppen Getreide, Gemüse und Hülsenfrüchte eignen sich Fleisch, Fisch, Eier und Milchprodukte. Sie sind tierische Eiweißspender und Hauptlieferanten von Vitamin B_{12}, welches sich sonst nur noch in milchsäurevergorenen pflanzlichen Produkten (z.B. Sauerkraut, Sojasauce, Sojakäse) und in der Schwarzwurzel (auch Beinwell genannt) findet, allerdings in weniger gut verwertbarer Form. Obst, Nüsse, Pilze, Algen (besonders hoher Mineralanteil) ergänzen inhaltlich und geschmacklich unseren Speisezettel und sorgen für eine fast unerschöpfliche Fülle von Variationsmöglichkeiten.

Diese Produkte werden wir natürlich je nach Jahreszeit variieren. Wie, das ist denkbar leicht zu beschreiben – essen Sie das, was im Moment gerade in Ihrer Region wächst bzw. im Winter das, was sich gut lagern läßt (also Wurzelgemüse, Kohlsorten, Äpfel...).

Vermeiden Sie, exotische Produkte in größeren Mengen zu essen, denn sie sind unserem Klima bzw. der gerade vorherrschenden Jahreszeit nicht angepaßt. Reisen Sie andererseits in den tiefen Süden oder hohen Norden, so empfiehlt es sich ebenfalls, sich der landesüblichen Nahrung anzupassen.

Lassen Sie uns zum Schluß noch das Thema *Getränke* streifen. Die Empfehlung, viel oder wenig zu trinken, zeugt nicht von Fachkundigkeit, denn auch hier gilt das gleiche wie für Lebensmittel – es kommt auf die Zusammenstellung der gesamten Ernährung an. Wenn jemand viel Getreide ißt, so wird er weniger trinken müssen, da Getreide schon beim Kochen viel Wasser aufnimmt, als jemand, der viel stark gesalzenes oder scharf gewürztes Fleisch ißt. Selbstverständlich braucht der Organismus auch im Sommer oder bei anstrengender körperlicher Betätigung mit hohem Schweißverlust entsprechend mehr Flüssigkeit als im Winter. Es ist eigentlich erschreckend, wie instinktlos der zivilisierte Mensch geworden ist, der oft nicht mehr seinen tatsächlichen Durst empfindet. Wesentlich dazu beigetragen hat die Unsitte, Getränke unabhängig vom Flüssigkeitsbedarf unseres Körpers als „Belohnung" einzusetzen.

Schon Babys wird gezuckerter Tee zur Beruhigung gegeben, auch wenn sie nicht durstig sind und aus anderen Gründen schreien. Auch bei diversen Einladungen wird zuallererst die Frage gestellt: „Was willst Du trinken?" Sie werden Erstaunen hervorrufen, wenn Sie darauf antworten: „Nichts, ich bin nicht durstig!" Es wird also vielfach zum Genuß und nicht wegen des Durstes getrunken, und leider werden diese beiden Bedürfnisse nicht mehr auseinandergehalten.

Als Getränke gegen den natürlichen Durst eignen sich vor allem Kräutertee, Mineralwasser, Getreidekaffees und in sehr gemäßigtem Ausmaß naturbelassene ungezuckerte Frucht- und Gemüsesäfte. Dagegen sind Getränke wie Kaffee, schwarzer Tee, gezuckerte Limonaden, Colas und Alkohol nicht empfehlenswert, weil sie die Gesundheit schädigen.

Wie Sie sehen, wäre die Frage „Was sollen wir zum Wohlbefinden und zur Gesunderhaltung essen bzw. trinken?" mit dem bisher Diskutierten leicht zu beantworten, wenn – ja, wenn nicht durch unsere technisierte Welt Faktoren dazukommen, die alles wieder viel komplizierter machen.

Die negativen Auswirkungen unserer hochindustrialisierten Gesellschaft schlagen sich nämlich leider auch auf unsere Nahrung nieder. Deshalb sehen wir uns in den folgenden Kapiteln dazu gezwungen, auf die Probleme der industriellen Verarbeitung, der Beeinträchtigung der Nahrungsqualität durch Umweltgifte aus Industrie und Landwirtschaft und der Nahrungszubereitung einzugehen.

Industrielle Verarbeitung und Herstellung von Nahrungsmitteln

Unsere Lebensmittel kommen immer seltener in naturbelassenem Zustand auf unseren (Super-)Markt. Sie werden aus verschiedenen Gründen industriell bearbeitet:

– zum Zweck der besseren Haltbarkeit (Konservierung)
– für den besseren Transport (Verpackung)
– aus verkaufstechnischen Gründen (Veränderung des Aussehens durch Färben, Verfälschung des Geschmacks durch Beigaben von Aromastoffen etc.)

Bei diesen Prozessen kann die Qualität des Lebensmittels unbeschadet bleiben (z.B. beim Färben mit natürlichen Farbstoffen), sie kann mehr oder weniger stark beeinträchtigt werden (z.B. beim Pasteurisieren von Milch, beim Ausmahlen von Mehl), es kann aber auch zur Anreicherung von Schadstoffen kommen (z.B. bei der Verwendung von Nitritpökelsalz).

Nun gibt es sicher in allen zivilisierten Staaten ein Lebensmittelgesetz, das die erlaubte Veränderung von Lebensmitteln regelt. Grundlage sind dabei Tierversuche, wo man die Höchstmenge von Zusatzstoffen ermittelt, bei denen die Versuchstiere noch keine feststellbaren Gesundheitsschäden zeigen. Diese Werte werden dann mit einem zusätzlichen Sicherheitsabstand auf den Menschen übertragen. Der wunde Punkt dieser Vorgangsweise liegt aber einerseits darin, daß Werte von Tieren nicht ohne weiteres auf den Menschen übertragbar sind, andererseits im Zusammenwirken verschiedener Fremdstoffe. Für jeden Zusatzstoff wird ja isoliert der tolerierbare Wert bestimmt; mit der Nahrung werden aber viele verschiedene Fremdstoffe gleichzeitig aufgenommen.

Nun weiß man aber, daß sich die Wirkung beim Zusammentreffen bestimmter Stoffe nicht nur addiert, sondern auch potenziert (z.B. verstärkt Alkohol die Wirkung bestimmter Medikamente beträchtlich). Dieser Vervielfachungseffekt ist aber wegen seiner Komplexität bisher kaum berücksichtigt worden, so daß es weitgehend unbekannt ist, welchen Schaden der Organismus nehmen kann, wenn beispielsweise die erlaubte Höchstmenge eines chemischen Konservierungsmittels gleichzeitig mit der Schwermetallbelastung der Luft, chlorierten Kohlenwasserstoffen aus dem Trinkwasser und der erlaubten Höchstmenge eines Rückstandes von Tierarzneimitteln im Fleisch zusammen aufgenommen wird. Die Effekte können sich dabei gegenseitig verstärken, es können sich aber auch neue, schädliche Zwischenprodukte bilden. Schließlich hat die Erfahrung gezeigt, daß immer wieder Stoffe als unbedenklich zugelassen werden, deren hochschädliche Wirkung erst nach Jahren oder Jahrzehnten erkannt wird (z.B. bei DDT).

Konservieren von Lebensmitteln

Schon seit Jahrhunderten versucht der Mensch, Lebensmittel haltbar zu machen. Geschah dies früher durch Trocknen, Gären, Einlegen oder Pökeln, so wird diese Palette heute durch Tiefgefrieren, Pasteurisieren, Sterilisieren und die Beigabe von chemischen Konservierungsmitteln, die das Wachstum von Schimmelpilz, Hefe und Bakterien hemmen sollen, ergänzt.

Bleibt beim Tiefgefrieren die Qualität großteils erhalten, wird beim Trocknen, Pasteurisieren oder Sterilisieren der Vitamingehalt der Produkte stark reduziert. Dagegen gibt es beim Nitritpökeln und bei einigen chemischen Konservierungsmitteln erwiesenermaßen gesundheitsgefährdende Auswirkungen.

– Chemische Konservierungsmittel:
Schwefeldioxid, das in der Lebensmittelindustrie sehr verbreitet eingesetzt wird (z.B. werden Weine, Rosinen, Trockenfrüchte, Marmeladen, getrockneter Kartoffelbrei und Tomatensuppen geschwefelt), ist nicht unbedenklich und löst bei manchen Menschen Kopfschmerz und Übelkeit aus; außerdem zerstört es das wichtige Vitamin B_1 (wo es möglich ist, sollten geschwefelte

Produkte sehr sorgfältig mit heißem Wasser gewaschen werden, da Schwefeldioxid wasserlöslich ist!).
Benzoesäure, die vor allem Fisch, Mayonnaisen und Salatsaucen zugefügt wird, scheidet der Körper in umgewandelter Form mit dem Urin wieder aus, wobei allerdings die Leber belastet wird – daraus resultierende Langzeitschädigungen sind (noch?) nicht bekannt.
Sorbinsäure (z.B. im Brot) und Propionsäure (z.B. im Brot, Käse) verhindern die Schimmelbildung und werden als Fettsäuren vom Körper abgebaut; sie scheinen unbedenklich zu sein. Auch über die Ameisensäure (z.B. in Fruchtsäften und Fischwaren) liegen keine negativen Erkenntnisse vor.
Hingegen wurde die früher als unbedenklich eingestufte Salicylsäure mittlerweile verboten.
Um Zitrusfrüchte vor Verderb durch Schimmelpilz oder Fäulnis zu schützen, wird ihre Schale immer häufiger mit chemischen Mitteln (Diphenyl, Orthophenylphenol, Thiabezadol) behandelt. Diese Konservierungsmittel sind für den menschlichen Genuß nicht geeignet, daher darf die Schale nicht verwendet werden; ins Fruchtfleisch dringen diese Stoffe allerdings nicht ein. Auf diese Weise behandelte Orangen und Zitronen unterliegen der Auszeichnungspflicht, so daß bei korrekter Handhabung von seiten des Produzenten und des Konsumenten keine Gefahr besteht (nach dem Schälen die Hände waschen!).

– Ausmahlen und Schälen von Getreide (Weißmehl):
Bei Getreide wird eine andere Form der Haltbarmachung angewendet. Hier werden die Randschichten des Korns geschält und entfernt und das Getreide vor der Mehlerzeugung ausgemahlen. Dabei wird also nichts zugesetzt, sondern etwas entfernt – leider etwas sehr Wichtiges im Hinblick auf die Gesundheit.

Wie wir schon gehört haben, gebührt dem Getreide eine zentrale Stellung in unserer Ernährung, allerdings nur dem Vollkorngetreide. Wird nun das volle Korn zu Mehl vermahlen, so ist seine Haltbarkeit, bedingt durch den hohen Fettgehalt des Keimes, auf einige Wochen beschränkt. Um dieses Problem zu lösen, werden industriell vor dem Mahlvorgang Keim und Randschichten entfernt. Dadurch haben wir ein nahezu jederzeit unbegrenzt haltbares Mehl zum Backen zur Hand. Doch welche gesundheitlichen Nachteile haben wir uns durch diese Annehmlichkeit eingehandelt?

Bei den meisten Gemüse- und Obstsorten wie auch beim Getreide befinden sich viele wertvolle Substanzen (Vitamine, Fermente, Mineralstoffe) in den Randschichten und im Keim. So fehlen im „Konservenmehl" die fettlöslichen Vitamine A und E völlig, da sie nur im Keim vorkommen, und ebenso verringert sich der Gehalt an anderen Vitaminen und Mineralien recht deutlich (siehe Tabelle):

Vitalstoffe	Auszugsmehl mg/kg	Vollkornmehl mg/kg
Vitamin E	–	24
Provitamin A	–	3,3
Vitamin B$_1$	0,7	5,1
Nicotinsäureamid	7,7	57
Pantothensäure	23	50
Kalzium	60	120
Kalium	1150	4730
Eisen	7	44

Außerdem wird dadurch das komplizierte Zusammenspiel der Stoffwechselprozesse erheblich gestört.

Es ist hier nicht der Ort, um detailliert auf den dadurch entstehenden veränderten Kohlehydratabbau einzugehen. Wesentlich ist es jedoch festzustellen, daß es durch Auszugsmehl und geschälten Reis nicht nur zu Mangelerscheinungen im Vitamin- und Mineralienhaushalt kommen kann, sondern auch zu Stoffwechselstörungen, wodurch eine Reihe von Zivilisationskrankheiten wie Übersäuerung des Blutes, Arteriosklerose, Knochenbrüchigkeit (Osteoporose), Zahnkaries, Bluthochdruck, Herzinfarkt und auch Krebs begünstigt werden.

Durch das Schälen von Getreide wird zusätzlich auch der Ballaststoffanteil (Kleie) unserer Nahrung, der es ohnehin daran mangelt, noch weiter entzogen.

Ballaststoffarme Kost führt zu einer anderen weitverbreiteten Zivilisationskrankheit, nämlich zur Darmträgheit, die oft der Beginn von anderen schweren Erkrankungen, einschließlich

Darmkrebs, ist. Denn durch sehr langsames Fließen des Stuhlganges und durch Verstopfung kommt es in verstärktem Ausmaß zu Fäulnisprozessen im Darm. Die Passagezeit des Stuhls steigt von ca. 36 auf bis zu 70 Stunden. Dadurch gelangen Giftstoffe vermehrt in den Organismus. Ballaststoffe können dagegen Salze, Gallensäure und Giftstoffe binden. Auch das Problem des Übergewichtes von Bewohnern in den Industriestaaten, wo isolierte Kohlenhydrate in Form von Weißmehl und Zucker vorherrschen, wird mit dem Mangel an Ballaststoffen in Verbindung gebracht.

Die Annehmlichkeit, Getreide und Mehl durch Ausmahlen und Schälen fast unbegrenzt haltbar zu machen, bezahlen wir mit dem Preis eines großen gesundheitlichen Risikos. Es muß betont werden, daß, wie fast bei allen ernährungsbedingten Erkrankungen, auch hier sich die Schädigungen des Organismus meist erst nach Jahren oder Jahrzehnten der Fehlernährung zeigen. In vielen Fällen sind bleibende Schäden, unheilbar chronische Leiden oder ein zu früher Tod die aufzeigbaren Konsequenzen.

Färben von Lebensmitteln

Wenn man es klar ausdrücken möchte, so muß man sagen, daß Lebensmittel nur deswegen gefärbt werden, um den Konsumenten zu täuschen und damit den Absatz zu fördern. Die kräftig orangegefärbte Limonade ruft beim Betrachter die Erinnerung an reinen Orangensaft hervor, obwohl Orangenlimonaden nur ca. 3% echten Orangensaft enthalten und der Rest Farbstoff und Zucker sind. Besonders bei Kindern hat diese Täuschung eine umsatzfördernde Wirkung, da diese nun mal das Bunte lieben und danach greifen. Da die Färbung auf der Verpackung ausgezeichnet werden muß, kann jeder kritische Verbraucher sich vor dieser Täuschung durch Verzicht auf solche Waren schützen.

Gefärbt werden vor allem Marmeladen, Obstkonserven, Liköre, Limonaden, Puddings, Zuckerwaren, Bonbons etc. Meistens handelt es sich dabei um künstliche Farbstoffe; selten werden noch natürliche, wie z.B. der Saft von roten Rüben (rote Beete) oder Holunder, verwendet.

Bei den heute gebräuchlichen chemischen Farbstoffen sind z.Z. keine direkten gesundheitsschädigenden Wirkungen bekannt. Einige empfindliche Menschen reagieren jedoch mitunter mit Allergien (z.B. auf den gelben Farbstoff Tartrazin). Früher viel verwendete Farbstoffe (z.B. „Buttergelb") wurden aber mittlerweile wegen ihrer nachgewiesenen krebserregenden Wirkung aus dem Handel gezogen.

Künstliche Aromastoffe („Geschmacksverstärker") in unserer Nahrung

Was wir schon bei den künstlichen Farbstoffen gesagt haben, gilt auch für die künstlichen Aromastoffe – sie dienen ausschließlich dazu, eine nicht vorhandene Geschmacksqualität vorzutäuschen.

Viele Lebensmittel werden heute so weit verarbeitet, daß sie ihren natürlichen Wohlgeschmack dabei einbüßen. Damit das erzeugte Produkt trotzdem als schmackhaft erlebt und gekauft wird, setzt man schnell einen der zur Zeit ca. 3000 (!) verschiedenen chemischen Aromastoffe zu – und der gute Geschmack ist da.

Vor allem Limonaden, Süßwaren, Wurst, Tees, Eiscremes, Liköre, sowie Fertiggerichte in Dosen oder tiefgekühlt werden so behandelt.

Durch die chemischen Aromastoffe läßt sich auch unser Organismus täuschen und reagiert mit der Produktion spezifischer Verdauungssäfte, die dann allerdings „falsch" in ihrer Zusammensetzung sind. Z.B. benötigt Apfeltee keine Speichelzusammensetzung für Äpfel, da diese ja nur geschmacklich vorgetäuscht und nicht verdaut werden müssen.

Da auch für den Zusatz von künstlichen Aromastoffen Auszeichnungspflicht besteht, kann auch hier der kritische Konsument sich bei verpackter Ware vor dieser Täuschung durch Verzicht schützen.

Nitrat als Lebensmittelzusatz

Nitrat ist das Salz der Salpetersäure und kommt von Natur aus in verschiedenen Nahrungsmitteln in mehr oder weniger hoher Konzentration vor.

Nitrat wird aber auch bei der industriellen Verarbeitung von Lebensmitteln zusätzlich künstlich beigemengt, um sowohl Geschmack und Farbe zu beeinflussen, als auch die Haltbarkeit zu erhöhen.

Aber auch über die zunehmende Kunstdüngerbelastung aus der Landwirtschaft gelangt natürlich viel Nitrat in die Pflanzen. Besonders in Glashaus- und Blattgemüse wurden in jüngster Zeit Werte von Nitrat gefunden, die die erlaubte Toleranzgrenze deutlich überschritten.

Nitrat (NO_3) wird unter bestimmten Bedingungen, z.B. durch Bakterien, in Nitrit (NO_2) umgewandelt. Aus diesem Nitrit können im Körper durch Verbindung mit bestimmten Eiweißbausteinen Nitrosamine entstehen, die als besonders krebserregend bekannt sind.

Nitritpökelsalz wird bei der Lebensmittelerzeugung vor allem Schinken, Fleisch und Wurstwaren zugesetzt. Auch im dunklen Bier und im Käse wurden Nitrosamine in größeren Mengen festgestellt.

Aber auch in der Küche kann es zu verstärkter Nitrosaminbildung kommen, z.B. durch längeres Aufbewahren und Aufwärmen von Speisen, beim Grillen und Braten von gepökeltem Fleisch, usw. Wir werden später im Kapitel über die Zubereitung von Nahrung nochmals darauf zu sprechen kommen. Bei Säuglingen unter 3 Monaten besteht sogar unter Umständen Lebensgefahr, da es durch erhöhte Nitritkonzentrationen im Gemüse zur Behinderung des Sauerstofftransportes im Blut kommt. Deshalb ist es u.a. nicht ratsam, Kindern unter 3 Monaten Gemüse zuzufüttern, mit Spinat sollte man noch länger warten! Im Rattenversuch konnte nachgewiesen werden, daß eine einzige relativ kleine Dosis von Nitrosaminen ausreicht, um bei Rattenbabys Krebs auszulösen. Auch das vom Muttertier über die Milch ausgeschiedene Nitrosamin löste bei den Jungtieren Krebs aus. Da die Häufigkeit von Kinderkrebs mit Todesfolge erheblich zugenommen hat, liegt eine ähnliche Wirkung der Nitrosamine auch beim Menschen nahe.

Phosphor und Phosphorsäure als Lebensmittelzusatz

Phosphor ist in fast allen Lebensmitteln von Natur aus enthalten, besonders in Milch- und Milchprodukten. Es ist wichtig für Aufbau und Erhaltung von Knochen und Zähnen. Industriell wird Phosphor und Phosphorsäure als Zusatzstoff fast allen Wurstwaren, Kondensmilch, Käse, Backpulver und Colagetränken zugesetzt. Dadurch kann es zu einer erhöhten Phosphoraufnahme um täglich ca. 10 % kommen. Ob daraus irgendwelche gesundheitlichen Langzeiteffekte resultieren, ist noch nicht bekannt. Zur Zeit laufen Untersuchungen, ob zwischen der künstlich erhöhten Phosphoraufnahme und Konzentrationsschwäche, Überaktivität und gesteigerter Aggressivität bei Kindern ein Zusammenhang besteht.

Verpackungsrückstände in Lebensmitteln

Nahrungsmittel werden aus Transport-, Lager- und Werbegründen sowie zur Einsparung von Personal besonders in Supermärkten immer mehr industriell verpackt und zwar vorwiegend in Kunststoffmaterial, das Glas und Pappe zunehmend verdrängt. Den praktischen Vorteilen dieses Materials stehen aber auch ernsthafte Bedenken gegenüber. Erstens das Problem der Unverrottbarkeit von Kunststoff und dem dadurch stetig anwachsenden Müllberg und zweitens das Problem von PVC-Verpackungsrückständen in der Nahrung.

Milchprodukte, Fruchtsäfte, Essig, Fleisch und vieles mehr wird meist in Polysterol- und PVC (Polyvinylchlorid) -Verpackungen angeboten, die das Gas Vinylchlorid enthalten. Dieses wirkt beim Einatmen krebserregend. Es kann möglicherweise beim längeren Kontakt mit der Ware giftige und krebserregende Substanzen auf Lebensmittel übertragen. Säurehaltige Produkte (z.B. Essig) begünstigen diesen Vorgang (siehe Kap. I, Arbeitswelt).

Es ist daher anzuraten, bei kunststoffverpackten Lebensmitteln an diese Gefahren zu denken und sie nur dort zu verwenden, wo es keine Möglichkeit gibt, auf eine andere, ungefährlichere Verpackung auszuweichen. Außerdem sollten Kunststoffbehälter, die als Verpackung gedacht sind, nicht weiter zum Aufbewahren von anderen Produkten (z.B. Joghurtbecher zum Einfrieren) verwendet werden.

Konservendosen, die manchmal aus verzinntem Eisenblech und bleihaltigen Nahtstellen hergestellt werden, müssen sofort nach dem Öffnen entleert werden, da durch Sauerstoffeinfluß Zinn- und Bleisubstanzen in die Lebensmittel übergehen können.

Zucker – ein Industrieprodukt

Wenn wir hier von Zucker und seiner Schädlichkeit sprechen, so meinen wir den raffinierten Fabrikzucker in allen seinen Formen (Rüben- und Rohrzucker, weißer und brauner Zucker, Kristall-, Staub-, Würfelzucker, aber auch Trauben-, Milch-, Frucht- und Malzzucker in raffinierter Form). Im Gegensatz dazu ist der natürliche Zuckergehalt von Obst und Getreide als Bestandteil einer gewachsenen Ganzheit für unsere Ernährung wichtig.

Fabrikzucker ist chemisch ein isoliertes Kohlenhydrat ($C_{12}H_{22}O_{11}$), das aller seiner Bestandteile beraubt wurde und weder Vitamine, Mineralstoffe noch Spurenelemente enthält.

Die gesundheitliche Gefährlichkeit des Zuckers liegt weniger in seiner Armut an Vitalstoffen, als vielmehr darin, daß er ein „Vitaminräuber" gefährlicher Art ist. Der Abbau von Zucker im Organismus ist nämlich ohne Vitamin B_1 nicht möglich. Da der Zucker selbst diese Vitamine nicht mehr enthält, muß er sie dem Körper entziehen. Nun ist aber gerade in unseren Breiten die Nahrung ohnehin schon arm an Vitamin B_1, da z.B. wenig Vollgetreide gegessen wird. Mit dem Zuckergenuß wird der meist schon bestehende Vitamin B_1-Mangel zunehmend erhöht. So zeigt beispielsweise eine Untersuchung der Universität Wien, daß 55% der Kinder mit Vitamin B_1 unterversorgt sind.

Wenn wir unsere Ernährungsgewohnheiten ansehen, darf uns dieses Ergebnis nicht wundern. Wurde noch bis zur Jahrhundertwende Zucker als teures Gewürz (!) verwendet, so wird er heute in rauhen Mengen konsumiert: Zucker im Tee, Kakao, Kaffee, Limonaden, Colas (hier sind es 25% Zucker, d.h. ein Liter Cola beinhaltet 44 Stück Würfelzucker!), Marmeladen, Fruchtjoghurts, Kuchen, Bonbons, ja sogar im Tiefkühlgemüse etc.

Zucker ist also von einem Gewürz zu einem Genußmittel geworden.

Welche (langfristigen) Folgen hat nun der erhöhte Zuckerkonsum und der damit einhergehende Vitamin B_1-Mangel? Als häufigste Warnzeichen sind Müdigkeit, Energielosigkeit, Leistungs- und Konzentrationsschwäche, Kopfschmerzen, Nervosität, Schlafstörungen und depressive Stimmungen zu beobachten. Werden diese unspezifischen Symptome nicht als Vitamin B_1-Mangel erkannt, so kommt es in der Folge zu Verstopfung, Magen- und Darmerkrankungen, Störungen im Herz-Kreislaufsystem, Gicht, Gelenkrheumatismus oder Zuckerkrankheit und schließlich zu schweren Erkrankungen des Nervensystems durch Gefäßveränderungen und Pigmentablagerungen.

Betonenswert erscheint uns noch die Tatsache, daß alle Vorgänge im Organismus, die mit einer Steigerung des Grundumsatzes einhergehen, zu erhöhtem Vitamin B_1 Bedarf führen. Daher ist die Gefahr eines diesbezüglichen Mangels durch Zuckergenuß bei starker körperlicher Anstrengung und in der Schwangerschaft besonders hoch. Die immer häufigere Neigung zu Frühgeburten, Wehenschwäche und Stillproblemen kann hier eine Ursache haben.

Besonders bei Kindern und Jugendlichen, die sich im Wachstum befinden, kann ein erhöhter Zuckergenuß sich auch negativ auf den Aufbau und die Festigkeit der Knochen auswirken. Der beschriebene Vitamin B_1-Mangel stört nämlich die Einlagerung von Kalzium. Man kann also sagen: Zucker ist ein gefährlicher Vitaminräuber und er beeinträchtigt die Knochensubstanz.

In diesem Zusammenhang muß auch noch von einer Erkrankung gesprochen werden, von der so gut wie alle Erwachsenen und leider auch schon die meisten Kinder befallen sind: Karies (Zahnfäulnis). Hierbei kommt dem Zucker eine überragende Funktion zu. Karies entsteht durch Bakterien und Zahnbelag (Plaque). Der beste Nährboden für die sich ständig in der Mundhöhle befindlichen Bakterien sind Kohlenhydrate (besonders jener in Form von Zucker, Weißmehl und Stärke). Die Bakterien fermentieren Zucker zu Säuren, welche dann den Zahnschmelz angreifen. Zucker ist sozusagen ein Angriff von außen auf unsere Zähne und auch ein Angriff bzw. eine Schwächung von innen. Da Zucker über den Mangel an Vitamin B_1 die Kalziumeinlagerung stört, holt sich der Körper die benötigten Mineralien aus der Knochensubstanz, vorwiegend aus den Zähnen. Dadurch werden unsere Zähne anfälliger gegen die Säureangriffe von außen und somit kann Karies leichter entstehen.

Untersuchungen haben ergeben, daß eine zuckerarme bzw. -freie Ernährung Kariesbefall um 60-80 % senken kann.

Für Übergewichtige hat Zucker noch eine andere negative Wirkung. Zucker verstärkt nämlich das Hungergefühl nach kurzer Zeit, da der Körper bei Zuckerzufuhr zuviel Insulin freisetzt. Außerdem fördert zuviel Insulin im Blut die Fettspeicherung im Körper.

Die gesundheitliche Gefährdung durch Zuckergenuß ist eine nicht wegzuleugnende Tatsache. Die daraus entstehenden Krankheiten konnten hier nur zum Teil aufgezählt werden, die gesammelten Forschungsergebnisse dazu sind bei Dr.med. M.O. Bruker in seinem für Ärzte und Laien hochinteressanten Buch „Krank durch Zucker" nachzulesen. Lassen wir uns durch die verharmlosende Werbung der Zuckerindustrie und die Unwissenheit vieler Ärzte nicht darüber täuschen, daß wir den Konsum von Zucker radikal einschränken müssen, wenn wir und unsere Kinder nicht zu den Opfern der oben beschriebenen Zivilisationskrankheiten gehören wollen.

Damit man einen Eindruck bekommt, wie Zucker industriell hergestellt wird, wollen wir *Lenzer* zitieren, der in groben Zügen die übliche Gewinnung des Haushaltszuckers beschreibt:

„Die Zuckerrüben werden nach dem Waschen zerschnitzelt, dann ausgelaugt. Um den Zuckersaft zu reinigen, wird Kalk zugesetzt. Diese Scheidung vernichtet infolge ihrer alkalischen Reaktion schon fast alle Vitamine. In die mit Ätzkalk vermischte Flüssigkeit wird Kohlensäure geleitet, um den Kalk zu fällen. Die „saturierte" (gesättigte) Flüssigkeit wird in die Filterpressen gepumpt, um den Zuckersaft von dem Schlamm zu trennen. Nach einer weiteren Behandlung mit Kalziumsulfit, wodurch gleichzeitig der Saft durch die schweflige Säure entfärbt, also gebleicht wird, dampft man den Dünnsaft zu Dicksaft ein und kocht ihn im Vakuum bis zur Kristallisation. Durch Ausschleudern in einer Zentrifuge wird die Masse in Sirup und Rohzucker getrennt. Nachdem der Sirup zum Zwecke der Rohzuckergewinnung minderen Grades das Blankkochen, Abkühlen, Kristallisieren und Zentrifugieren mehrere Male hinter sich hat, bleibt als Endsirup die Melasse mit ihrem hohen Gehalt an Nichtzuckerstoffen zurück. Sie wird zur Spiritusbereitung und Viehfütterung benutzt. Der Rohzucker muß in den Zuckerraffinerien noch in Verbrauchszucker verwandelt werden, wozu eine nochmalige Reinigung mit Kalk-Kohlensäure, ein nochmaliges Bleichen mit schwefliger Säure, Filtrieren durch Knochenkohle und „auf Korn kochen" notwendig ist."

Ein Kommentar zum noch verbleibenden Nahrungswert dieses Produktes dürfte überflüssig sein!

Salz – ein Industrieprodukt

Nicht nur der Fabrikzucker, sondern auch das normale Salz ist durch die industrielle Verarbeitung all seiner Vitalstoffe beraubt und so zu einem schädlichen Produkt geworden. Das heutige

„rieselfreudige" Salz aus den Salinen ist reines Natriumchlorid (NaCl). Es benötigt zur Verarbeitung im menschlichen Organismus Kalium und Kalzium, welches damit dem Körper entzogen wird.

Führen wir uns vor Augen, daß unsere Speisen total übersalzen sind (sogar auch die Babynahrung!), so können wir uns vorstellen, wie schnell es zu Mangelerscheinungen und in weiterer Folge zu Erkrankungen des Knochenskeletts, der Zähne, des Nervensystems und der Niere kommt. Auch Bluthochdruck und rheumatische Beschwerden werden mit übermäßigem Salzgenuß in Zusammenhang gebracht.

Das Vollsalz (z.B. Meersalz) dagegen hat alle wertvollen Mineralien und sonstigen Spurenelemente, die für die Verdauung und den Mineralienaufbau wichtig sind. So beinhaltet es z.B. einen hohen Anteil an Magnesium, das unentbehrlich für die Eiweißsynthese, den Kohlehydratstoffwechsel, die vollständige Verwertung der Fettsäuren und das Nervensystem ist. Magnesiummangel kann z.B. bei Bluthochdruck, Durchblutungsstörungen, Migräne und Nervosität eine Rolle spielen.

Es wäre demnach äußerst wichtig, unbehandeltes Vollsalz zu verwenden und sparsam damit umzugehen. Bedenken Sie bitte auch, daß in den Produkten der Vollwertnahrung ein natürlicher Salzgehalt vorhanden ist.

Industriell hergestellte Fette

Neben den schon erwähnten Auszugsmehlen, dem Fabrikzucker und dem Salz sind die industriell hergestellten Fette die vierte Gruppe der völlig denaturierten Nahrungsmittel.

Wurden früher Öle durch Pressung aus Ölfrüchten gewonnen und behielten dabei alle Vitamine und wichtigen ungesättigten Fettsäuren, so werden diese durch die heute angewendeten Verarbeitungsmethoden großteils zerstört. Die handelsüblichen pflanzlichen Öle werden industriell durch Lösungsmittelextraktion gewonnen, laugeraffiniert, entsäuert, gebleicht, desodoriert, blankfiltriert und schließlich noch „geschönt" (d.h. das zuvor farblos gemachte Öl wird zwecks appetitlicherem Aussehen wieder gefärbt). Es läßt sich leicht denken, daß bei dieser Vielzahl von Verarbeitungsprozessen die wesentlichen Vitalstoffe verlorengehen.

Die Gründe für diese „Mißhandlung" (oder wie die Industrie es nennt „Veredelung" !) von Ölen liegt einerseits in der größeren Haltbarkeit dieser „toten" Öle, andererseits in der größeren Wirtschaftlichkeit, da bei der Lösungsmittelextraktion das gesamte Fett aus den Ölfrüchten herausgeholt werden kann.

Ein weiteres gängiges Verarbeitungsverfahren ist die Härtung von Fetten zur Margarineerzeugung. Die Härtung ist chemisch gesehen ein Hydrierungsvorgang, wobei die wichtigen ungesättigten Fettsäuren zerstört werden. Bedenklich ist auch die Verwendung von billigen Fischölen, die dann wieder mit künstlichen Geschmacksstoffen (z.B. Diacetyl, Laktone) versetzt werden müssen. Außerdem konnten in der Margarine Rückstände von Aluminium, Blei und Fluor festgestellt werden, die durch das Raffinationsverfahren ins Fett gelangen. Natürlich muß der Margarine noch ein Emulgator zugesetzt werden, damit die Fett-Wasser-Emulsion stabil bleibt. Durch den Emulgator mit der Bezeichnung EM 18 entstanden vor einiger Zeit Vergiftungserscheinungen, die die sogenannte Bläschenerkrankung verursachten.

Und schließlich werden viele Margarinen noch mit Antispritzmitteln versetzt, damit das Fett beim Braten in der Pfanne nicht spritzt. Diese Mittel sind in Zusammenhang mit Krebsentstehung infolge ihrer oberflächenaktiven Wirkung in Diskussion.

Welche gesundheitlichen Folgen kann nun der Konsum solcher denaturierter Fette haben? Grundsätzlich ist dazu zu sagen, daß unser Organismus sowohl gesättigte, wie ungesättigte und hochungesättigte Fettsäuren benötigt (gesättigte Fettsäuren sind Säuren ohne offene Bindung, so daß sich keine Atome anlagern können; einfach ungesättigte Fettsäuren weisen dagegen eine Doppelbindung auf, an die Atome angelagert werden können; mehrfach ungesättigte Fettsäuren weisen mehrere Doppelbindungen im Molekül auf). Wesentlich zu wissen ist dabei, daß unser Körper gesättigte und ungesättigte Fettsäuren selbst aufbauen kann, dagegen bei den hochungesättigten auf die Zufuhr durch die Nahrung angewiesen ist.

Ungesättigte und hochungesättigte Fettsäuren sind aber in den industriell hergestellten Fetten nicht mehr enthalten. Daher ist es ganz wesentlich, auch kaltgepreßte Pflanzenöle zu verwenden (z.B. naturbelassenes Sonnenblumen-, Sesam-, Maiskeim-, Oliven-, Lein- oder Sojaöl, Reformmargarine).

Was bedeutet dieses Wissen nun konkret für den Alltag?

- Verwenden Sie kaltgepreßte und unraffinierte Öle, auch wenn diese teurer sind, täglich für Salate und Speisen, die Sie nicht mehr aufkochen. Kaufen Sie dabei kleine Flaschen, da die Haltbarkeit nach der Öffnung begrenzt ist
- benützen Sie zum Braten und Kochen die handelsüblichen Öle und Margarinen, da ungesättigte Fettsäuren beim Erhitzen sowieso zerstört werden
- nehmen Sie als Brotaufstrich Butter oder Reformmargarine, da beide auch hochungesättigte Fettsäuren enhalten.

Beeinträchtigung der Nahrungsmittel durch Rückstände aus Umwelt, Industrie und Landwirtschaft

Im Kapitel ,,Umwelt" haben wir schon über die Belastungen unserer Umgebung durch Industrie und Kraftfahrzeugverkehr, sowie durch die moderne Landwirtschaft gesprochen. In diesem Kapitel wollen wir die daraus resultierenden schädlichen Rückstände in unserer Nahrung zusammenfassen.

Zu den gefährlichsten Stoffen, die durch Industrie und Kraftfahrzeugverkehr in unsere Nahrungskette gelangen, gehören Quecksilber, Cadmium, Blei und die Chlorkohlenwasserstoffe. Diese giftigen Substanzen sind bereits mehr oder weniger überall in unserer Umwelt und Nahrung feststellbar. Sie sind für uns extrem gefährlich, da sie im Körper gespeichert werden und nur schwer abbaubar sind. Kleinste Mengen davon reichen aus, um in Jahren oder Jahrzehnten schwere Gesundheitsschäden zu verursachen.

- Quecksilber, das vor allem durch die Abwässer der Industrie in Seen, Flüsse und Meere gelangt und demnach besonders bei Fischen nachweisbar ist, hat bei akuten Vergiftungen Nervenlähmungen und Gehirnschäden zur Folge, die irreparabel sind.
- Bleirückstände in der Nahrung können zu chronischen Vergiftungserscheinungen mit Müdigkeit, Appetitlosigkeit und Verdauungsstörungen, sowie in der Folge zu Nierenerkrankungen, Anämie und zu Schädigungen des Gehirns und des Nervensystems führen.

- Erhöhte Aufnahme von Cadmium durch Fischgenuß war in Japan die Ursache der sogenannten „Itai-Itai-Krankheit", deren charakteristische Symptome starke Schmerzen in Gelenken und Knochen, Knochenschwund und in der Folge schwere Verkrüppelungen oder Tod waren. Kleine Mengen von Cadmium, die im Laufe der Jahre im Körper gespeichert werden, können ebenso zu Schäden führen.
- Chlorierte Kohlenwasserstoffe aus Industrie (z.b. Weichmacher für Kunststoffe und Lackharze) und Landwirtschaft (besonders durch den Einsatz von Pestiziden, wie DDT, HCB, HCH) sind als gefährliche Rückstände praktisch schon in allen unseren Nahrungsmitteln und im Wasser enthalten. Sie schädigen das Nervensystem, verändern die Erbmasse und können so die Ursache von Mißbildungen bei Neugeborenen sein. Außerdem reduzieren sie die Spermien in der Samenflüssigkeit bis zur Befruchtungsunfähigkeit und sind in besonders hoher Konzentration in der Muttermilch nachzuweisen. Sie gelten auch als Mitverursacher von Krebs.

Auch hier sind die erlaubten Höchstmengen in den Lebensmitteln mehr als fragwürdig, da sich die Rückstände im Körper anreichern und nach Jahren bedrohliche Ausmaße erreichen können.
- Aber auch die Anwendung von Kunstdüngemitteln (Stickstoffe) kann zu ernsthaften Gesundheitsstörungen führen, besonders dann, wenn es ein Bauer „zu gut" meint und den Boden überdüngt. Dadurch gelangt zuviel Nitrat in den Boden und in die Pflanzen. Bei der Aufnahme dieser Produkte durch unseren Organismus kommt es in der Folge zur Bildung hochgiftiger Nitrosamine, über deren krebsauslösende Wirkung wir schon mehrmals berichtet haben.
- Rückstände aus der Tierarznei haben in letzter Zeit für Schlagzeilen gesorgt (z.B. Hormone im Kalbfleisch und in der Baby-Fertignahrung). Einerseits macht die Massentierhaltung die Tiere immer anfälliger gegen Krankheiten, so daß ein erhöhter Einsatz von Tierarzneien nötig wird, deren Rückstände sich dann im Fleisch wiederfinden. Andererseits werden aus gewinnsüchtigen Gründen illegal Medikamente gespritzt (z.B. Hormone), die einen schnelleren Fleischansatz und höheren Wassergehalt des Muskelgewebes bedingen. Somit werden ein höheres Gewicht und besserer Profit erzielt. Hier bildet der Schwarzmarkt der Tierarzneistoffe die größte Gefahr.

Auch Antibiotikarückstände im Fleisch kommen in den menschlichen Organismus und können zu Allergien und Resistenzbildungen führen, so daß bei Infektionserkrankungen diese Medikamente nicht mehr wirksam werden. Wir nehmen auch Psychopharmaka, ebenso wie die schon erwähnten Hormone, durch das von uns konsumierte Fleisch auf, wobei vor allem die Hormonrückstände als erhöhte Risikofaktoren für Brust-, Gebärmutter- oder Blutkrebs gelten.

Lassen Sie uns im folgenden die Hauptnahrungsmittel einzeln durchgehen und hinsichtlich der häufigsten und gefährlichsten Rückstände betrachten:

Fleisch und Fleischprodukte:
Hier finden sich wohl die meisten gesundheitsgefährdenden Rückstände aus Industrie und Landwirtschaft; ganz besonders werden sie in Leber, Niere und im Fettgewebe gespeichert. Auch nehmen wir beim Genuß von Fleisch gleichzeitig Antibiotika-, Hormon- und Psychopharmakarückstände (letzteres ist ganz besonders hochdosiert im Schweinefleisch zu finden) sowie Reste von Mastfuttermitteln auf. Dazu kommen Spuren von meist mehreren verschiedenen Pflanzenschutzmitteln. Tiere, die in Industriegebieten gehalten werden oder nahe der Autobahn weiden, liefern uns durch ihr Fleisch noch zusätzlich Blei und Cadmium.
  Aber auch im Fleisch von Wildtieren (Hase, Reh, Fasan, Rebhuhn) lauern diese Gefahren, da diese Tiere schweren Schäden durch Chemikalien aus der Landwirtschaft ausgesetzt sind, so daß sie teilweise vom Aussterben bedroht sind. So überschreitet die Hälfte des untersuchten Fasanfleisches die zulässige Höchstmenge an Pestizidrückständen.
  Wenn Sie sich jetzt noch zurückerinnern, welche bedenklichen Zusatzstoffe bei der industriellen Fleisch- und vor allem Wurstverarbeitung zusätzlich beigegeben werden (z.B. künstliche Konservierungs-, Aroma- und Farbstoffe, Nitrate, Phosphor ...) und welche hochgiftigen Substanzen sich bei unsachgemäßer Zubereitung von Fleisch (Nitrite, Benzpyren) bilden können, so wird es Ihnen relativ leicht fallen, auf den häufigen Verzehr von Fleisch- und Wurstwaren zu verzichten – sofern Sie nicht ein „unverbesserlicher Ignorant" sind und beim Essen schnell vergessen, was Sie bisher gelesen haben. Oder sollten Sie zu jenen Optimisten

gehören, die überzeugt sind, daß Ihnen schon nichts passieren wird und Krankheit und früher Tod nur den anderen zustoßen?

Fisch:
In Flüsse, Seen und Meere gelangen enorme Mengen von Chemikalien und Atommüll aus der Industrie und Landwirtschaft. Die Folge davon ist – abgesehen von häufigem Fischsterben –, daß Fische, Muscheln und Wasservögel bedenkliche Mengen an Rückständen in ihrem Fleisch speichern, welches wir dann verzehren. So nehmen wir über Fischfleisch hohe Mengen Quecksilber (besonders in Thunfischkonserven festgestellt) und Cadmium auf (Höchstwerte wurden vom Veterinäruntersuchungsamt Braunschweig am Fischbestand des Harzes in Barschleber mit 1.110 Milligramm pro Kilo gefunden – das ist das 22.000-fache der erlaubten Höchstmenge!).

Da die Meere immer wieder als Giftmülldeponie verwendet werden, müssen wir zur Kenntnis nehmen, daß alles, was wir ins Meer versenken, in Form von Rückständen früher oder später mittels Fischfleisch wieder auf unseren Tisch bzw. in unseren Organismus gelangt.

Natürlich werden auch alle Giftstoffe aus der Landwirtschaft in Flüsse und Seen gespült, sowohl chlororganische Pestizide wie auch Rückstände von Kunstdünger.

Als neueste ,,Errungenschaft" gibt es auch schon Pestizide für ,,Fischunkraut" (z.B. Toxaphen), d.h. es werden Chemikalien in Gewässer geleitet, um bestimmte Fischarten, die wirtschaftlich nicht nutzbar sind oder als gefräßige Räuber von Nutzfischen gelten, gezielt zu töten. Dabei ist nicht zu verhindern, daß auch Nutzfische ihren Teil abbekommen, wovon auch wir beim Essen wieder etwas als Rückstand zu uns nehmen. Es kommt aber noch ärger – es sind auch Pestizide in Verwendung, die Nutzfische ,,leicht" vergiften, so daß sie an der Wasseroberfläche schwimmen und so nur noch abgeschöpft werden müssen; diese halbtoten Fische landen wieder auf unserem Teller. Ähnlich wie bei der Massentierhaltung von Säugetieren kommen auch in Fischzuchtanlagen Mastmittel und Antibiotika zur Anwendung.

Ja, all dies findet sich in unseren Speisefischen in mehr oder weniger hoher Rückstandsdosis wieder, zusätzlich auch der Substanzen, die bei der industriellen Fischverarbeitung (Pökeln, Räuchern, chemisch Konservieren) Verwendung finden.

Milch:
Für die Qualität der Milch ist die Fütterung, der Standort der Kuh und die Verarbeitung in der Molkerei entscheidend. Doch welche Milch stammt noch von jenen glücklichen Kühen, die friedlich auf der Alm, fernab jeder Industrie weiden und sich zum Fressen jene Kräuter und Gräser aussuchen können, die sie gerade benötigen?

So schlagen sich auch in der Milchqualität alle Nachteile der Massentierhaltung (Kraftfutter, Pharmaka, Rückstände aus der chemischen Landwirtschaft etc.) nieder.

Da die Rohstoffe für die Kraftfutterherstellung häufig aus der Dritten Welt stammen, wohin die Industrienationen weiter bereits verbotene Pestizide (wie DDT) liefern, kommen diese Giftstoffe sozusagen als Bumerang wieder zu uns zurück, und wir konsumieren sie als Rückstände, beispielsweise in der Milch. Ferner ist die Kraftfutterbasis, in Form von Preßrückständen, aus der Ölerzeugung der Entwicklungsländer häufig aufgrund unsachgemäßer Lagerung von Schimmelpilzen befallen, die zu gefährlichen krebserregenden Substanzen gehören.

Neben diesen Pestizidrückständen finden sich aber auch noch Spuren von Insektiziden, die im Stall gegen Parasiten gesprüht werden, sowie Rückstände von Reinigungs- und Desinfektionsmitteln, die für den hygienischen Zustand der Melkanlagen verwendet werden.

Diese von all den chemischen Rückständen belastete Milch wird dann in der Molkerei durch Pasteurisieren, Homogenisieren, Sterilisieren und Ultrahocherhitzung (H-Milch) noch eines Teiles ihrer Vitamine beraubt. Was so auf unseren Tisch gelangt, hat demnach nur noch wenig Ähnlichkeit mit der frischen, natürlichen Milch.

Muttermilch würde in den meisten Fällen sofort von der Lebensmittelpolizei beschlagnahmt werden, wäre sie als Lebensmittel verpackt im Handel zu kaufen. Es scheint, als räche sich die Natur und gebe unseren Nachkommen schon in den ersten Lebenstagen von all den Giften eine Kostprobe, die wir so bedenkenlos in unsere Umwelt bringen.

So finden sich in der Muttermilch sowohl halogenierte Kohlenwasserstoffe, Reste von DDT und anderen Pestiziden, sowie jede Form von Schwermetallrückständen wie Blei, Cadmium und Quecksilber. Dazu muß in Erinnerung gebracht werden, daß Säuglinge aufgrund ihrer spezifischen Darmeigenschaften noch mehr Schwermetallrückstände aufnehmen als Erwachsene.

Eine amerikanische Studie weist auf den Zusammenhang von Muttermilchqualität und Ernährungsgewohnheiten der Mutter hin, wonach Milch von Vegetarierinnen nur zur Hälfte bis zu einem Drittel mit Pestizidrückständen belastet ist. Jede schwangere und stillende Frau sollte daher ganz besonders ihre Ernährungs- und Lebensgewohnheiten überprüfen.

Es ist z.Z. unmöglich abzuschätzen, ob die Vorteile (abgesehen von der psychischen Komponente) der Muttermilch größer sind, als die Gefahren für den Säugling durch Rückstandsbelastungen. Das Ausweichen auf die von der Industrie angebotene Säuglingsnahrung bietet allerdings keine befriedigende Alternative. Einerseits ist Muttermilch in unnachahmlicher Weise auf die Bedürfnisse des Säuglings abgestimmt, verursacht so gut wie nie Verdauungsstörungen und enthält die so wichtigen Immunstoffe, die die Abwehrkraft des Kindes gegen Infektionskrankheiten stärkt. Andererseits wird der künstlichen Babynahrung unnötig viel Zucker und Kochsalz beigefügt (damit es der Mutter schmeckt, wenn sie kostet), was der gesunden Entwicklung des Säuglings nicht gerade zuträglich ist.

Eine stillende Mutter sollte alles tun, um die Gefahren der Umweltbelastungen so weit wie möglich zu reduzieren (z.B. sich sinnvoll ernähren, das Einatmen von besonders rückstandshaltiger Luft wie Zigarettenrauch, Autoabgase und Sprays vermeiden). Denn in der Schwangerschaft und Stillzeit kann eine Mutter den Grundstein für eine gesunde Entwicklung ihres Kindes legen bzw. diese bereits für das ganze weitere Leben gefährden.

Getreide, Gemüse und Obst:
Im Getreide konnte vor allem Quecksilber nachgewiesen werden, welches als Beizmittel zugesetzt wird. Die Höhe der Bleirückstände hängt hingegen vom Standort der Felder ab und ist in der Nähe einschlägiger Industrien oder neben Autobahnen entsprechend hoch. Es kann aber auch erst später in Obst und Gemüse gelangen, wenn z.B. die Produkte an verkehrsreichen Straßen auf offenen Ständen angeboten werden. Besonders hohe Bleiwerte wurden in Blatt- und Wurzelgemüse festgestellt. Wildwachsende Champignons sind hingegen ein bevorzugter Speicherplatz von Cadmium, wobei auch gesagt werden muß, daß Pilze im allgemeinen im Bereich von Industrien besser im Wald bleiben sollten, da sie hohe Dosen an Schwermetallen speichern.

Rückstände aus der „chemischen" Landwirtschaft finden sich in allen Gemüse-, Obst- und Getreidesorten, in importierten Weintrauben zusätzlich häufig auch noch Spuren von DDT. Auf die besonderen Gefahren der Überdüngung mit Kunstdünger und deren Folgen haben wir schon mehrmals hingewiesen. Sehr hohe Mengen von Nitraten wurden im Spinat und Kopfsalat sowie in den meisten Glashausprodukten gefunden.

Getreide, Obst und Gemüse aus dem biologischen Landbau, wo Kunstdünger und Pestizide vermieden werden, sind natürlich auch nicht rückstandsfrei, da sie über Luft und sauren Regen bzw. von Nachbarbetrieben mit Schadstoffen „versorgt" werden. Die schädlichen Rückstandsmengen sind aber deutlich unter jenen der chemischen Landwirtschaft. Hier ein Beispiel (Untersuchung vom Juni 1982 in Berlin, zitiert nach Angaben „Der Spiegel" Nr. 30/82):

Nitratgehalt des Kopfsalates (mg/kg)

Ware aus herkömmlichen Läden	Ware aus „Bioläden"	Kaufdatum
1850	75	3.6.82
2250	809	7.6.82
2250	410	11.6.82

Zusammenfassend muß man sagen, daß es praktisch kein Lebensmittel mehr gibt, das frei von schädlichen Rückständen ist. Bei der Nahrungsauswahl sollte man biologisch-ökologische Produkte bevorzugen und auch bedenken, daß es Lebensmittel gibt, die besonders extreme Rückstände aufweisen und diese nach Möglichkeit meiden.

Zubereitung von Nahrungsmitteln

Bei der Zubereitung von Nahrung in der eigenen Küche bzw. in Restaurants und Werksküchen kann es ebenfalls zu gesundheitsschädigenden Einflüssen kommen und zwar durch die Zerstörung von wichtigen Inhaltsstoffen sowie durch ungeeignete Zubereitung oder verdorbene Produkte, in deren Folge sich Giftstoffe bilden können.

Zerstörung wichtiger Inhaltsstoffe durch ungeeignete Zubereitung und Lagerung

Der Mensch hat im Laufe seiner Entwicklung das Feuer und damit auch das Kochen von Nahrungsmitteln entdeckt. Gekochte Nahrung erspart dem Körper Verdauungsarbeit, da dadurch pflanzliche Zellwände zerrissen, Eiweiß bereits abgebaut und tierisches Gewebe schon gelatiniert in den Verdauungstrakt gelangt.

Doch kein Vorteil ohne Nachteil – durch Kochen werden auch wichtige Vitalstoffe (hitzeempfindliche Vitamine und Fermente) zerstört. Da dies bei keiner noch so schonenden Kochtechnik völlig ausgeschlossen werden kann, sollte ein gewisser Teil der Nahrung immer roh gegessen werden.

Doch auch bei unsachgemäßer Zubereitung von Rohkost kann vieles zerstört werden. Da bestimmte Vitamine (siehe Vitamintabelle) wasserlöslich und lichtempfindlich sind, sollte z.B. Salat erst ganz knapp vor dem Essen zubereitet und nicht, wie dies häufig zu sehen ist, schon stundenlang vorher zerkleinert in Essigwasser stehen gelassen werden. Auch langes Liegen im Wasser zwecks Reinigung bewirkt, daß Sie einen Teil der Vitamine wegschütten. Bedenken Sie auch, daß bei Obst und Gemüse die wertvollsten Substanzen knapp unter der Schale sitzen und schälen Sie diese Produkte möglichst nicht. (Eine Gemüsebürste wird Ihnen bei der Reinigung gute Dienste leisten!)

Beim Kochen von Lebensmitteln achten Sie darauf, daß das Essen zugedeckt auf kleinster Flamme mit möglichst wenig Wasser kocht. Nicht verdampftes Wasser kann nach dem Kochprozeß weiterverwendet werden. Und noch etwas – zerkochen Sie Gemüse nicht zu Brei, verkürzen Sie die Kochzeit und lassen Sie Ihren Zähnen noch etwas Arbeit.

Gemüse sollte nicht mit allzuviel Fett gekocht werden, da Fett während der Verdauung einen Teil der Mineralstoffe Kalzium und Magnesium bindet und so sich der Aufnahme durch den Organismus entzieht.

Salz darf erst am Ende des Kochprozesses zugegeben werden, da es die Vitamine C und B gegenüber Zerstörungsprozessen empfindlicher macht.

Auch unsachgemäße Lagerung von Obst und Gemüse hat Vitaminverluste zur Folge. Schützen Sie daher alle Lebensmittel vor Lichteinfluß und bewahren Sie sie kühl und trocken auf. Besonders empfindlich gegenüber Licht und Hitze sind die Vitamine B_2, Folsäure und C.

Gefahren, die durch Giftstoffe bei ungeeigneter Zubereitung von Lebensmitteln entstehen

Es gibt Lebensmittel, die Sie im rohen Zustand nicht genießen sollten (z.B. einige Pilzarten und grüne Bohnen).

Eine sehr ernstzunehmende Gefahr bei der Zubereitung und Aufbewahrung von Nahrungsmitteln ist allerdings die Bildung von Nitrosaminen (über die allgemeinen Gefahren von Nitrosaminen haben wir im Abschnitt „Nitrat als Lebensmittelzusatz" schon berichtet).

Werden nitrathaltige Lebensmittel, wie z.B. Spinat, nach dem Kochen nicht sofort verzehrt, sondern länger aufbewahrt und aufgewärmt, so kommt es zur Umwandlung von Nitrat zu Nitrit und im Körper zur gefährlichen Nitrosaminbildung, die stark krebserregend wirkt. Vermeiden Sie daher nach Möglichkeit das lange Stehenlassen und Aufwärmen von Speisen, da Sie sonst die Aufnahme von hochgiftigen Substanzen riskieren. Besondere Vorsicht ist bei Kleinkindern und Schwangeren angezeigt.

Unterlassen Sie auch das Braten und Grillen von gepökeltem Fleisch und erhitzen Sie niemals gekochten Schinken gemeinsam mit Käse (Toast!), da es auch hier vermehrt zur Nitrosaminbildung kommen kann.

Bei unsachgemäßer Benützung eines Holzkohlenrostes kann es zu erhöhten Konzentrationen des krebsauslösenden Stoffes Benzpyren kommen. Es ist daher zu beachten, daß das Grillgut erst nach der Rauchphase, wenn die Holzkohle bereits gut durchgeglüht ist, auf den Rost gelegt wird. Tropft Fett in die heiße

Kohle, so besteht die Gefahr von Giftstoffen im aufsteigenden Rauch.

Solanin ist ein Gift, das von Natur aus in unreifen, grünen Teilen von Kartoffeln vorkommt oder bei falscher, d.h. zu heller Lagerung entsteht. Bei der Zubereitung von Kartoffeln ist daher darauf zu achten, die evtl. vorhandenen grünen Teile vor (!) dem Kochen großflächig wegzuschneiden. Bei Genuß von sehr vielen solaninhaltigen Kartoffeln kann es zu Vergiftungserscheinungen mit Erbrechen, Durchfällen und Kopfschmerzen kommen, die bei Kindern auch einen kritischen Verlauf nehmen können.

Auch ungeeignetes Kochgeschirr bildet eine Gefahrenquelle bei der Nahrungszubereitung. Emailliertes Geschirr, das stark zerkratzt oder abgeschlagen ist, sollte nicht mehr verwendet werden, da die offenen Stellen eine ideale Reaktionsfläche für Bakterien, aber auch für unkontrollierbare Reaktionen zwischen dem Grundmaterial und diversen Speisen bieten. Teflon-Pfannen sind mit einem Belag aus Fluorkohlenstoffen und Harzen beschichtet; bei hohen Temperaturen kann es zu giftigen Dämpfen kommen. Aluminium als Kochgeschirr ist völlig abzulehnen, da die Gefahr besteht, daß die darin zubereiteten Speisen kleinste Spuren dieses Metalls aufnehmen.

Was bleibt dann noch als ideales Kochgeschirr? Gußeisen, Edelstahl und feuerfestes Glas sind nach heutigem Wissen die günstigsten Materialien zum Kochen.

Säurehaltige Produkte (z.B. Essig) sollten Sie nur in Glas- oder Porzellangefäßen aufbewahren, da es sonst mit Kunststoff oder Metall zu chemischen Reaktionen kommen kann, die höchst schädlich sind.

Gefahren, die von verdorbenen Lebensmitteln drohen

Die gesündesten Lebensmittel können zu gefährlichen Giftquellen werden, wenn sie von Schimmelpilzen oder Bakterien befallen werden.

Schimmelpilze (Aflatoxine) schädigen Leber und Nervensystem. Sie können zu Wachstumsstörungen führen, und ihr Gift gehört zu den stärksten Krebsauslösern, die wir zur Zeit kennen. Das Wachstum von Schimmelpilzen wird durch Wärme und Feuchtigkeit gefördert (z.B. beim Aufbewahren von Lebensmitteln in Plastiksäckchen). Besonders häufig werden Brot, Marmeladen,

Fruchtsäfte, Rosinen und Nüsse befallen. Der zur Herstellung von Edelpilzkäse verwendete Kulturpilz ist natürlich nicht giftig

Sollte sich also bei irgendeinem Lebensmittel Schimmelbefall zeigen, werfen Sie es vollständig weg, denn es ist meist das ganze Produkt davon durchsetzt, auch wenn dies mit freiem Auge noch nicht sichtbar ist. Aufkochen ist sinnlos, da Aflatoxine hitzestabil sind.

Salmonellen sind Bakterien, die in allen Lebensmitteln vorkommen können, besonders gefährdet sind aber Fleisch und Fleischprodukte, Geflügel, Eier und Eiscremes. Salmonellen bilden in den Nahrungsmitteln Giftstoffe, die starken Brechdurchfall und Fieber auslösen und bei geschwächten oder alten Leuten auch zum Tode führen können. Die Giftstoffe werden beim Kochen und Braten zwar zerstört, häufig gelangen aber bei der Zubereitung der Speisen die Bakterien auf die Arbeitsfläche oder auf das Geschirr, das wiederum mit Produkten in Berührung kommen kann, die nicht gekocht werden. So ist ein salmonellenverseuchtes Huhn oft die Ursache für einen mit Bakterien durchsetzten Salat, der dann die Vergiftungserscheinungen auslöst. Im eigenen Haushalt ist oft Hackfleisch (Faschiertes) Ursache von Salmonellenvergiftungen; es sollte möglichst nicht über längere Zeit im Rohzustand aufbewahrt werden.

Botulin-Toxine sind zwar selten, lösen aber sehr gefährliche Lebensmittelvergiftungen aus, die sich durch Erbrechen, Kopfschmerzen und Sehstörungen (Doppeltsehen) etwa 10 Stunden nach Einnahme der mit diesen Bakterien versetzten Lebensmitteln äußern und schließlich durch Atemlähmung zum Tode führen können. Von diesen Botulin-Bakterien sind vor allem eiweißhaltige Konserven (Fleisch, Erbsen), sowie Obst- und Gemüsekonserven befallen.

Konserven, deren Deckel sich wölben (durch Gasentwicklung im Inneren) oder nicht mehr fest sitzen, sollten Sie unbedingt wegwerfen, auch wenn Sie am Produkt selbst keinerlei Veränderungen feststellen! Dieses gilt besonders auch für selbst eingemachte Konserven, da diese oft nicht so gut sterilisiert werden wie industrielle.

Essensstil

Wie aus den vorangegangenen Kapiteln hervorgeht, ist unsere heutige Nahrung einerseits durch unausgewogene Zusammenstellung unseres Speisezettels, andererseits durch industrielle Verarbeitung, Konservierung und Zubereitungsgewohnheiten arm an den für unsere Gesundheit so wesentlichen Vitalstoffen. Deshalb ist es um so wichtiger, daß unser Körper aus der Nahrung all die Stoffe, die er benötigt, auch optimal verwerten kann. Dem Essensstil kommt dabei eine wesentliche Bedeutung zu. Die Hektik und Unmäßigkeit unseres Lebensstils schlägt sich auch in unserer Eßkultur nieder: wir essen zu viel, zu schnell, zu heiß bzw. zu kalt. Lassen Sie uns die einzelnen Punkte detailliert durchgehen.

Wir essen zu viel

Um die Lebensprozesse aufrecht zu erhalten, brauchen wir ständig Energiezufuhr. Die Energie wird benötigt, um die Körpertemperatur von 37 Grad C stabil zu halten, um Muskelarbeit zu leisten und all die nötigen Stoffwechselvorgänge in unserem Körper aufrecht zu erhalten.

Es ist schwer, allgemeine Aussagen zu machen, wie hoch die wünschenswerte Energiezufuhr pro Tag sein soll, da der Bedarf sehr stark von der körperlichen Tätigkeit, von der Körpergröße, vom Alter und auch vom Klima abhängt. Als Richtwerte werden in der Literatur allgemein folgende Werte pro Tag angegeben:

Männer 2.200 – 2.800 Kalorien (9.250 – 11.750 Joules)
Frauen 1.600 – 2.000 Kalorien (7.700 – 8.400 Joules)

Ein Besuch in einem Bad zeigt auf erschreckende Weise, wieviele Menschen übergewichtig sind. Nur in den seltensten Fällen handelt es sich dabei um eine anlagebedingte oder krankhafte Erscheinung, meist ist eine langjährige Fehlernährung daran schuld. Dicksein wird oft schon in der frühesten Kindheit angelegt, denn rundliche Babys sehen ja so lieb und ,,gesund" aus! Den Preis, den diese Kinder für die Unwissenheit und Unverantwortlichkeit ihrer Eltern zahlen, ist häufig ein lebenslanger Kampf um das Idealgewicht.

Übergewicht (Adipositas) ist aber nicht nur ein ästhetisches Problem, sondern vor allem ein gesundheitlicher Risikofaktor. Es disponiert zu Stoffwechselerkrankungen, auf deren Grundlage sich insbesonders arteriosklerotische Gefäßerkrankungen, Diabetes (Zuckerkrankheit) und Gicht entwickeln. Erkrankungen des Herz-Kreislaufsystems und erhöhtes Risiko bei Operationen und Schwangerschaften sind einige weitere Gefahrenquellen.

Nun ist es aber gar nicht so leicht, abzunehmen. Hungerkuren und einseitige Diäten (die oft schwere Gesundheitsschäden zurücklassen!) zeigen so gut wie nie bleibende Erfolge. Nur eine genaue Analyse der Ursachen, die zum Übergewicht geführt haben, mit anschließender langsamer aber konsequenter Veränderung der Essensgewohnheiten für immer (nicht nur für die Dauer einer Kur!) scheinen zielführend zu sein. Wobei darauf hingewiesen werden muß, daß auch psychische Ursachen beim Übergewicht bedacht werden sollten.

„Abnehmen beginnt im Kopf", das soll heißen: zuerst über die Ursachen nachdenken, dann einen genauen Plan der als nötig erkannten Änderungen von Eß- und Lebensgewohnheiten machen und erst zum Schluß zur Tat übergehen (Arzt zur Kontrolle konsultieren!). Es ist unsinnig, gleich blindlings jeder Diät von Frau X oder irgendeiner Illustrierten Glauben zu schenken; auch Ärzte sind hier leider nicht immer kompetent.

Als Faustregel kann man sagen, daß schnelle Erfolge selten von Dauer sind und nur langjährige, konsequente Verhaltensänderungen in kleinen Erfolgsschritten zielführend zu sein scheinen.

Wir essen zu schnell

Der erwachsene Mensch hat 32 Zähne und wir sollten uns beim Essen einmal des ursprünglichen Sinns von „Mahlzeit" erinnern. Denn die Verdauung beginnt im Mund, und hier haben wir ein letztes Mal die Möglichkeit, positiv auf unseren Stoffwechsel einzuwirken.

Nur wenn Sie langsam und intensiv kauen (mindestens 20-30 x pro Bissen, bestimmte Produkte, wie z.B. Getreide auch öfter):

– wird die Nahrung ausreichend zerkleinert,
– haben die Mundspeicheldrüsen Zeit, für die jeweilige Nahrung den ganz speziellen Speichel abzusondern,

– kann die Nahrung optimal im entsprechenden Speichel gelöst werden,
– wird die aufgenommene Nahrung auf Körperwärme wohl temperiert,
– kann der Geschmack der Speisen sich voll entfalten.

Wer einmal den Versuch macht, ein Stück (altes) Vollkornbrot mit Achtsamkeit zu kauen, dem wird der Unterschied zwischen schnell und langsam essen deutlich. Schlecht gekaut wird es nur mühsam hinunterzuwürgen sein, und außerdem wird man ein Getränk zur Hilfe nehmen müssen, denn „es rutscht nicht." Wird der Bissen ca. 30 x gekaut und gut eingespeichelt, so bemerken wir, wie der Speichel das harte Stück nach und nach zu Brei umwandelt und daß er letztlich leicht süßlich schmeckt. Auf diese Weise kann man den chemischen Prozeß der Umwandlung von Stärke in Zucker durch den Speichel bewußt miterleben. Bedenken Sie also, was im Munde durch Verdauungsarbeit versäumt wurde, ist nicht mehr aufzuholen. Durch die Vernachlässigung der Mundverdauung belasten Sie alle weiteren Verdauungsorgane. Die Folgen sind übergroße Müdigkeit nach dem Essen, Magenbeschwerden, Darmträgheit, Degeneration des Gebisses und trotz Vollwertkost auftretende Mangelsymptome, da viele wichtige Stoffe mangels ausreichender Aufschließung ungenutzt bleiben!

Wir essen zu heiß bzw. zu kalt

Heiße Suppen und Tees, eiskalte Getränke und Speiseeis – was wollen wir unserem Organismus eigentlich noch alles an Zusatzbelastungen zumuten?

Die günstigste Temperatur, die unsere Speisen und Getränke aufweisen sollten, ist mundwarm. Bei dieser Temperierung können alle chemischen Verdauungsprozesse, die ja schon im Mund beginnen, optimal ablaufen, und der Organismus ist nicht gezwungen, zusätzliche Energie dafür aufzuwenden.

Eine sehr vernünftige Regel hinsichtlich des Essensstils lautet:

Das Flüssige sollst du kauen,
das Feste sollst du trinken!

Zusammenfassung und Folgerungen für die Ernährung des Konsumenten

Wir haben in diesem Kapitel über die schlecht ausbalancierte Zusammenstellung unseres Speisezettels, über die mangelnde Qualität der industriell verarbeiteten und denaturierten Nahrungsmittel, sowie über unsere schlechten Zubereitungs- und Eßgewohnheiten gesprochen. Wir wissen nun, daß ein Großteil der Zivilisationskrankheiten wie Schädigungen des Magen- und Darmtraktes, des Herz-Kreislauf-Systems, Gicht, Karies, Arteriosklerose, Gallen- und Nierensteine, Zuckerkrankheit, Krebs etc. zu einem hohen Prozentsatz auf unsere heutigen falschen Ernährungsgewohnheiten zurückzuführen sind.

Viele Leser werden sich nun etwas ratlos fragen: ,,Nun, was darf man denn dann überhaupt noch essen?" Um es gleich vorwegzunehmen: es gibt keine völlig schadstoffreie Nahrung mehr. Was wir aber dennoch tun können, ist das Beste aus den vorgegebenen Möglichkeiten zu machen, und das kann schon sehr viel sein. So haben Experten errechnet, daß die Zivilisationskrankheiten um etwa 3% gesenkt werden könnten, wenn jeder Bürger nur seine Frühstücksgewohnheiten ändern würde (also statt der Marmeladesemmel und dem Bohnenkaffee Vollkornbrot oder Müsli mit Kräutertee oder Getreidekaffee).

Wenn Sie nun wirklich vorhaben, Ihre Eßgewohnheiten zu ändern, so sollten Sie mit einer Bestandsaufnahme des Ist-Zustandes beginnen. Vielleicht machen Sie sich einmal die Mühe und schreiben 1 Woche hindurch alles auf, was Sie verzehren – aber wirklich alles, auch die kleinen Häppchen und Naschereien zwischendurch. Am Ende der Woche haben Sie dann einen Überblick, was Sie am häufigsten und was Sie sehr selten gegessen haben. Danach blättern Sie nochmal unser Kapitel über Ernährung durch und achten darauf, was über die Nahrungsmittel geschrieben wurde, die Sie bevorzugt und die Sie vernachlässigt haben. Geben Sie sich anschließend Rechenschaft über folgende Fragen:

– Wie sieht bei Ihnen die Zusammenstellung des Speisezettels hinsichtlich der Produkte Getreide, Gemüse, Hülsenfrüchte, Fleisch, Milchprodukte und der völlig denaturierten Lebensmittel wie Zucker, Weißmehl und Salz aus?

- Welche industriell verarbeiteten Lebensmittel konsumieren Sie häufig, und wie sieht ihre Qualität aus? Lesen Sie von nun an bei jedem verpackten Produkt, welche Inhaltstoffe (z.B. Konservierungsmittel, Farb- und Aromastoffe ...) enthalten sind, und prüfen Sie, ob es Alternativprodukte gibt, die diesbezüglich unbedenklicher sind. Vergessen Sie dabei nicht, welchen großen Einfluß Sie als Konsument auf die Industrie haben, denn Produkte, die nicht gekauft werden, werden früher oder später auch nicht mehr erzeugt!
- Wie bereiten Sie die Speisen zu? Versuchen Sie den Vitamingehalt so weit wie möglich zu schonen? Wie häufig wärmen Sie Speisen auf? Wie oft kaufen Sie unüberlegt ein, so daß Lebensmittel alt und schimmelig werden? Geben Sie alles gleich in den Kühlschrank, oder lassen Sie Speisen aus Unachtsamkeit oft stundenlang offen und ungekühlt stehen?
- Wie ist Ihr Essensstil? Kauen Sie genügend lange oder essen Sie zu schnell, zu kalt und zu warm? Sind Sie übergewichtig?

Haben Sie nun diese Bestandsaufnahme gemacht, so überlegen Sie sich, ob Sie nach allem, was Sie nun über Ernährung wissen, wirklich etwas an Ihren Eßgewohnheiten ändern wollen. Flüchten Sie aber bitte nicht in Alibireaktionen. Machen Sie sich selbst nichts vor, indem Sie sich beruhigen, daß das Gelesene sicher übertrieben sei oder gerade für Sie schon nicht zutreffen wird. Wir haben uns bemüht, hier nur die wichtigsten und gesicherten Tatsachen wiederzugeben. Die Situation unserer Umwelt und Ernährung ist bestimmt noch weitaus ernster, da Vieles noch nicht bekannt und erforscht ist. Wir meinen, daß es auf die Frage ,,Will ich an meiner Ernährung etwas ändern?" für jeden vernünftigen Menschen nur zwei Antwortmöglichkeiten gibt:

- Ja, denn ich möchte mich langfristig gesunderhalten oder
- Nein, ich nehme das Krankheitsrisiko in Kauf, obwohl ich weiß, daß vieles an meiner Ernährung schädlich ist.

Nun erfolgt der Schritt zum konkreten Handeln, sofern Sie die obige Frage mit Ja beantwortet haben. Und hier ein Tip: Nehmen Sie sich nicht vor, alles über Nacht zu ändern, solche guten Vorsätze halten erfahrungsgemäß nur kurze Zeit. Versuchen Sie, Ihre Ernährung schrittweise zu ändern. Werfen Sie z.B. nicht gleich allen Zucker im Haushalt weg, sondern seien Sie stolz, wenn Sie vorerst überall 1 Löffel weniger hineingeben oder wenn Sie ab nun statt 5 x pro Woche nur mehr 4 x Fleisch konsumieren oder abends statt Wurstsemmeln Käse und Vollkornbrot essen. Was Sie hingegen gleich machen sollten, ist, bestimmte wünschenswerte Produkte, die in Ihrem Vorrat fehlen, einzukaufen und zu probieren: Vollreis, Vollweizenmehl, Hirse, Buchweizen, Gerste, Haferflocken, Vollweizenteigwaren, Sojaprodukte, kaltgepreßtes Öl für Salate etc. Suchen Sie sich ein gutes Geschäft für biologische Produkte (sogenannte Alternativläden, ,,grüne" Läden oder ein seriöses Reformhaus) und lassen Sie sich dort über die Zubereitung der Ihnen vielleicht noch unbekannten Produkte beraten. Seien Sie aber vorsichtig, nicht alles, was es in Reformhäusern gibt, ist auch sein Geld wert (z.B. ob Marmelade mit weißem oder braunem Zucker eingekocht wurde, ist nur für Ihre Geldtasche ein Unterschied, nicht aber für Ihre Gesundheit wesentlich).

Häufig kommt von Konsumenten auch der Einwand, sie würden ja so gerne ihre Ernährungsweise umstellen, nur können sie sich diese Produkte nicht leisten, weil sie viel teurer sind. Sicher, biologische Produkte sind im Durchschnitt um ca. 1/3 teurer. Dieses Geld sparen Sie aber bei weitem ein, wenn Sie nur 1 x pro Woche z.B. Vollreis und Gemüse kochen und auf das gewohnte Stück Fleisch verzichten (die Verfasser leben ausschließlich von biologisch vollwertigen Lebensmitteln und sparen trotzdem gegenüber der ,,Normalernährung" ca. 1/3 des Haushaltsgeldes).

Und dann noch etwas: Geschmack ist eine erlernte Gewohnheit, und jede Umstellung macht Schwierigkeiten. Geben Sie nicht gleich auf, versuchen Sie die Speisen verschieden zu würzen und probieren Sie verschiedene Kräuter aus. Oft muß man einfach erst auf den Geschmack kommen! Außerdem gibt es gute Kochbücher über Vollwerternährung, vegetarische Küche, Kochen und Backen mit Vollwertgetreide etc. Vielleicht lernen Sie in einem entsprechenden Kochkurs auch Gleichgesinnte kennen – dann macht alles doppelt soviel Spaß. Das Wichtigste vor allem ist jedoch: *Kochen Sie mit Liebe!*

Da wir gerade von Eßgewohnheiten gesprochen haben: Gewöhnen Sie Ihre Kinder, am besten schon im Babyalter, an die vollwertige Ernährung. Im Grunde müßten Sie da schon in der Schwangerschaft beginnen. Ernähren Sie sich gut als Mutter, dann ist Muttermilch im ersten Halbjahr bestimmt das beste für das Baby. Und bitte, verzichten Sie von Anfang an darauf, dem Kleinen gezuckerten (Fertig-)Tee zu geben, denn damit legen Sie den Grundstein für so manche ,,Zuckersüchtigkeit". Ungesüßte

Tees (Kamille, Fenchel, Anis, Kümmel etc.) schmecken genauso gut und werden problemlos getrunken. Nach dem ersten halben Jahr können Sie langsam mit Gemüse und Brei anfangen. Verzichten Sie auf Fertiggerichte, da diese meistens mit zuviel Kochsalz und Zucker angeboten werden. Wenn Sie sich selbst mit Vollwertkost ernähren, kann Ihr Baby bald alles mitessen; Sie müssen nur die frisch gekochten Speisen passieren. Ein einjähriges Kind ißt sicherlich gern bei Ihrem Frühstücksmüsli mit; auch ein Vollkornbrei aus Grieß, Haferflocken oder Reisschleim wird ihm schmecken (eine eigene Getreidemühle ist dann nahezu ideal!). Süßen können Sie mit etwas Obst oder Honig.

Wenn Sie Ihr Kind mit der beschriebenen Vollwertkost ernähren, wird es prächtig gedeihen, guten Appetit haben, nicht zu dick sein und ein gut funktionierendes Immunsystem aufbauen. Die Autoren sprechen nicht nur aufgrund theoretischer Überlegungen, sondern haben die hier gegebenen Ratschläge in der Praxis ausprobiert. Der Erfolg ist ein gesundes, kräftiges Kind, das mit Freude ißt.

Was Ihre lieben Mitmenschen betrifft, so seien Sie darauf vorbereitet, daß die meisten versuchen werden, Sie von Ihren guten Vorsätzen abzubringen. Lassen Sie sich davon nicht beirren. Auch Alkoholiker und Raucher versuchen gerne, andere zu diesen Suchtmitteln zu verleiten. Hinter solchen Verführungsversuchen steht ja doch nur ein schlechtes Gewissen; fallen Sie darauf nicht herein!

Wenn Sie konsequent sind, werden Sie sehen, daß sich auch Ihre Freunde und Bekannten bald daran gewöhnen und Ihnen bestimmte Sachen von nun an nicht mehr anbieten. Vielleicht gelingt es Ihnen sogar, den einen oder anderen für Ihre verbesserte Ernährungsweise zu interessieren; seien Sie aber nicht missionarisch tätig.

Der leichteste Weg, Ihre Ernährungsgewohnheiten umzustellen, ist, mit Neugier und Freude an die veränderte Art, zu kochen und zu essen, heranzugehen und dies nicht als Belastung oder Einschränkung, sondern als Erweiterung Ihrer Erfahrung zu sehen.

Gesundheitlich erwarten Sie sich bitte aber keine schnellen Wunder, denn anhaltende positive Effekte lassen schon einige Zeit auf sich warten.

Zum Abschluß möchten wir Ihnen noch beispielhaft einen Menüvorschlag für einen vollen Tag machen:

Frühstück:[8] Kollath-Frühstück: Hier geht es darum, ungekochtes Weizenschrot zu essen. Pro Person 30-40 g frisches Vollkorn-Weizenschrot abends in Wasser einweichen (ca. 8 Stunden) und am nächsten Morgen mit verschiedenen Ingredienzen (wie Trockenfrüchte, ungeschwefelte Rosinen, 1/2 Apfel, Nüsse, Sonnenblumenkerne, Kürbiskerne, wenig Honig) langsam kauend genießen.

oder

Haferflockenmüsli: Hafer frisch gemahlen, in Wasser erwärmen und nicht aufkochen; ziehen lassen. Mit Zutaten wie oben und einem Löffel naturbelassenem Öl schmackhaft machen.
Als Getränk: Getreidekaffee (z.B. Yannoh, Zichorie) oder frisch aufgebrühter Kräutertee.

Mittag: Vollreis mit Gemüse nach Jahreszeit (z.B. Karotten, Erbsen, Kohlrüben), evtl. mit Käse überbacken. Vor dem Servieren mit gerösteten Zwiebeln, Knoblauch, Sojasauce (Tamari), Sesamsalz (Gomasio) und frischen Kräutern wie Petersilie, Kresse, Liebstöckl etc. würzen. Als Beilage eignet sich jede Art von Salat.
Als Getränk: Kohlensäurearmes Mineralwasser

Abend: Vollkornbrot (biologisch), Butter, Käse und je nach Jahreszeit Radieschen, Kohlrüben, Paprika, Tomaten, Petersilie, Schnittlauch, Kresse...
Als Getränk: Frisch aufgebrühter Kräutertee.

Sie sehen also, daß der einzelne schon eine Menge für sich verbessern kann. Wollen Sie sich damit aber nicht zufrieden geben, und stört es Sie, daß Sie weiterhin bestimmte Schadstoffe aufnehmen müssen, die andere verursachen, so können Sie noch einen Schritt weiter gehen.

---

[8] Gesundheitlich außerordentlich wichtig wäre eine eigene Getreidemühle (elektrisch oder mit der Hand zu drehen). Dann haben Sie die Dinge frisch und vollständig hinsichtlich der Vitalstoffe.

Unterstützen Sie Gruppen (Konsumentenorganisationen, Bürgerinitiativen, Bewegungen für Umweltschutz oder biologischen Landbau, einschlägige Zeitschriften etc.) durch Ihre Mitarbeit, Werbung oder wenigstens durch finanzielle Unterstützung. Bedenken Sie dabei, daß auch die kleinste Initiative ein Baustein zu einem verbesserten Umwelt- und Gesundheitsbewußtsein der Gesellschaft ist.

Mineral- und Vitamintabelle

Mineralstoff	Hauptsächliches Vorkommen	wichtigste Funktionen	Anmerkung
Natrium	Kochsalz; gepökelte, geräucherte Lebensmittel	Wassergehalt der Zellen, Haut, Nerven, Bildung der Verdauungssäfte	Tagesoptimum 2–3 g, Gefahr der Überversorgung (zuviel Salz)
Kalium	pflanzliche Produkte	Muskel-, Nerven-, Herztätigkeit	Verhältnis Kalium-Natrium häufig durch zuviel Salz gestört (Bluthochdruck!)
Kalzium	Milch, Milchprodukte, Eier, Vollgetreide, Kohlsorten, Nüsse, Sonnenblumenkerne	Knochenaufbau und -festigung (Zähne), Blutbildung, Muskeltätigkeit	häufig Mangelerscheinungen durch Unterversorgung
Phosphor	Vollkorngetreide, Hülsenfrüchte, Algen, Lauch, Nüsse, Sonnenblumenkerne	Knochen- und Zahnbildung, Normalisierung des Stoffwechsels, Blutbildung	
Magnesium	pflanzliche Produkte, in geringem Ausmaß auch in tierischen	Zell-, Nerven, Muskelsystem, Blutbildung, Stoffwechselbeteiligung	„Antistreß-Mineral", bei Mangel Begünstigung von Herzerkrankungen
Jod	grüne Gemüse, Algen, Meeresvollsalz	Schilddrüse, Wachstum, Stoffwechsel	

	Bildung roter Blutkörperchen (Sauerstofftransport)	Mangelerkrankung: Anämie, häufige Unterversorgung besonders bei Frauen
Eisen	tierische Produkte, grünes Blattgemüse, besonders Spinat, Brennessel, Kräuter, Hülsenfrüchte	

Vitamin	Hauptsächliches Vorkommen	Funktion	Anmerkung
A Retinol	Karotten, Spinat, Kohlarten, Tomaten, grüne Bohnen, Kürbis, rote Rüben, Löwenzahnblätter, Petersilie, Pfirsich, Banane, Marillen, Hagebutten, Butter, Sojapaste, Eigelb, Leber, Milch	Infektionsabwehr (bes. bei Atemwegerkrankungen), Wachstumsförderung, Bindegewebestoffwechsel, Haut, Augen, Fortpflanzung (bes. in Schwangerschaft und Stillzeit wichtig)	Provitamin Karotin wird im Körper in Vitamin A umgewandelt; fettlöslich
B 1 Thiamin	Vollgetreide (bes. in Keim und Randschichten), Sojaprodukte, die meisten Blattgemüse, Mandeln, Nüsse, Hefe, Malz	Wachstumsförderung, Verdauung (Kohlenhydratstoffwechsel) Nerven-, Muskelstoffwechsel	wasserlöslich
B 2 Riboflavin	Vollgetreide, Soja, grünes Gemüse, Milch, Malz, Leber	Verbrennungsvorgänge in Zellen (Atmungskette), Augen, Haut, Fettstoffwechsel	sehr empfindlich gegen Hitze und Licht; wasserlöslich
B 6 Nikotinamid	Vollgetreide, Soja, Bohnen, grünes Gemüse, Sesam, Bierhefe	Nervensystem, Magentrakt, Hautfunktion	wasserlöslich

Folsäure	gekeimte Körner (z.B. Weizen-, Sojakeime), frisches grünes Blattgemüse, Bierhefe, Orangen, Leber	Bildung v. roten Blutkörperchen (Hämoglobine), Eiweißverwertung	hohe Verluste durch Hitze und Lagerung (bis 100 %); wasserlöslich
B12	tierische Produkte (Fleisch, Milch...), milchsäurevergorenes Gemüse (Sauerkraut...)	Bildung und Regenerierung roter Blutkörperchen, (verhütet Anämie), Wachstumsförderung	gemeinsam mit Folsäure an Proteinbiosynthese beteiligt; wasserlöslich
C Ascorbinsäure	alle frischen Gemüse und Salate, Petersilie, Schnittlauch, Kresse, Löwenzahn, Sauerkraut, Tomaten, Kartoffel, Beeren, Hagebutten, Zitrusfrüchte.	Bindegewebsstoffwechsel (Gewebeelastizität)	hohe Verluste bei Kochen, Lagern und durch Lichteinfluß (Oxidation); wasserlöslich
D Calziferol	Vollgetreide, Spinat, Löwenzahn, Öl, Milchprodukte, Eier, Lebertran, Kakao	Knochenbildung, Regulation der Kalzium- und Phosphorverwertung	zur Bildung aus Provitamin im Körper Sonnenlicht wichtig; fettlöslich
E Tokopherol	Vollgetreide, grüne Gemüse, Nüsse, Samenkerne (Sesam, Sonnenblumen), Sojaöl, Weizenkeimöl, Milch, Butter, Lebertran	Muskulatur, Herzfunktion, Fortpflanzung	fettlöslich
K Menachinone	Vollreis, Soja, grüne Blattgemüse, Brennessel, Eidotter, ungehärtete Öle, Leber, Yoghurt	Einfluß auf Leberfunktion, Blutgerinnung	wird aus Provitamin in Darmflora produziert; fettlöslich

Kapitel III
Körperliche Faktoren

> *Gesundheit erflehen die Menschen von den Göttern; daß es aber in ihrer Hand liegt, diese zu bewahren, daran denken sie nicht*
>
> Demokrit

Niemand kommt als unbeschriebenes Blatt zur Welt; welcher Anteil jedoch vererbt und welcher durch die Umwelt bestimmt wird, ist eine Frage, die in der Wissenschaft noch umstritten ist. Mit Hilfe der eineiigen Zwillingsforschung (sie haben die gleichen Erbanlagen) versucht man seit langem, darauf eine gültige Antwort zu finden.

Sicher ist jedenfalls, daß bestimmte körperliche Merkmale vererbt, also durch unsere Gene bestimmt werden. So sind Augenfarbe, Haarfarbe, Körpergröße, Beschaffenheit der Organe, die Struktur und Größe des Gehirns, die somit den Rahmen der Intelligenz setzt, und vielleicht auch verschiedene Temperamentstypen anlagebedingt vorgegeben. Bei den meisten Eigenschaften kommt es allerdings auf die Umweltfaktoren an, die einen Einfluß darauf haben, inwieweit die Vererbung zum Tragen kommt. Lassen Sie uns dies hinsichtlich der Körpergröße darstellen: Wie groß jemand werden kann, ist in seinen Genen festgelegt; ob er allerdings diese vorgegebene Größe wirklich erreicht oder sogar größer wird, hängt wieder von den Außenbedingungen ab, in denen er aufwächst, wie z.B. Ernährung, Krankheiten ...

Oder andere Beispiele: Ein Kind, das anlagemäßig sehr vital und temperamentvoll ist, kann durch eine entsprechende ungünstige Erziehung depressiv und ängstlich werden oder eine ererbte hohe Intelligenz kann sich durch mangelnde Förderung des Milieus nicht gut entwickeln.

Fassen wir also zusammen: Die Vererbung setzt bestimmte Grenzen, innerhalb deren sich das Individuum entwickeln kann und zwar je nachdem, ob die Umweltfaktoren fördernd oder hemmend wirken.

Was heißt das nun in bezug auf unser Thema Gesundheit? Gewisse Organe werden bei dem einen anlagemäßig sehr kräftig und robust ausgeprägt sein, andere dagegen schwächlicher und anfällig. Es wird nun an unserer Lebensweise bzw. -einstellung liegen, ein Maximum aus unseren Anlagen zu machen. Eine positive Lebenseinstellung, Harmonie, Optimismus und Selbstvertrauen werden sich auch auf die körperliche Ebene übertragen und dort für Entspanntheit, Vitalität, gute Durchblutung und somit für bestmögliche Funktion aller Organe sorgen. Angst, Kummer, Niedergeschlagenheit werden hingegen zu körperlicher Verspannung, schlecht funktionierendem Kreislauf, gestörter Hormonsekretion und somit auch zu erhöhter Krankheitsanfälligkeit führen. Ein noch so robust angelegtes Verdauungssystem wird durch ständig falsche Ernährung erkranken, ein schwacher Kreislauf durch sinnvolles Training gestärkt werden.

Krankheit ist also, abgesehen von Ausnahmefällen, nicht etwas, was schicksalhaft vorgegeben ist und über uns hereinbricht, sondern in bestimmtem Ausmaß etwas *Erworbenes,* sei es durch unsere Unwissenheit, Unbekümmertheit oder unseren Leichtsinn. Gesundheit und Wohlbefinden kann in physischer und psychischer Hinsicht demnach in bestimmten Grenzen zu einem Großteil selbst mitbestimmt werden.

Dazu ist es günstig, unseren Körper und seine Schwachstellen besser kennenzulernen. Vielleicht sollten Sie sich einmal die Zeit nehmen, eine ,,Prüfliste" für Ihr Organsystem durchzugehen (wie es z.B. *Samuels/Bennet* in ihrem ,,Körperbuch" vorschlagen):

– Welche Organe sind bei Ihnen besonders anfällig und waren häufig erkrankt? (Augen, Brust, Drüsensystem, Extremitäten einschließlich Gelenken und Muskeln, Genitalien, Haut und Haare, Herz, Lunge, Magen-Darm-Trakt, Mund und Zähne, Nase, Nervensystem, Ohren, Urogenitaltrakt ...)?
– Welche beruflichen Gesundheitsrisiken könnten bei Ihnen zum Tragen kommen? (z.B. ausschließlich sitzende oder stehende Tätigkeit, Einatmen von Chemikalien, Lärm, besonderer Zeitdruck und Streß bei der Arbeit ...)?
– Wie reagieren Sie psychisch in Belastungssituationen (z.B. depressiv, jähzornig, hysterisch ...)?
– Welche Erkrankungen sind in Ihrer Familie häufig vorgekommen?

Wenn Sie diese Liste durchgegangen sind, so überlegen Sie, welche Maßnahmen Sie bisher gesetzt haben (z.b. zum Arzt gegangen, Medikamente, Psychotherapie, Selbsthilfe mit Hausmitteln, Entspannung, Massage ...). Welche Hilfen waren unter welchen Bedingungen erfolgreich, welche nur kurzfristig (Symptomheilung) und welche verschafften Ihnen anhaltende Besserung (Ursachenbeseitigung)?

Was können Sie nun vorbeugend für die Schwachstellen Ihrer Gesundheit tun, nachdem Sie Ihre Organprüfliste durchgegangen sind?

Unsere Aufgabe soll es nicht sein, auf einzelne Erkrankungen einzugehen, sondern unser Ziel ist es eher, allgemeine Möglichkeiten zu besprechen, die Ihre körperliche Gesundheit (und damit auch die psychische) fördern und auch prophylaktisch wirksam sind.

Bewegung

In unserem Körper gibt es mehr als 600 verschiedene Muskelgruppen, die die Aufgabe haben, unseren Körper zu stützen und seine Bewegung zu ermöglichen. Dabei ist es wichtig, daß der Zustand der Muskeln immer elastisch und locker ist und daß sie gut durchblutet sind, damit sie sich jederzeit ohne Mühe dehnen bzw. zusammenziehen können. Ein harter, untrainierter Muskel bringt bei Bedarf nicht die nötige Leistung, beginnt schnell zu ermüden und zu schmerzen und behindert außerdem die Funktion der umliegenden Organe. Da er auch schlecht durchblutet ist, wird die jeweilige Körperregion unterversorgt und somit anfälliger gegen Infektionskrankheiten, bzw. die Genesungszeit bei Erkrankungen ist verlängert.

Viele Zivilisationsschäden stehen eng im Zusammenhang mit unserer bewegungsarmen Lebensweise: Wirbelsäulenschäden, Kreuzschmerzen, Herz- und Kreislaufbeschwerden, ungenügende Atmung mit allen Folgeerscheinungen, Ablagerungen in Gelenken und Gefäßen etc. Auch unser für die Infektionsabwehr wichtiges Lymphsystem benötigt die kontinuierliche Muskelbewegung, damit die Lymphflüssigkeit durch den ganzen Körper gelangt.

Da wir unsere alltägliche Arbeit schon soweit technisiert haben, daß wir unsere Muskeln dafür kaum noch ernstlich einsetzen müssen, sind heute körperliche Übungen und Sport zu einer gesundheitlichen Notwendigkeit geworden. Dabei sollten Sie auf zweierlei achten:

– Sport und körperliche Betätigung sollten Spaß machen und keine Quälerei sein, denn nur so werden sie diese locker und entspannt ausführen;
– vom Gesundheitsstandpunkt aus eignen sich vor allem Sportarten, die harmonisch und kontinuierlich auszuführen sind.

Sie sollten möglichst den ganzen Körper betreffen, wobei Ausdauer wichtiger als kurzfristige Höchstleistung ist. In diesem Sinne ist Wandern, Waldlaufen, Skilanglauf, Schwimmen, Rudern, Radfahren oder Tanzen günstiger als Kurzstreckenlauf, Tennis, Geräteturnen, Stemmen etc. Es kommt also nicht auf Leistungen an, sondern vielmehr auf regelmäßige Bewegung und tägliches Training.

Die Fitness Ihrer Muskulatur wird sich nicht nur auf Ihren körperlichen Zustand positiv auswirken, sondern auch Ihr psychisches Wohlbefinden und Ihre Vitalität beeinflussen. So hat man mittels Lauftraining sehr gute Erfahrungen in der Therapie mit depressiven Patienten gemacht. Körperliche Aktivierung und psychisches Wohlbefinden stehen in enger Wechselbeziehung, so daß wir auch bei Gefühlen von Energielosigkeit, Niedergeschlagenheit oder Depression und innerer Unruhe an eine Besserung durch körperliche Betätigung oder Sport denken sollten. Ein Fehlen von ausreichender Bewegung (und wer leidet nicht unter Bewegungsmangel) wird uns langfristig anfällig für viele Krankheiten machen und auch unsere Lebensfreude dämpfen.

Massage

Massage in all ihren Formen kann sowohl eine Heilbehandlung als auch eine vorbeugende Maßnahme sein. Sie sorgt für Gesundheit und Wohlbefinden durch das Geschmeidigwerden von Haut, Muskulatur und Bindegewebe. Sie fördert die Durchblutung, löst Verspannungen und lindert dadurch Schmerzen, beseitigt Ablagerungen etc. Sie bewährt sich durch ihre entspannende Wirkung auch bei Streßerscheinungen, Nervosität und Ängsten.

Es gibt eine Vielzahl von Massagetechniken, von denen wir hier nur zwei herausgreifen wollen, da sie in den Händen eines Fachmannes sowohl prophylaktische als auch diagnostische und therapeutische Wirkung haben, nämlich Akupressur und Reflexzonenmassage. Beide Methoden haben ihre Wurzeln in der altchinesischen Medizin, werden aber zunehmend auch bei uns populärer.

– *Akupressur,* auch Shiatsu genannt, ist eine Massage- und Fingerdrucktechnik, bei der bestimmte Punkte („Tsubos") stimuliert werden, um Schmerzen, Verspannungen und chronische Erkrankungen positiv zu beeinflussen. Diese Druckpunkte sind jedoch nicht identisch mit den schmerzenden Stellen (so befinden sich z.B. wichtige Punkte für die Blase entlang der Wirbelsäule). Die 361 bekannten Tsubos liegen entlang der 14 Meridianlinien, in deren Verlauf der Energiefluß stattfindet.

Die Wirkung der Akupressur wird darauf zurückgeführt, daß durch die Massage der blockierte Energiekreislauf wieder in Gang kommt. Es ist bisher nicht gelungen, die Wirkungsweise der Akupressur mit westlichen Wissenschaftsbegriffen vollständig zu klären; die Wirkung der Methode ist aber unbestreitbar.

– *Reflexzonenmassage:* Wie bei der Akupressur handelt es sich dabei ebenfalls um eine jahrtausendalte ostasiatische Diagnose- und Heilmethode, die 1913 auch vom amerikanischen Arzt William *Fitzgerald* unabhängig davon entdeckt wurde. Die Methode beruht auf der Erkenntnis, daß es am ganzen Körper Reflexzonen gibt, deren Stimulation die Funktion von oft weit entfernten Organen verbessert bzw. Schmerzen lindert. Die Wirkungsweise der Reflexzonenmassage ist umstritten. Es gibt Theorien, die davon ausgehen, daß, wie bei der Akupressur, Energiepunkte auf Meridianen aktiviert werden; andere vertreten die Hypothese, daß bei der Massage Nervenenden stimuliert werden, die entsprechende Impulse an die betreffenden Körperregionen und Organe weitergeben.

Besonders eignen sich die Füße für die Reflexzonenmassage, wo man 72.000 Nervenenden pro Fuß festgestellt hat. Es gibt Reflexzonentafeln, die in übersichtlicher Form die entsprechenden korrespondierenden Körperteile und Organe abbilden. So befindet sich z.B. die Reflexzone für den Magen unterhalb des Fußballens. Hat nun jemand einen erkrankten Magen, so wird er bei der Massage dieser Stelle am Fuß (!) Schmerzen empfinden, d.h. man kann diese Methode auch als Diagnosehilfsmittel verwenden. Eine entsprechende Massage dieser Magen-Reflexzone am Fuß wird bei fachkundiger und regelmäßiger Anwendung Linderung der Magenschmerzen oder auch eine Besserung einer eventuellen Magenschleimhautentzündung bringen. Gewarnt sei allerdings davor, alle Beschwerden damit heilen zu wollen (bei Magenkrebs wird diese Methode wenig bringen!). Die Reflexzonenmassage ist gut als Hilfsmittel zur Diagnose geeignet, da Schmerzen auf bestimmten Fußpunkten angeben, daß hier etwas nicht in Ordnung ist. Sie zeigen aber nicht, ob es sich hier z.B. um Verspannungen, Entzündungen oder Geschwüre handelt; es ist also keine Differentialdiagnose möglich. Außerdem sind genaue anatomische Kenntnisse nötig, sowie das Wissen um Zusammenhänge bestimmter Erkrankungen.

Für den Laien eignet sich die Fußreflexzonenmassage allerdings nach Erwerb ausreichender Kenntnisse und praktischer Übungen unter Anleitung einer Fachkraft sehr gut zur Linderung von Unpäßlichkeiten wie Schnupfen, Husten, Halsentzündungen, Spannungskopfschmerz, träger Verdauung, Menstruationsbeschwerden, Kreuzschmerzen u.v.m., sowie zur allgemeinen Entspannung und Anregung.

Leistungs- und Erholungsrhythmen

Unser Körper unterliegt einem natürlichen Rhythmus von Leistungs- und Erholungsphasen, die wir berücksichtigen sollten. So hat man z.B. festgestellt, daß die Konzentrationsfähigkeit des Menschen unter normalen Umständen etwa 45 Minuten anhält und dann absinkt bzw. nur noch mit übermäßiger Anstrengung aufrechtzuerhalten ist. Es wäre wichtig, diese Tatsache auch bei unserer alltäglichen Arbeit einzuplanen, egal, ob wir jetzt als Schüler oder Student lernen, als Lehrer unterrichten, ob wir Autofahren, am Fließband arbeiten oder Bücher schreiben. Beachten wir diesen natürlichen Rhythmus nicht, so laufen wir Gefahr uns zu überfordern, werden vermehrt Fehler machen, in unserem Arbeitstempo absinken oder gar über unsere schlechte Konzentration deprimiert sein. Wenn wir dagegen eine kurze Ruhepause von 10-15 Minuten einschalten, so geben wir unserem

Körper die Möglichkeit, sich zu regenerieren, Abfallprodukte aus den Körperzellen ungestört abzutransportieren, Nährstoffe aufzunehmen und dadurch wieder neue Spannkraft zu schaffen. Dieser Rhythmus von 3/4 Stunde Leistung und 1/4 Stunde Erholung ist selbstverständlich nur eine grobe Richtlinie. Es hängt natürlich auch von der Schwere der Arbeit und von individuellen Faktoren wie Motivation, Gesundheitszustand etc. ab, wann wir eine Pause benötigen. Jeder muß dabei seinen eigenen Rhythmus finden.

Ebenso verhält es sich mit dem Wach- und Schlafrhythmus, denn auch hier sind 7-8 Stunden Schlaf nur ein grobes Richtmaß. Das individuelle Schlafbedürfnis ist auch vom Grad der Ermüdung, dem Gesundheitszustand, von psychischen Faktoren, aber auch von der Jahreszeit abhängig. Gerade in Zeiten erhöhter Leistungsanforderung sollten wir unserem Körper ausreichend Schlaf gönnen und nicht gerade hier Zeit einsparen wollen. Auch während einer Krankheit ist Schlaf für Heil- und Abwehrprozesse des Körpers wichtig. Ein geregelter Schlafrhythmus beugt Schlafstörungen vor. Wer unregelmäßig über eine längere Zeit hindurch schlafen geht oder wer vor dem Schlafengehen sich Aufregungen aussetzt (Fernsehen, Lesen aufregender Geschichten, Streitgespräche oder Problemwälzen), sollte sich über Schlafstörungen nicht wundern. Der Griff zur Schlaftablette ist aber dann die schlechteste aller Möglichkeiten (von Extremsituationen einmal abgesehen), denn sie vertuscht die Ursachen und schädigt den Organismus.

Leiden Sie unter Schlafstörungen, so sollten Sie folgende Punkte berücksichtigen:

– etwa täglich zur gleichen Zeit zu Bett gehen und morgens aufstehen, damit sich Ihr Organismus an einen Rhythmus gewöhnen kann
– sich auf das Zubettgehen einstellen, langsam den Tag ausklingen lassen und zur Ruhe kommen
– sich auf das Niederlegen freuen und nicht ängstlich darauf warten, ob Sie einschlafen können, wobei Ihnen die Einstellung helfen wird, daß auch Ruhen Erholung bringt, wenn auch der Schlaf noch auf sich warten läßt
– abends nicht zuviel essen, denn „mit vollem Bauch" schläft es sich schlecht
– wenn Sie nicht gleich einschlafen können, versuchen Sie sich zu entspannen, eventuell mit Autogenem Training oder anderen Entspannungsübungen

- vermeiden Sie Grübeleien, Rückblicke auf den zu Ende gehenden Tag oder Pläneschmieden für den kommenden, nehmen Sie sich dafür tagsüber Zeit. Grübeleien können Sie stoppen, wenn Sie sich auf Atmungs- oder Entspannungsübungen konzentrieren
- überprüfen Sie den Standort Ihres Bettes, denn Schlafstörungen können unter Umständen ihre Ursache in schädigenden Erdstrahlungen haben
- wenn Sie nachts aufwachen (Schlafunterbrechungen) ist das kein Unglück, stellen Sie sich eine schöne, angenehm erlebte Situation vor und Sie werden wieder einschlafen
- und schließlich und endlich sorgen Sie für ein gutes Bett mit einer körpergerechten Matratze entsprechend Ihres Körpergewichtes (nicht alle eleganten und teuren Betten sind auch gute Betten!). Wählen Sie eine Ihnen angenehme Schlafstellung, die Sie immer dann einnehmen, wenn Sie einschlafen wollen, so daß dies für Ihren Körper das Signal zum Schlafen wird.

Vielleicht ist es auch noch interessant zu erwähnen, daß alle unsere Organe im Tagesverlauf ebenfalls einen Rhythmus von Aktivität und Regeneration einhalten. Die folgende Abb. 6 soll die Zeit der maximalen Aktivitäten darstellen:

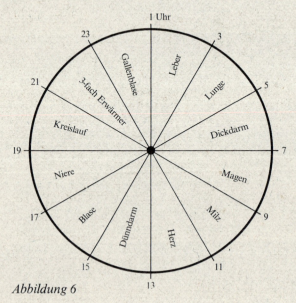

Abbildung 6

Zur Verdeutlichung ein Beispiel: Der Magen hat sein natürliches Aktivitätsmaximum etwa zwischen 7-9 Uhr morgens, sein Aktivitätsminimum zwischen 19-21 Uhr. Stellen Sie Ihre Eßgewohnheiten danach ein.

Der Dickdarm hat sein Energiemaximum zwischen 5-7 Uhr morgens – es ist also wahrscheinlich kein Zufall, daß Langschläfer häufig über Verstopfung klagen, da sie die Hauptaktivitätszeit ihres Darmes verschlafen!

Vielleicht sollten wir uns wieder mehr auf diese natürlichen Rhythmen von Leistungs- und Erholungsphasen besinnen, von denen wir uns meist durch unseren Lebensstil schon weit entfernt haben.

Atmung

Wir können nur über Atmung und Ernährung unserem Körper Energie von außen zuführen. Doch während wir wochenlang ohne Nahrung und tagelang ohne Trinken auskommen können, genügen wenige Minuten ohne Atmung, um den Tod herbeizuführen.

Es ist also nicht übertrieben, wenn *Lysebeth* in seinem Yogabuch ein Kapitel mit „Atmen heißt leben" überschreibt. Denn unser Leben hängt von einer ständigen Versorgung aller Körperzellen mit Sauerstoff ab. Durch die Atmung kommt der Sauerstoff in die Lunge und wird von hier durch das Blut in alle Körperzellen gebracht, d.h. Milliarden von Zellen sind von unserer Atmung abhängig.

Die Atmung läuft unwillkürlich und reflexartig ab, d.h. wir atmen automatisch. Zum Unterschied von vielen anderen organischen Prozessen, wie Verdauung oder Nierentätigkeit, können wir das Atmen aber jederzeit auch bewußt steuern, also nach Belieben schneller, langsamer, tiefer oder flacher atmen.

Durch unsere häufig sitzende Haltung, durch zu enge Kleidung und besonders durch Verkrampfungen im Brust- oder Bauchraum atmen viele Menschen heute schlecht. Falsche Atmung erhöht aber nicht nur das Risiko einer Lungenerkrankung, sondern führt zu einer Unterversorgung aller Körperzellen mit Sauerstoff. Blässe, Müdigkeit, Nervosität, leichte Erschöpfbarkeit, Konzentrationsmangel können die Folge sein, schwere organische Erkrankungen schließen sich oft daran an. Wie eng unsere Atmung mit unserem psychischen Erleben zusammenhängt, ist sprichwörtlich: ,,mir stockt vor Schreck der Atem", ,,vor lauter Angst hielt ich den Atem an" usw. Hingegen gewährt eine gute Atmung eine weitgehende Immunität (z.B. gegen Tuberkulose) des Körpers.

Verkrampfte Menschen atmen schlecht. Daher beinhalten viele bekannte Entspannungsmethoden Atemübungen. Die Yogis stellen die Zahl der Atemzüge sogar in Beziehung zur Lebensdauer: langsames, tiefes Atmen heißt gesund und lange leben!

Es würde nun zu weit führen, auf einzelne Übungen zur Schulung der Atmung einzugehen. Dazu müssen wir auf die einschlägige Literatur verweisen (z.B. *Lysebeth* oder *Coblenzer-Muhar*). Hier wollen wir uns auf die normale Bauch- und Brustkorbatmung beschränken. Eine richtige Atmung setzt eine ruhige, langsame Ausatmung voraus, denn nur so kann sich die Lunge wieder mit frischer Luft füllen. Bei der Ausatmung entspannen sich die Muskeln, die die Einatmung steuern, die Brust drückt durch ihr Eigengewicht beim Senken die verbrauchte Luft aus der Lunge und schließlich kann auch noch die Bauchmuskulatur mithelfen, die Lunge noch mehr zu entleeren. Doch das alles sind Vorgänge, die Zeit brauchen. Wer schnell und hastig atmet, entleert seine Lunge immer nur unvollständig, was zur Folge hat, daß weniger frische, sauerstoffreiche Luft eingeatmet werden kann; um aber genug Sauerstoff zur Verfügung zu haben, wird wieder schneller geatmet, wodurch aber wiederum zuviel verbrauchte Restluft in der Lunge bleibt. So geht der unselige Kreislauf der schlechten Atmung weiter.

Die Bauchatmung kann man als günstigste Atmungsart bezeichnen. Beim Einatmen wölbt sich der Bauch nach außen und das Zwerchfell senkt sich (siehe Abb. 7 a). Dadurch füllt sich die Lungenbasis mit Luft. Bei der Ausatmung senkt sich die Bauchdecke wieder und das Zwerchfell hebt sich (siehe Abb. 7 b).

Die Ausatmungsphase soll in der Regel doppelt so lange sein wie die Einatmungsphase. Eine ganz kurze Ruhepause sowohl nach dem Ein- wie nach dem Ausatmen ermöglicht ein besseres Ausnützen der Lungenkapazität und somit eine bessere Versorgung des Blutes mit Sauerstoff. Man könnte also die Atmung mit einem Viertaktmotor vergleichen:

1. Einatmen 3. Ausatmen
2. kurze Atempause 4. kurze Atempause

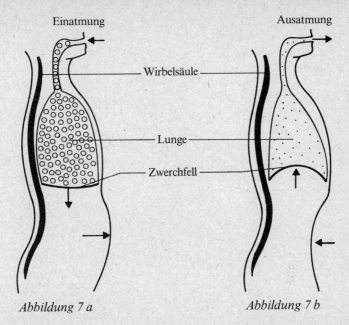

Abbildung 7 a   *Abbildung 7 b*

Neben der guten Sauerstoffversorgung bringt eine gute und langsame Bauchatmung noch den Vorteil, daß durch die rhythmischen Bewegungen von Bauch und Zwerchfell die inneren Organe (besonders die Därme) konstant massiert werden, was ihre Funktion verbessert.

Die Brustkorbatmung dagegen ist weniger günstig, da dadurch der Lunge eine geringere Luftmenge zugeführt wird. Der Brustkorb wird mit den Rippen blasebalgartig gedehnt, wobei aber ein größerer Kraftaufwand im Vergleich zur Bauchatmung nötig ist.

Bei der *Schlüsselbeinatmung* wird durch Anheben des Schlüsselbeines Luft in die Lunge eingesogen. Es handelt sich dabei um die ungünstigste Atemform.

Die *Vollatmung* kombiniert alle 3 Atmungstypen miteinander zu einer harmonischen Atmung und gewährleistet dadurch die beste Durchlüftung aller Lungenteile. Probieren Sie es einmal: Legen Sie sich auf den Rücken und konzentrieren Sie sich nur auf die Atmung. Atmen Sie nun vollständig aus und nach einer kleinen Pause mittels Bauchatmung ein. Ist der Bauch stark nach außen gewölbt, schließen Sie ohne Unterbrechung die Brustatmung durch Dehnen des Brustkorbs an; zum Schluß heben Sie noch die Schlüsselbeinregion an. Das alles sollte ein harmonischer Vorgang sein! Halten Sie dann kurz inne und atmen Sie anschließend besonders langsam und leise aus und zwar in der Reihenfolge der Einatmung, also zuerst Bauch-, dann Brust- und Schlüsselbeinregion, danach halten Sie wieder kurz inne. Wichtig dabei ist, daß der gesamte Atemvorgang ausschließlich durch die Nase erfolgt. Natürlich braucht diese Vollatmung einige Übung bis sie ohne Anstrengung in eine harmonisierende Wellenbewegung übergeht. Aber die Mühe lohnt sich!

Zum Abschluß noch ein Hinweis auf den engen Zusammenhang zwischen Atmung und psychischem Geschehen. Versuchen Sie besonders in Streßsituationen ruhig und tief zu atmen. Beginnen Sie schwierige Situationen mit einer kräftigen Ausatmung (egal, ob Sie jetzt mit Angst ein Zimmer betreten oder etwas Schweres heben sollen). Und gönnen Sie sich 10 Atemzüge der Vollatmung nach überstandener Anstrengung zur Regeneration. Ihre Gesundheit und Ihr Wohlbefinden werden es Ihnen zu danken wissen.

Entspannung

Werfen wir heute einen gezielten Blick auf unsere Mitwelt, dann bemerken wir, daß der moderne Mensch ein anscheinend gequältes Wesen ist. Nervosität, Schlaflosigkeit, Ängste, Ticks, Verspannungen aller Art und psychosomatische Erkrankungen scheinen der Tribut an die schnellebige Zeit zu sein. Wenn auch die moderne Pharmaindustrie hier ihre Glückspillen zur Beruhigung und Entspannung mit gewaltigem finanziellen Aufwand einsetzt, so hat das offensichtlich nicht die erwartete Wirkung. Sie beseitigen höchstens Symptome, aber nicht das Problem selbst.

Neben der richtigen Atmung scheint uns auf körperlichem Gebiet der beste Weg zur Ausgeglichenheit und Gesundheit die Fähigkeit zur Entspannung zu sein. Entspannung kann sowohl prophylaktisch (vorbeugend) als auch therapeutisch wirken. Prophylaktisch deshalb, weil Entspannung ein gutes Mittel gegen die hektische und leistungsdominierende Welt ist. Entspannung kann somit als ,,Katalysator" bzw. als Abschirmung gegen zu starke Reizeinflüsse gelten. Therapeutisch insofern, da das Nerven- und Muskelsystem entkrampft wird, die Körperfunktionen wieder ungestört arbeiten können und in der Folge psychosomatische Erkrankungen positiv beeinflußt werden. Sie dämpft natürlich auch persönliche Störungen wie Ängste, Streßverhalten, Konzentrationsprobleme etc.

Der Begriff „Entspannung" wird als Gegensatz zur „Spannung" verstanden und nicht, wie fälschlich gebraucht, zur „Verspannung". Spannung in der richtigen Dosierung ist notwendig und naturgemäß und soll situationsangemessen sein. Die Körperfunktionen und die Nerventätigkeiten des Menschen stehen ständig in Wechselwirkung zwischen Spannung und Entspannung. Im vegetativen Nervensystem gibt es dafür speziell die beiden Hauptkomponenten, den Sympathikus (aktivierend) und den Parasympathikus (entspannend), siehe Kap. IV-2 (Psychische Störungen).

Verspannung meint eine Art der Verkrampfung, eine Fehl-Spannung (Fehlsteuerung). Man könnte die Verspannung vielleicht mit einem Auto vergleichen, das immer zu hochtourig gefahren wird, daher mehr Energie verbraucht und schneller verschleißt. Verspannungen können in muskulären, vegetativen, organischen und auch psychischen Bereichen auftreten. Diese Differenzierung ist allerdings nicht sehr zielführend, da Verspannungen in einem Bereich, in Wechselwirkung zu allen anderen stehen und somit ein Verspannungsbereich den anderen herbeiführt.

Wie entstehen nun Verspannungen, welche Konsequenzen und Auswirkungen sind zu erwarten? Verspannungen sind ein Produkt der Wechselwirkung Psyche – Körper – Situation. Um das anschaulich darzulegen, konstruieren wir ein Beispiel: Der Chef ärgert sich und brüllt den Mitarbeiter an. Der Mitarbeiter bewertet die Situation und erwartet bestimmte Konsequenzen. Gedanken entstehen wie z.B. „Ich bin immer an allem schuld – er kann mich nicht leiden – wieso immer ich". Die Reaktion darauf ergibt negative Gefühle: Unsicherheit, Hilflosigkeit, Ängste oder Aggressionen. Die Folgen dieser erlebten Situation können inadäquate physiologische Reaktionen sein. Bestimmte Muskelgruppen verkrampfen sich, das Vegetativum reagiert mit Magen- und Darmtraktreaktionen, die Knie werden weich, man errötet... Das Registrieren dieser körperlichen Prozesse führt neuerlich zu Ängsten und Verspannungen.

Die Folgen der Verspannung (wenn sie häufig auftreten) werden demgemäß sein:

– Niedergeschlagenheit, Ängste, körperliches Unbehagen (psychische und physiologische Ebene)

- Muskelverkrampfungen (motorische Ebene) und Schmerzen
- gestörte Hormonsekretion (vegetative Ebene)
- Störung des Blutkreislaufes, der lebenswichtige Vitalstoffe (Vitamine, Spurenelemente ...) transportieren soll, die aber nicht mehr überall gleichmäßig hingelangen. Organe werden somit unterversorgt – es entstehen schließlich auf Dauer gesehen Erkrankungen
- Verschleiß an Nervenenergie und Muskelkraft
- Vermehrte Krankheitsanfälligkeit

Die ungünstige Koppelung zwischen der erlebten Situation und den vielfältigen Reaktionen kann durch ein gezieltes Entspannungstraining systematisch „entkoppelt" werden. Durch körperliche und geistige Entspannung werden Ängste reduziert, Probleme erscheinen in geringerer Dimension und sind daher besser angehbar.

Entspannung ist sicherlich kein Heilmittel schlechthin – sie ist aber die Voraussetzung für körperliche Gesundheit und psychische Zufriedenheit. Vergessen wir nämlich nicht, daß viele sogenannte „organische Erkrankungen" verspannungsbedingt sind! Wir müssen nur begreifen, daß wir uns Gesundheit, und Entspannung ist ein Teil davon, erarbeiten müssen.

Wie, das wird Ihnen dieses Kapitel anhand von verschiedenen Entspannungstechniken bzw. das *Selbsthilfeprogramm gegen Verspannungen* (ganzheitliche Entspannung im Kapitel IV-3) zeigen.

Autogenes Training (AT)

Das Autogene Training, vom Berliner Nervenarzt *J.H. Schultz* (1932) entwickelt, ist eine Methode der konzentrativen Selbstentspannung, die ihrem Wesen nach eine Autosuggestion d.h. also eine Selbstbeeinflussung ist. Mittels festgelegter Übungen kann ein Entspannungszustand geschaffen werden, der eine psycho-vegetative „Umschaltung" des Gesamtorganismus ermöglicht.

Ziel dieser Übungen ist es, durch Vorstellungen (sogenannte subvokale Verbalisierung) Einfluß auf das vegetative Nervensystem auszuüben, um so auch im psychischen Bereich eine Entkrampfung zu erreichen. Die Unterstufe des Autogenen Trainings besteht aus 6 vorgeschriebenen Übungen, die stufenweise erlernt werden. Vorangestellt wird eine Ruheformel, die eine allgemeine Beruhigung von Körper und Psyche einleitet.

1. Schwereübung:
   Wirkung: muskuläre Entspannung
2. Wärmeübung:
   Wirkung: Entspannung der Blutgefäße
3. Herzübung:
   Wirkung: Beruhigung und Normalisierung der Herzarbeit
4. Atemübung:
   Wirkung: Harmonisierung und Passivierung der Atmung
5. Sonnengeflechtsübung:
   Wirkung: Regulierung und Entspannung der Bauchorgane
6. Kopfübung:
   Wirkung: Entspannung der Blutgefäße im Kopfbereich

Spezielle Zusatzformeln für individuelle Probleme können den Effekt des AT's noch unterstützen. In der Unterstufe des AT's wird also mittels der Kraft der positiven Vorstellung Einfluß auf bestimmte Körperteile und Organe genommen, deren gezielte Entspannung zur Harmonisierung des vegetativen Nervensystems und zu psychischem Wohlbefinden führt. Demnach ist das AT für jedermann empfehlenswert, besonders aber für Menschen günstig, die unter Streß, Konzentrationsstörungen und psychosomatischen Erkrankungen wie z.B. Schlafstörungen, nervösen Magen-Darmbeschwerden, Spannungskopfschmerzen, ,,Nervosität" etc. leiden.

Erlernen kann die Entspannungsmethode nahezu jeder. Es ist dazu keine besondere ,,Begabung" oder Sensibilität nötig. Der Erfolg kann allerdings nur gewährleistet werden, wenn regelmäßig und kontinuierlich geübt wird!

In der Oberstufe des AT's, die erst nach guter Beherrschung der Grundübungen begonnen werden soll, wird durch Vorstellungen und Bilder eine vertiefte Innenschau und Selbstklärung ermöglicht.

Das AT ist heute eine vielbenutzte Entspannungstechnik, die an vielen Institutionen (Volkshochschulen, ärztlichen Zentren, Sportzentren, psychotherapeutischen Beratungsstellen, Rehabilitationszentren...) sowohl in Gruppen als auch in Einzelsitzungen gelehrt wird. Da das AT funktionelle Vorgänge des Körpers beeinflußt, sollte es auf jeden Fall durch Fachleute (Psychologen, Ärzte) gelehrt und überwacht werden. Ein Selbstaneignen ist nicht angebracht.

Muskulaturrelaxation nach Jacobsen

Diese sehr gute und wirkungsvolle Methode versucht die verschiedenen Muskelgruppen des Körpers systematisch zu entspannen. Den vollständigen Ablauf finden Sie im Selbsthilfeprogramm unter „Verspannungen", Kap. IV-3.

Psychische Entspannung

Neben der körperlichen, darf auch die Notwendigkeit der psychischen Entspannung nicht übersehen werden. Im Kapitel IV-3, Selbsthilfeprogramm „Verspannungen", wird eine Übungsszene detailliert dargestellt.

Ganzheitliche Entspannung

Das ganzheitliche, integrative Entspannungstraining wird ebenfalls im Selbsthilfeprogramm „Verspannungen" im Kap. IV-3 Schritt für Schritt konkret dargestellt, so daß Sie es leicht erlernen können und eine vollständige Entspannung erreichen.

Yoga und Meditation

Yoga, eine jahrtausendalte indische Lehre, wurde erst in letzter Zeit auch bei uns zunehmend bekannt und vielfach für den westlichen Menschen adaptiert. Das Wort Yoga bedeutet in Sanskrit soviel wie verbinden, wiedervereinen und symbolisiert die Einheit von Körper, Geist und Seele. Yoga, oder das Ziel des Yogas, ist ein Ganzsein mit sich und dem Universum. Man unterscheidet dabei 4 Hauptarten von Yoga (Jnana Yoga, Bhakti Yoga, Raja Yoga, Karma Yoga). Diese 4 Yogaarten bilden nach indischem Denken eine Einheit. Die für westliche Menschen oft recht fremde indische Denkart führte dazu, daß Yoga bei uns vor allem in Form von Hatha-Yoga praktiziert wird, wobei hier der Ausgangspunkt der Körper ist. Die beiden wesentlichen Komponenten sind dabei bestimmte Körperstellungen (Asanas) und die gelenkte Atmung. Hatha-Yoga darf aber deswegen nicht mit einer Sonderform von Gymnastik verwechselt werden, denn nicht die körperliche Leistung, sondern die geistige Konzentration ist ihr Ziel.

Die Yoga-Literatur beschreibt sehr viele Körperstellungen, wobei 32 von ihnen als Übungsprogramm besonders günstig sind. Die Ausführung der Stellungen verlangt einige Übung, aber keinesfalls akrobatische Begabung, wie das manchmal fälschlich den Eindruck macht. Es kann demnach auch von älteren Leuten erlernt werden. Wesentlich ist dabei die volle Konzentration auf die ausgeführten Übungen, die nach Möglichkeit täglich etwa 20-30 Minuten dauern sollen.

Wir wollen hier beispielhaft eine der 32 Standardübungen herausgreifen und sie näher beschreiben, um Ihnen einen Eindruck von der Durchführung und Wirkungsweise zu geben. Wir stützen uns dabei auf zwei Yoga-Bücher *(Lysebeth* und *Kelner),* die auch für das Selbststudium geeignet sind und detaillierte Anleitungen und Abbildungen enthalten.

„Der Bogen: Bei dieser Übung legen Sie sich auf den Bauch, winkeln die Knie ab und bringen die Fersen so nahe wie möglich an das Gesäß, dabei fassen Sie mit den Händen die Fußgelenke. Nun heben Sie während des Einatmens Oberkörper und Beine, indem Sie die Beine vom Körper wegstrecken, die Knöchel aber dabei nicht loslassen. Bei dieser Übung arbeiten nur die Beine, die Arme sind passiv gestreckt, der Rücken entspannt. Während Sie in dieser Bogenstellung verharren (zu Beginn nur 10-20 Sekunden, später 1-2 Minuten) atmen Sie langsam und bewußt."

Die Wirkung dieser Übung besteht neben der Konzentrationsschulung in der Aktivierung der Verdauungsorgane und endokrinen Drüsen, sowie dem Geschmeidigwerden der Wirbelsäule, der Festigung der Muskulatur von Brust-, Bauch-, Rücken- und Beinbereich. Infolge der besseren Durchblutung der Niere zeigt sich eine positive Wirkung auf deren Entgiftungsfunktion. Aber auch die Atmung wird verstärkt und das Sonnengeflecht (vegetatives Nervensystem, das den Bauchraum versorgt) entspannt.

Diese Übungsbeschreibung soll wirklich nur eine „Kostprobe" sein. Wenn dadurch Ihr Interesse an Yoga geweckt wurde, so empfehlen wir Ihnen die Teilnahme an einem seriösen Kurs bzw. das Studium von Übungsbüchern.

Es gibt verschiedene Meditationsarten bzw. „Pfade", um Meditation durchzuführen. Gemeinsam haben sie alle, daß der Meditierende lernt, sich mit voller Konzentration auf ein Ziel zu richten. Damit werden andere Gedanken ausgeschaltet und der

Übende wird sich ein entsprechendes Bewußtsein erarbeiten (z.B. kann man Beten auch als eine Art der Meditation ansehen). Meditation ist also ein „In-sich-gehen", aus dem man Nutzen und Erkenntnis sammeln kann. Dazu ist eine bestimmte Körperhaltung (z.B. Lotossitz), viel Zeit und innere Sammlung notwendig.

Meditation kann man ebenso wie Gefühle nicht präzise beschreiben. Die Erfahrungen der Meditation muß jeder selber machen, um zu begreifen, was sie ist. Dieses Erlebnis ist wirklich unvergleichlich.

Meditation als geistiges Yoga kann gut mit dem Hatha-Yoga verbunden werden und wahrt so den Ganzheitsanspruch des Yogas.

Wir empfehlen Ihnen daher (unter Anleitung eines Yoga-Lehrers) den Hatha-Yoga und anschließend Meditation zu machen. Das wird zusammen ca. 3/4 bis 1 Stunde in Anspruch nehmen. Sie werden eine große innere Ruhe finden, sich wohl und der Welt gewachsen fühlen.

Menschen mit schweren psychischen Erkrankungen (wie Schizophrenie, Epilepsie . . .) sollten Meditation gar nicht oder nur reduziert machen, da es Fälle gegeben hat, wo diese Erkrankungen durch Meditation ausgelöst oder verstärkt wurden.

Yoga ist eines der ältesten und umfassendsten Systeme der Welt. Es stellt wohl eine der besten Möglichkeiten dar, um zu innerer „Wahrheit" zu gelangen. Wir wagen zu behaupten, daß alle westlichen Entspannungspraktiken viele Yoga-Elemente enthalten bzw. auf Yoga aufbauen.

Yoga ist an sich ein großes philosophisches System östlicher Denkart. Auch für den westlichen Menschen enthält es viele interessante Aspekte. Wir wollen aber nicht näher darauf eingehen. Im Grunde ist Yoga eine Lebensart und um es vollständig zu erleben, würde man natürlich auch diese Lebensphilosophie benötigen.

Im Sinne unseres Generalthemas „Gesundheit" meinen wir, sollte man nach der Vorstellung leben:

„Handle und lebe meditativ"

Das heißt mit anderen Worten: versuche im inneren Gleichgewicht zu sein, bleibe entspannt, konzentriere dich und sei voll bei einer Sache zu einer Zeit!

Körperhygiene

Hygiene ist ein wichtiger Faktor für unsere Gesundheit, denn durch regelmäßige Reinigung unseres Körpers entfernen wir Abfallprodukte von der Haut und Verunreinigungen, die von außen auf die Körperoberfläche gelangen. Doch Vorsicht, zu viele und falsche Reinigungsmittel können der Haut schaden!

Die Haut ist eine lebende Substanz, die atmet und durchlässig ist und an deren Oberfläche ein ausgewogenes Gleichgewicht hinsichtlich bestimmter Mikroorganismen (Bakterien) herrscht. Unser heute häufig übertriebener Sauberkeitsbegriff läßt uns mit diesem empfindlichen Gewebe aber oft umgehen wie mit einem Plastikbezug – wir schrubben und rubbeln mit zu heißem Wasser und zu scharfen chemischen Reinigungsmitteln. So kommt es, daß Hautärzte immer häufiger von Hautreizungen und -infektionen, die über den Kontakt mit Chemikalien entstehen, berichten. Z.B. mußte das lange verwendete Hexachlorophen (starkes Baktericid in Desinfektionsmitteln) deshalb aus dem Handel gezogen werden.

Bei der Körperpflege ist also zu beachten, daß die gesunde Haut von einem Schutzmantel umgeben ist, der in seiner Zusammensetzung einem pH-Wert (Säuregehalt) von 5,5 entspricht. Dieser natürliche Säuremantel der Haut schützt vor Bakterien, Chemikalien und Hautpilzen, wird aber beim Waschen mit handelsüblichen (alkalischen) Seifen zerstört und muß von der Haut daher immer wieder neu aufgebaut werden. Bei zu häufigem Waschen mit solchen Mitteln kann es zu Hautreizungen und Entzündungen kommen, sowie zu einer erhöhten Pilzinfektionsgefahr. Es ist daher empfehlenswert, alkalische Seifen möglichst selten zu verwenden bzw. alkalifreie Produkte zu benützen, die natürliche und organische Substanzen enthalten. Dasselbe gilt für Haarpflegemittel und Präparate zur Intimpflege. Auch hier richten ungeeignete Mittel mehr Schaden als Nutzen an, indem sie zwar reinigen, aber das natürliche bakterielle Gleichgewicht der Haut stören und so besonders die Ansiedlung von Pilzen begünstigen.

Testen Sie doch einmal Ihre Haut nach einem Bad! Gesunde Haut sollte sich geschmeidig, elastisch und leicht fettig anfühlen. Ist Ihre Haut jedoch rauh, zu trocken oder zu fett oder zeigt sonstige Reizungen, so sollten Sie Ihre Reinigungsmittel überprüfen und zu milden Naturprodukten greifen.

Kleidung

Nicht nur bei der Körperpflege, sondern auch bei der Wahl der Kleidung müssen wir bedenken, daß unsere Haut nicht nur unseren Körper nach außen hin schützt und begrenzt, sondern daß sie auch ein lebenswichtiges Atmungs- und Ausscheidungsorgan ist. Falsche Kleidung kann unserer Haut daher sehr schaden und eine Reihe von Erkrankungen fördern. Hier sind es vor allem die sogenannten ,,pflegeleichten" Fasern aus synthetischem Material wie Nylon, Acryl, Dralon, etc., die durch ihre Luftundurchlässigkeit und ihren Mangel an Saugfähigkeit zu Hautreizungen und Pilzinfektionen (besonders an Füßen und Genitalien) führen. Außerdem führen ,,Synthetics" zu einem ungünstigen elektrischen Umfeld für den menschlichen Körper.

Aber auch zu eng sitzende Kleidung ist ungesund, da sie zu Blutstauungen führen kann. Hier sind besonders zu eng sitzende Hosen, die Erkrankungen der Genitalien hervorrufen können und falsches Schuhwerk, das Verkrüppelungen der Füße und Schäden der Wirbelsäule verursacht, zu nennen. Sinnvolle Kleidung und Wäsche sollte daher aus Naturfasern (Baum-, Schafwolle, Leinen, Seide ...) sein, so daß es zu keinen Wärme- und Feuchtigkeitsstauungen kommt. Sie sollte so bequem sein, daß Bewegungsfreiheit und Blutzirkulation nicht behindert werden. Dasselbe gilt ganz besonders auch für die Schuhe, die aus luftdurchlässigem Material (Leder, Leinen) sein sollen und die natürliche Form des Fußes berücksichtigen müssen.

Zusammenfassung

Im Kapitel ,,Körperliche Faktoren" haben wir versucht, Ihnen einige Informationen und Anregungen dafür zu geben, was Sie unabhängig von vererbten Faktoren zur Stärkung und Gesunderhaltung Ihres Körpers und Wohlbefindens tun können. Wesentlich erscheint es uns dabei, daß Sie diese Vorschläge nicht als Belastung oder Verpflichtung sehen, sondern darüber nachdenken und gegebenenfalls Ihre Einstellung zu diesen Dingen korrigieren. Denn haben Sie einmal die entsprechende Einstellung zu Ihrem Körper gewonnen, so sind alle die genannten Vorschläge und Übungen keine Belastungen mehr, sondern werden zur Selbstverständlichkeit, ja sogar zur Annehmlichkeit.

Kapitel IV:
Psychosoziale Faktoren

Das Hauptziel dieses Buches ist die menschliche Gesundheit in ihrer Ganzheitsbetrachtung. Bisher haben wir neben dem körperlichen Bereich vor allem die externen, also äußeren Gefahren und Beeinträchtigungen ausführlich beschrieben. Umwelt und Ernährung wurden als wesentliche Faktoren dargestellt, die die Gesundheit des Menschen sehr massiv beeinflussen.

Jetzt wollen wir uns den psychosozialen Faktoren zuwenden und sie in drei Unterkapitel aufteilen. Zuerst werden wir uns mit den schädigenden Einflüssen in der psychosozialen Entwicklung des Menschen beschäftigen, dann mit häufig vorkommenden psychischen Störungen und zuletzt stellen wir Möglichkeiten der Verhaltensänderung in Form von fünf verschiedenen Selbsthilfeprogrammen (Depressionen, Streß, Ängste, Gefühlshemmungen, Verspannungen) dar.

Kapitel IV – 1:
Schädigende Einflüsse in der psychosozialen Entwicklung

Jeder Mensch durchläuft eine individuelle psychosoziale Entwicklung, die in einen bestimmten soziokulturellen Hintergrund eingebettet ist. Wird die Entwicklung durch unzureichende oder „falsche" Erziehung in ungünstige Bahnen gelenkt, kommt es leicht zu einer psychischen Gesundheitsbeeinträchtigung. Bevor wir jedoch in diesem Kapitel auf konkrete schädigende Erziehungsmuster eingehen, wollen wir zum besseren Verständnis noch einen Überblick über die einzelnen Entwicklungsphasen eines Menschen geben. Denn es ist offensichtlich, daß bei ungünstigen Entwicklungsverläufen nicht nur Probleme in der Kindheit und Jugend auftreten, sondern auch Auswirkungen im Erwachsenenalter, z.B. Störungen in der Partnerschaft, im Berufsleben oder im psychosomatischen Bereich, zu erwarten sind.

Psychosoziale Entwicklung

Neben allgemeinen sozialen Merkmalen der verschiedenen Entwicklungsphasen werden wir auch auf *Erikson's* interessante Persönlichkeitstheorie eingehen, in der er die Entwicklung als Reihe von psychischen Krisen hinsichtlich der Auseinandersetzung mit sich und der Umwelt interpretiert.

Säuglingsalter und frühe Kindheit (bis ca. 2 1/2 Jahre):
Ein Baby wird nach etwa 9 Monaten Reifezeit im Mutterleib geboren. In der Zeit der vorgeburtlichen (pränatalen) Phase wird das Kind zwar relativ gut gegen die Außenwelt abgeschirmt, aber es können doch schon Schädigungen eintreten, wenn die Mutter sich mißlich verhält. Durch Schocks, überstarke Erregungen, chemische Einwirkungen (Medikamente), (Röntgen-)Strahlungen, Alkohol, Nikotin, Drogenkonsum und falschen ernährungsbedingten Gewohnheiten kommt es zu negativen Einwirkungen auf das noch Ungeborene. Man spricht dann von pränatalen Schäden.

Auch während des Geburtsvorganges (natal) selbst und nach der Geburt (postnatal) können weitere Schädigungen eintreten.

Durch die Geburt wird das Kind in eine bestimmte Umwelt (Kultur) hineingeboren, von der es lebenslänglich bestimmt und beeinflußt wird. Das Kind erlebt sich in dieser frühen Zeit als Mittelpunkt der Welt. Sein Leben spielt sich noch überwiegend im geschützten Rahmen der Familie ab und das weite soziale Umfeld ist ihm noch fremd. Das gefühlsmäßige Erfassen und Erleben steht noch sehr im Vordergrund, und unbelebten Gegenständen werden menschliche Gefühle zugeschrieben (Anthropomorphisierung). Der einfache Spracherwerb, angefangen mit Einwort-Sätzen wird innerhalb dieser Phase schon annähernd abgeschlossen. Die Sauberkeitserziehung ist am Ende dieser Altersphase meistens schon gut fortgeschritten.

Nach Erikson kommt es im Säuglingsalter zu der wichtigen Form der ,,Vertrauen-Mißtrauen-Krise". Das Kind bedarf besonders der Liebe, der Anerkennung, der Aufmerksamkeit und des körperlichen Kontaktes mit der Bezugsperson. Werden diese primären Bedürfnisse emotional zu wenig abgesättigt, kann sich im späteren Leben ein grundlegendes Mißtrauen gegenüber anderen Menschen bzw. Situationen zeigen. Es ist deshalb von fundamentaler Bedeutung, schon im Säuglingsalter eine Vertrauensbasis zum Kind zu entwickeln. Die Bezugsperson (Mutter, Vater . . .) sollte nicht wechseln und voll für das Kind da sein, so daß sich das Kind auf sie verlassen und ihr vertrauen kann.

Auf die Krise Vertrauen/Mißtrauen in der frühen Kindheit folgt die Krise ,,Autonomie/Schamgefühl". Das Kind versucht herauszubekommen, wie weit es über sich und die Umwelt (Eltern) Kontrolle im Sinne des ,,freien Willens" ausüben kann. Wird dieses ,,Ausprobieren" von den Eltern zu sehr eingeschränkt, so wird es sich wenig autonom fühlen und hinsichtlich seiner körperlichen Bedürfnisse eher viel Schamgefühl entwickeln. Es sind also die ersten Ansätze zur ,,Emanzipation" von der Bezugsperson zu beobachten.

Zusammenfassend gesehen, wird in dieser grundlegenden Phase vor allem die Beziehungsfähigkeit zwischen Kind und Eltern erarbeitet. Positiv äußert sie sich in einem konstruktiven Zusammenleben.

Kindheit (ca. bis 6 Jahre):
Das Kind kann sich immer mehr in der komplizierten Umwelt zurechtfinden. Es lernt die Spielregeln des sozialen Verhaltens, wobei der Besuch des Kindergartens eine entscheidende Rolle spielen kann. Es bemerkt, daß Kinder auch manchmal unterschiedliche Normen und Werte haben können, und es setzt sich mit diesen Problemen auseinander.

In der Phase der Kindheit scheint sich besonders die Krise der „Entschlußkraft/Schuldgefühle" zu entwickeln. Die Initiativen des Kindes werden häufig aus Angst oder wegen tatsächlicher Gefahren von den Eltern gebremst. Übertritt das Kind aber trotzdem Gebote bzw. Verbote und erfüllt es nicht die (unterschwelligen) Erwartungen der Eltern, kommt es leicht zu Schuldgefühlen und Hemmungen. Es scheint eine sehr sensible Phase zu sein, denn der Mechanismus der Schuldgefühle kann das soziale und psychische Aufwachsen des Menschen belasten, wenn sie immer wieder auftauchen und zum Fixpunkt seines Verhaltens werden. Das bedeutet natürlich nicht, daß das Kind nicht trotzdem Verbote („Nein") erleben und erlernen muß; es kommt aber darauf an, *wie* es dem Kinde verständlich gemacht wird und welche definierten Sanktionen es erwarten kann und wie konsequent die Eltern selbst sind.

Schulalter (ca. bis 12/14 Jahre):
Die sozialen Wechselbeziehungen mit Gleichaltrigen werden immer stärker und damit auch die Unabhängigkeit vom Elternhaus. Es gibt neue Gruppen und Rivalitäten zu Gleichaltrigen. Leistung, Angst vor Versagen und Streben nach Geltung stehen im Vordergrund und gehen mit einem intensiven geistigen Training einher. Die Schule versucht Arbeitshaltung, Selbstkontrolle und Sinn für Wettbewerb zu entwickeln. Der junge Mensch ist umweltzugewandt und vielseitig interessiert.

Hier kann es zur Krise der „Überlegenheit/Unterlegenheit" kommen. Der Jugendliche braucht objektiv und subjektiv Erfolgserlebnisse. Das Selbstwertgefühl, das mit der Überlegenheit/Unterlegenheit eng zusammenhängt, sollte im Gleichgewicht stehen (was selten der Fall ist), so daß Mißerfolge im Leistungsbereich nicht zu Gefühlen des „Ich bin ein Versager" und langwierigen Frustrationen führen. Der Leistungsbereich sollte aber nicht das alleinige Kriterium sein.

Reifezeit/Pubertät (ca. bis 16/17 Jahre):
Der Jugendliche möchte jetzt sein Leben selbst in die Hand nehmen und sich von der Autorität der Eltern freimachen. Werte und Normen, die bisher galten, werden stark in Zweifel gezogen. Man sieht die Wirklichkeit der Erwachsenen kritisch! Gleichaltrige Gruppen (Subkulturen) und das Gruppenerleben haben Vorrang. Die Geschlechtsreife (hormonelle Veränderung) führt zu sexuellen Triebwünschen und dem Problem: ,,Ich darf noch nicht, ich könnte aber". Es ist eine schwierige Zwischenstellung, die mit vielen Problemen behaftet ist. Manche Jugendliche ziehen sich in dieser Zeit zurück, andere agieren ihre Probleme in der Umwelt (z.B. durch provokantes Verhalten) aus.

Nach Erikson besteht hier die Krise ,,Identität/Verwirrung". Der Jugendliche muß ,,sich selber finden" und eine realistische, ausgewogene Einstellung zu sich selbst erreichen. Man nennt das Identitätsbildung, ein schwieriger und langwieriger Akt. Gelingt sie nicht, ist der Jugendliche unsicher und hinsichtlich seiner Selbstdarstellung unschlüssig. Er wird sich in Zukunft unangemessen verhalten, die Rolle des Erwachsenen nur sehr schwer übernehmen und die kommenden Lebenskrisen weniger gut bewältigen können. Hier zeigt sich dann, ob Kinder Wertschätzung, Sicherheit und Eigenständigkeit im Urteilen und Handeln erfahren bzw. erlebt haben.

Frühes Erwachsenenalter und Erwachsenenalter:
Der Einstieg in das Erwachsenenalter ist für viele mit Schwierigkeiten verbunden. Die Rollenprobleme und eine massive Erwartungshaltung der Umwelt gehen einher mit Partnerschaftsproblemen und ,,sanktionierter" (erlaubter) Sexualität. Der Wechsel in Partnerbeziehungen muß psychisch verkraftet werden. Der Einstieg in den Beruf oder in die Hochschule führt zu weiteren Schwierigkeiten, da hier neue Normen und Vorstellungen gelten.

Hier zeigt sich die Krise der ,,Vertrautheit/Isolation". Hat man ein Grundvertrauen zu sich und fühlt man sich sicher, eigene Erwartungen an sich und jene der Umwelt zu erfüllen, sind anfallende Probleme leichter zu bewältigen. Ist das nicht der Fall, so führt das leicht zu sozialer Isolation, zu Vermeidungsverhalten und der Unfähigkeit, enge Beziehungen zu anderen aufzubauen.

Das Erwachsenenalter zeichnet sich durch Ehe bzw. Partnerschaft, Familiengründung und Integration im Berufsleben aus. ,,Midlife-Krisen" sind Ausdruck persönlicher Probleme. Man zieht eine Art Lebensbilanz und ist mit dem Erreichten unzufrieden und kann gleichzeitig keine neuen befriedigenden Ziele für die Zukunft entwickeln.

„Produktivität/Stagnation" scheinen nach Erikson für diesen Lebensabschnitt wesentlich zu sein. Produktivität zeigt sich z.B. daran, daß man neue Ideen entwickelt und verwirklicht, dem Leben offen gegenübersteht, leistungsmotiviert ist, an sich weiterarbeitet und der Zukunft positiv gegenübersteht. Apathie, Langeweile und zwischenmenschliche Verarmung führen zur Stagnation und Lebensüberdruß. Aktives Leben heißt, sich akzeptieren und entwickeln lernen, aber nicht stagnieren und verzweifeln.

Alter:
Das Berufsleben ist nun abgeschlossen und der ältere Mensch fühlt sich leicht ins gesellschaftliche Abseits geschoben. Irgendwann muß man sich wahrscheinlich damit abfinden, daß das Leben größtenteils gelaufen ist, daß die Zukunftsperspektiven geringer werden und der Körper gebrechlicher ist. Trotzdem kann man geistig unabhängig bleiben und für sich und die Umwelt Interesse zeigen.

„Integration/Verzweiflung" ist Ausdruck der bisherigen Lebensführung und der gemachten Lebenserfahrungen. Es ist dabei wichtig, auch das Alter zu „leben" und damit die eigenen Reize dieses Abschnittes zu entdecken.

Diese Entwicklungsübersicht von der Geburt bis ins hohe Alter konnte nur grob an den verschiedenen „Abschnitten" skizziert werden. Die altersmäßige und inhaltliche Zuordnung zu den verschiedenen Lebensabschnitten ist nur als ungefährer Näherungswert zu verstehen.

Sie sollte zeigen, daß der Mensch in jeder Altersphase in einer bestimmten altersgemäßen Auseinandersetzung (Thematik) steht, und Erikson deshalb sogar von Krisenabschnitten spricht, die bewältigt werden müssen. Da es besonders in der Kindheit und Jugend gehäuft zu mehr oder weniger schweren Beziehungskrisen mit den Eltern kommt, wollen wir uns im nächsten Abschnitt mit schädigenden Erziehungsmustern beschäftigen, die häufig unterschwellig die Eltern-Kind-Beziehung determinieren.

Schädigende Erziehungsmuster

„Eure Kinder sind nicht euer Besitz. Sie sind die Söhne und Töchter der Sehnsucht des Lebens nach sich selbst. Sie kommen durch euch, aber nicht von euch. Ihr könnt ihnen eure Liebe geben, aber nicht eure Gedanken. Ihr könnt ihren Körpern ein Zuhause geben, aber nicht ihren Seelen, denn ihre Seelen wohnen in dem Haus von morgen, das ihr nicht besuchen könnt, nicht einmal in euren Träumen. Wenn ihr wollt, könnt ihr euch bemühen, zu werden wie sie, aber ihr dürft sie nicht dahin bringen wollen, zu werden wie ihr. Denn das Leben geht nicht rückwärts und hält sich nicht beim Gestern." Chalil Dschibran (1883-1931), arabischer Dichter, (Übersetzung von R.W. Leonhardt).

Erziehung ist natürlich ein Prozeß, der immer nur individuell zu verstehen und in seiner Komplexität nur unzulänglich zu beschreiben ist. Vom psychologischen Standpunkt aus ist Erziehung vor allem eine (un)-bewußte Auseinandersetzung aller Beteiligten miteinander.

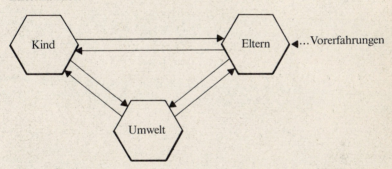

Abbildung 8

Die Abbildung 8 zeigt die gegenseitigen Abhängigkeiten und Wechselwirkungen sehr deutlich. Die Eltern[9] beeinflussen das Kind, das Kind die Eltern, und die Umwelt die Eltern und das Kind und umgekehrt: d.h. jeder beeinflußt den anderen, jeder agiert und reagiert. Es ist natürlich klar, daß unterschiedliche Machtverhältnisse, Lebenserfahrungen und Wissen in jedem Familiensystem vorherrschen. Sie dürfen aber nicht als Herr-

---

9 Wenn wir von Eltern sprechen, ist *die* Erziehungsperson bzw. Bezugsperson gemeint, die ebenso Großeltern, Verwandte oder andere Menschen sein kann.

schaftsinstrument eingesetzt werden, um Schwächere zu unterdrücken. Daher erscheint es uns wichtig, sich selbst als Erziehungsperson in Frage zu stellen, und sich über Verhaltensweisen bewußt zu werden, die häufig Ausdruck eigener Probleme sind oder sogar das Kind in seiner Entwicklung belasten und schädigen. Es ist ja gerade eine große Aufgabe der Eltern, ein Familiensystem zu schaffen, in dem ein Gleichgewicht an Bedürfnisbefriedigung vorherrscht.

Wir werden nicht alle Erziehungsformen aufzeigen können, die zu ,,pathogenen" Ergebnissen führen. Es werden einige beschrieben, die vielleicht sehr häufig vorkommen und entsprechende Auswirkungen auf die psychische Gesundheit des Kindes und letztlich auf die gesamte Familiensituation haben.

Konstante Bezugsperson:
Das Kind ist in den ersten Monaten in seiner Bedürfnisbefriedigung extrem von seinen Eltern abhängig. Gerade in dieser Zeit wird das Fundament für die Art des Erlebens und der weiteren Lebenserfahrung aufgebaut. Der Säugling braucht daher in dieser Zeit auf jeden Fall eine konstant vorhandene Bezugsperson, um das sogenannte ,,Ur-Vertrauen" zu entwickeln. Eltern, die beide arbeiten und das Kind daher in eine Kinderkrippe geben oder ständig von wechselnden Personen betreuen lassen, nehmen dem Kind die Chance, befriedigende emotionale Beziehungen, die sich vor allem auch im hautnahen Kontakt kundtun, zu entwickeln. Wird dieser Entwicklungsprozeß gestört und kommt das Vertrauen nicht zustande, gibt es häufig später im Leben große Probleme, z.B. Bindungsprobleme, Ängste, Verunsicherungen etc. Untersuchungen zeigen auch, daß Kinder, die häufig wechselnde Bezugspersonen haben, sich später mehr den Sachen als den Menschen zuwenden, d.h. sie sind kontaktgestört oder haben Angst vor menschlichen Bindungen.

Dialog/Stimulation:
Nach *R. Spitz* kann man von einem ,,Dialog" zwischen Bezugsperson und Säugling sprechen. Ein geglückter Dialog beinhaltet gegenseitiges ,,Verstehen". Das Kind lächelt die Mutter an und erhält als Rückmeldung ein Wiederlächeln von der Mutter. Es ,,spricht" die Mutter an, berührt sie und erhält keine Abweisung und Gefühlskälte, sondern menschliche Wärme und Sicherheit. Diese zwischenmenschliche Stimulation und Rückmeldung ist für das Kind von äußerster Wichtigkeit (letztlich auch für die

Erwachsenen). Der „gute Dialog" scheint daher eine wichtige Voraussetzung für emotionale Stabilität des Kindes zu sein.

Aktzeptierung:
Ein grundlegendes Merkmal der Erziehung ist das Akzeptieren der Person. Darunter versteht man, daß die Bezugsperson das Kind in seinem „Sosein" beläßt, „ich bin für dich da, ich nehme dich an wie du bist". Das kann natürlich trotzdem heißen, daß bestimmte Verhaltensweisen des Kindes verändert werden sollten, die vielleicht für die Umwelt nicht erträglich sind. Das Akzeptieren als Grundhaltung ist freilich nur möglich, wenn man sich selbst akzeptiert, sich wohlfühlt und nicht dauernd im Kampf mit sich selbst liegt. Das Akzeptieren zeigt sich z.B. konkret darin, Geduld zu haben, Zärtlichkeit und Zuwendung zu geben, den Willen des Kindes zu achten und ebenso in der Bereitschaft, das Kind als gleichberechtigten Partner zu erleben.

Overprotection:
Wir sollten das oben Gesagte aber auf keinen Fall mit Verwöhnung, übertriebener Nachsichtigkeit oder überbeschützendem Verhalten verwechseln. Das Fachwort für diese Form der falschen Erziehungseinstellung ist der englische Ausdruck „overprotection" (übertriebenes Beschützen). Eltern, die ihr Kind in diesem Sinne behandeln, verlängern die Abhängigkeit und erziehen ein ängstlich-unselbständiges Kind mit geringem Durchsetzungsvermögen, da dem Kind viele Lebenserfahrungen genommen werden. Hinter diesem Erziehungsverhalten, und das merken Kinder sehr genau, stehen massive Probleme des Erziehers. Meistens sind es Ängste, eigene Machtansprüche oder sogar unechte Zuneigungen, die die eigentliche Ablehnung dem Kinde gegenüber verbergen sollen.

Substitut („Ersatz"):
Ein weiterer Problemkreis ergibt sich, wenn ein Elternteil das Kind als Ersatz (Substitut) für eine andere Person sieht. Da versucht vielleicht eine Mutter, die geschieden oder deren Partner verstorben ist, ihren Sohn als kleinen „Mann", als Partner aufzuziehen. Das Kind wird zu früh mit der Männerrolle konfrontiert, es werden ihm Verhaltensweisen zugewiesen, die es einfach nicht erfüllen kann. Dadurch ergibt sich eine Überforderung und eine unnatürliche enge Bindung, in die auch sexuelle Elemente

hineinfließen. Das Kind ist somit Ersatz für eigene Sehnsüchte und Wünsche der Mutter. Sie wählt also einen ungefährlichen und steuerbaren Ersatz aus, anstatt einen entsprechenden altersgemäßen Partner zu suchen und sich mit ihm auseinanderzusetzen.

Eine gestörte Bezugsperson-Kind-Beziehung ergibt sich auch dann, wenn das Kind Ersatz für eigene unerfüllte Ansprüche, für das ,,ideale Selbst" ist. Das ideale Selbst ist das, was man sein möchte, aber nicht ist. So erwarten Eltern z.B., daß Kinder große Leistungen oder Karrieren vollbringen, sei es auf wissenschaftlicher oder künstlerischer Ebene. Man versucht mit allen Mitteln, es dorthin zu manövrieren, wo man selbst gern stehen möchte. Diese übergroßen Erwartungshaltungen ergeben einen Druck, der die Psyche und das Leistungsvermögen des Kindes überfordert und eine gesunde und entspannte Entwicklung nicht gewährleistet.

Ebenso werden den Kindern Erwartungshaltungen vermittelt, die unter dem Aspekt: ,,Sei so, wie ich bin" oder ,,sei so, wie ich war" stehen. Leider unterliegen dann viele Eltern einer Realitätsverzerrung, weil sie sich recht abweichend von dem einschätzen, wie sie wirklich sind oder waren.

Immer aber wird das Leben des Kindes sehr stark fremdgesteuert und in eine Richtung eingeengt, die wenig Lebens- und Entscheidungsraum bieten. Konflikte, Feindseligkeiten und schließlich Apathie sind durchaus Folgen dieser Erziehungspraktiken, denn Kinder spüren recht deutlich, daß sie zur Befriedigung fremder Wünsche mißbraucht werden. Nicht zuletzt leiden auch die Eltern unter ihrem eigenen Verhalten.

Sündenbock:
Eine andere Form der einseitigen Konfliktbewältigung, die weite Verbreitung gefunden hat, ist die des Sündenbocks. Ursprünglich geht das auf eine biblische Situation zurück, in der die Juden einem Bock symbolisch alle Sünden zuschrieben und ihn in die Wüste jagten. Da Kinder (meistens!) die schwächeren Partner sind, erhalten sie häufig die Aggressionen der Eltern. Die erlebten Unzulänglichkeiten und Ärgernisse des täglichen Lebens, die aber nichts mit dem Kind zu tun haben, werden mit Vorliebe am Schwächeren abreagiert: Angenommen, der Vater wird im Betrieb vom Chef lächerlich gemacht und geduckt. Beim Aggressor (Chef) kann er sich nicht abreagieren, und so nimmt er die Frustration mit nach Hause und sucht sich ein taugliches Objekt. Das Kind bietet sich bei einem nichtigen Anlaß sozusagen an und wird nun vom

Vater mit verbalen oder tätlichen Attacken traktiert. So lernt es die Ungerechtigkeiten dieser Welt kennen.

Aggressionen:
Aggressionen setzen einen ungünstigen Lernprozeß in Gang. Erlebt das Kind verbale oder körperliche Aggressionen, so bedeutet das in diesem Zusammenhang eine Machtausübung an einem Schwächeren. Macht ist leider häufig nachahmenswert, denn durch Machtausübung ergibt sich eine innere Verstärkung für den, der Macht hat. Der Beobachter solch einer Szene sieht für den Sieger viele positive Folgen, denn der Schwächere hat Angst und ist folgsam. So kann das Kind über den Lernprozeß der Nachahmung sich später genauso destruktiv verhalten.

Aggressionen schaffen auf der Seite des Aggressionsobjektes immer auch Demütigungen und inneres Verletztsein.[10] Das Kind hat außerdem keine Chance, eine adäquate Auseinandersetzungsstrategie mit den eigenen Eltern zu erlernen.

Identität und Distanz:
Eine zu starke Nähe (Bindung) und Inkorperation (Vereinnahmung) des Kindes durch die Bezugsperson läßt der Identität wenig Spielraum. Die Identifikation: „Du bist ich" schnürt das Kind in seinen notwendigen Freiheitsbestrebungen ein; es lernt sich nicht individuell zu entwickeln. Es fühlt sich als Abbild, als „second-hand-Produkt" und nicht als Original-Mensch und kann daher auch nicht zu einer eigenen Persönlichkeitsbildung gelangen. Diese Problematik zeigt sich z.B. in den Aussagen, die mit dem Wort „wir" operieren. Ohne das Kind zu fragen wird für beide gesprochen: „Wir wollen das machen – wir mögen das nicht – wir haben eine 3 im Zeugnis."

Auf der gleichen Linie, nur am anderen Pol, zeigt sich die distanzierte Erziehungsform. Die Erziehungsperson spricht in distanzierter, sachlicher Art und Weise, als wenn Erziehung eine rein technische Angelegenheit wäre. Gefühlsmäßige Äußerungen, die eine innere Beteiligung und Interesse am Kind zeigen, werden nicht offenbart. Das Kind wächst in einer sterilen und unwirklichen Welt auf. Es verkümmert emotional und kann daher nur schwer Bindungen eingehen, da es ständig die Unnahbarkeit fühlt. Die distanzierte Haltung soll letztlich die Erziehungsperson

---

10 Weniger die Ohrfeige schadet als die dabei erlebte Demütigung!

schützen und kann als Angstausdruck vor dem eigenen Gefühlsleben interpretiert werden.

Opferhaltung:
Ein anderes Problem ist die „Opferhaltung" des Erziehers. Dieser Erziehungstyp sieht die Erziehung in der Weise, daß Eltern dem Kind zuliebe Opfer bringen und deswegen auch auf alles mögliche verzichten müssen. Mit dieser Haltung wird das Kind stark unter psychischen Druck gesetzt, denn wer kann mit gutem Gefühl ertragen, daß der andere sich für ihn ständig opfert. „Sich opfern" wird dann mit dem Gedanken der Selbstlosigkeit verbunden und dabei übersehen, daß es keine Selbstlosigkeit geben kann, denn jeder profitiert in irgendeiner Weise von seinen Handlungen. Interessant ist auch die Mitteilungsform dieser Erziehungshaltung. Entweder wird darüber bei vielen Leuten gesprochen, welche Belastungen man wegen des Kindes hat, oder es wird nichtsprachlich mit der entsprechenden Gestik und Mimik dargestellt, wie man sich förmlich aufreibt. Der nichtsprachliche Ausdruck liegt zwischen Demut und Vorwurf und ist gepaart mit unterschwelliger Aggression. Diesen Eltern kann man keine Arbeit abnehmen, denn damit das eigene Bild bestehen bleibt, reißen sie alles an sich, um sich und der Umwelt immer wieder zu beweisen, wie sehr sie sich aufopfern. Sie vermitteln also den Kindern ein dauerndes schlechtes Gewissen und erreichen entweder Abhängigkeit und Unselbständigkeit oder Abwehrverhalten der Kinder. Dann wiederum können sie der Umwelt demonstrieren, wie undankbar das Kind ist. Eltern mit dieser verzerrten Wahrnehmung schaffen es nicht, sich selbst zu entwickeln; sie suchen Gründe für ihre eigene Unzulänglichkeit und finden sie im Kind. Es ist eine umgekehrte Art der Sündenbockfunktion, gegen die das Kind sich kaum wehren kann. Uns erscheint daher, daß offene Aggression leichter zu ertragen ist als diese versteckte Form der „Auseinandersetzung".

Kind als Bundesgenosse:
Ein bewährtes Interaktionsmuster bei Partnerkonflikten ist es, daß ein Partner das Kind als Bundesgenosse in den Konflikt miteinbezieht. Da fühlt sich das Kind dann wie zwischen Szylla und Charybdis: von zwei Übeln bedrängt, denen es nicht ausweichen kann. Hält es zu einem Partner, so gibt es negative Konsequenzen des anderen. Verhält es sich neutral, so ist die Person enttäuscht,

die das Kind zum Bundesgenossen wählte. Hat das Kind jedoch Partei ergriffen, so können die Eltern es nach der Versöhnung nicht mehr als Teilnehmer akzeptieren und projizieren dann leicht alle Schuld auf das Kind: das Kind hat uns zu dieser Auseinandersetzung verführt.

Konflikte, die die Eltern betreffen, sollten daher unbedingt nur zwischen den Partnern ausgetragen werden.

Doppel-Bindung:
Wenden wir uns jetzt einem besonders schädigendem Kommunikationsstil zu. Das Kind ist im allgemeinen recht abhängig und durch intensive Beziehungen mit den Eltern verbunden. Es lernt die Signale und Botschaften (Kommunikation) der Eltern genau zu unterscheiden, da es positive oder negative Folgen geben kann. Drückt die Kommunikation z.B. eine eindeutige Forderung von seiten der Eltern aus, so ergibt sich kein Problem auf den Wunsch *eindeutig* zu reagieren. Leider gibt es Aussagen, die gleichzeitig 2 Arten von Botschaften senden. Sie widersprechen sich und sind unentscheidbar. Das Kind merkt wohl unterschwellig diesen Widerspruch, kann sich aber mit dem Gesagten nicht kritisch auseinandersetzen. Einmal ist es intellektuell kaum dazu in der Lage und außerdem fühlt es sich abhängig, da die Eltern die Stärkeren sind, denn sie verteilen Zuwendung und Bestrafung. Dieser Kommunikationsstil schleicht sich so in die Erziehung ein, wird irgendwie selbstverständlich und daher nicht mehr reflektierbar. Die Widersprüchlichkeit der Aussagen, diese „doppelte Bindung" läuft meistens auf zwei Ebenen ab, nämlich auf der verbalen (sprachlichen) und der nonverbalen (nicht-sprachlichen). Beispiel: Die Mutter zeigt ein kühles, unfreundliches Gesicht (nonverbal) und sagt: „Kind, natürlich liebe ich dich". Welchen dieser beiden widersprüchlichen Aussagen soll es trauen? Nimmt das Kind die Aussage wörtlich und geht es gefühlsmäßig auf die Mutter zu, wird es erleben, daß die Mutter Ablehnung zeigt. Vertraut das Kind mehr seiner Wahrnehmung und geht nicht auf die Aussage ein, so wird die Mutter eine Annäherung (Liebesbeweis) erwarten und entsprechend enttäuscht reagieren. Was das Kind auch macht, es gerät in eine Beziehungsfalle. Ähnlich ist es auch bei so paradoxen Aufforderungen wie: „Sag uns, wen die lieber magst". Auch wenn es von den Eltern als Spaß aufgefaßt wird, erleben Kinder das als grausames Spiel. Denn es gibt keine echte Entscheidung aus den oben angeführten Gründen.

Erlebt das Kind viele Wiederholungen dieser Art in der Kommunikation, so ist leicht eine innere Verwirrung und Konfusion die Folge. Es verliert die Orientierung im Denken, Fühlen und Verstehen, da es seiner Wahrnehmung nicht mehr eindeutig vertrauen kann. Es gibt gute Hinweise, daß diese pathologische Kommunikationsform in den Familien eine wichtige Rolle spielt, in denen sich schizophrene Erkrankungen zeigen.

Kontaktstörungen:
Erziehung hat unter anderem das Ziel, das Kind in die Gesellschaft zu integrieren. Dazu muß es lernen, Kontakte mit anderen Menschen möglichst angstfrei zu knüpfen und sie auch zu halten. Nun haben aber viele Erziehungspersonen selbst Schwierigkeiten im Kontaktbereich. Diese Problematik wird normalerweise gegenüber den Kindern verdeckt, denn die Eltern wollen sich keine Blöße (!) geben. Es wird daher viel Energie darauf verwandt, etwas zu verstecken, anstatt sich mit dem Problem auseinanderzusetzen, um sich davon zu befreien. Das Problem wird also aufrechterhalten. Das Kind erlebt aber sehr wohl, daß die Eltern in bestimmten Situationen ,,komisch" reagieren. Es kann sich dieses aber kaum erklären, da die Eltern ,,Erwachsene" sind, die ,,alles" können. Z.B. grüßt die Mutter einen Bekannten auf der anderen Straßenseite nicht (es mag ihr peinlich sein, oder sie hat Angst vor dem Kontakt) und zieht das Kind schnell beiseite. Oder aber das Kind erlebt, wie sich der Elternteil im Gespräch verstellt und eine andere Meinung vertritt als sonst. Kontaktgestörte Personen haben auch häufig den Wunsch, sich an das Kind anzuklammern, um das Defizit an Kontakt auszugleichen oder das Kind gewissermaßen als Schutzschild gegen die böse Welt zu mißbrauchen.

Kontaktprobleme äußern sich nicht nur in der Vermeidung des Kontaktes (Defizit), sondern sind ebenso ein Problem des ,,Übersolls". Diese Menschen müssen ständig mit anderen reden, um des Redens willen, wobei das Gesagte dann oberflächlich und nichtssagend ist. Man kann es als Flucht nach vorn deuten.

Aber nicht nur auf der sprachlichen Ebene tun sich Probleme kund, sondern auch im emotional-körperlichen Bereich, wo dann Hemmungen vor allem körperlich ausgedrückt werden, wie z.B. in großer Distanz oder der Angst vor Hautkontakten.

Kontaktschwierigkeiten sind ein zu weites Feld, als daß sie in diesem Rahmen ausführlich behandelt werden können. Jedenfalls scheint es so zu sein, daß Kontaktstörungen der Eltern leider auch auf das Kind übertragen werden, denn sie erleben den Widerspruch im elterlichen Verhalten hautnah.

Leistungsverhalten:
War früher die gesellschaftliche Position durch die Herkunft geprägt, so ist sie heute in erster Linie durch das Leistungsverhalten bestimmt. Da immer mehr Menschen um die Berufschancen und die damit zusammenhängenden „Belohnungen" konkurrieren, steigt der Leistungsdruck in Schule und Elternhaus. Für viele Eltern ist der „Wert" des Kindes vor allem in der gezeigten Leistung ersichtlich, die dann mit Zuwendung und Bestrafung gesteuert wird. Das Kind wird damit zum Objekt der Wünsche und Forderungen der Eltern.

Übergroßes Leistungsverhalten sollte kritisch hinterfragt werden, denn es kann ein Weglaufen vor eigenen Schwächen und Minderwertigkeitsgefühlen anzeigen, die damit kompensiert (ausgeglichen) werden. Leistung ist nur ein Verhaltensaspekt der Person und es wäre wünschenswert, daß auch die anderen Teilbereiche wie Menschlichkeit, Redlichkeit, emotionale Stabilität etc. besser gefördert werden.

Überversorgung:
Es herrscht manchmal der Eindruck vor, daß Eltern ihre Aufgabe vor allem in der materiellen Versorgung der Kinder erblicken und alles andere dem Schicksal überlassen. Schicke Kleidung, viele Spielsachen, Geschenke und sonstige materielle Zuwendungen sind nur bedingt notwendig. Es scheint, daß viele Eltern ihr schlechtes Gewissen, sei es, weil sie für das Kind zu wenig Zeit oder wenig Geduld aufbringen, mit zum Teil unsinnigen Geschenken ausgleichen. Diese Geschenke werden zu Bestechungsgaben, um sich trotzdem die Zuneigung der Kinder zu sichern. Kinder werden dadurch zu Menschen erzogen, die konsumorientiert leben und dadurch in Abhängigkeit geraten und versuchen, mit äußeren Dingen innere Unsicherheit zu verbergen. Deshalb wäre es vielleicht besser, sparsam mit Geschenken umzugehen und lieber mehr Zeit für echte kindliche Bedürfnisse aufzubringen.

Sexualität:
Über die sexuelle Entwicklung des Kindes ist schon viel geschrieben worden und sie sollte heute auch kein Tabu mehr sein. Wird die Sexualität in der Familie negativ gesehen, mit falschverstan-

denen moralischen Wertungen belegt oder gar totgeschwiegen, so erlebt das Kind diese Thematik als etwas Geheimnisvolles, Abzulehnendes oder sogar Unnatürliches. Die sexuelle Entwicklung des Kindes kann dadurch gefährdet sein und spätere sexuelle Kontakte werden leicht zu Problemen. Natürliche Unbefangenheit der Eltern im Umgang mit der Sexualität ist eine wichtige Voraussetzung für die günstige Entwicklung des Kindes.

Erziehungsausblick

Wenn Sie dieses Kapitel aufmerksam gelesen haben, werden Sie möglicherweise eigene Probleme erkannt haben. Vielleicht wäre es in Ihrem Interesse und dem Ihrer Kinder gut, das betreffende Verhalten bewußt „aufzuarbeiten", um in der nächsten Erziehungssituation oder Auseinandersetzung entsprechend einsichtig zu handeln. Das ist machbar, sofern man nicht zu sehr in die betreffenden Probleme verstrickt ist. In diesem Falle wäre eine Beratung/Therapie mit einem Fachmann oder in einer Erziehungsberatungsstelle angebracht.

Wir wollen hier nicht der perfekten Erziehung das Wort reden. Sie kann es nicht geben – das Leben ist eine fortlaufende Kette von Problemen. Doch Probleme sind dazu da, gelöst zu werden. In die Erziehung fließen natürlich viele unkontrollierbare Verhaltensweisen ein, die im großen und ganzen keine schädigende Wirkung zeigen. Erziehung heißt wohl nicht, Kinder mit Glacehandschuhen anzufassen und alles von ihnen fernzuhalten. Es entstehen aber sicherlich beträchtliche kindliche Störungen, wenn bestimmte ungünstige Verhaltensweisen sich ständig wiederholen (z.B. Doppel-Bindungen) und das Kind keine Chance hat, diesen adäquat zu begegnen. Das Training bw. das ständige Wiederholen schafft im Positiven wie im Negativen die Verhaltensstruktur. Es besteht daher eine enge Beziehung zwischen den Störungen der Erwachsenen und denen des Kindes – sie werden gleichsam übertragen. Daran sollte man vor allem sehr frühzeitig denken, denn viele Störungen bei Kindern wären nicht notwendig, wenn die Eltern rechtzeitig an ihren eigenen Problemen gearbeitet hätten.

Kindererziehung ist eine recht schwierige Angelegenheit; sie erfordert die ganze Person. Leider hat es unsere Gesellschaft noch nicht für nötig befunden, entsprechende Vorsorge zu treffen, damit wenigstens die gröbsten ,,Erziehungsdummheiten" vermieden werden. Schließlich muß ja auch jede berufliche Tätigkeit jahrelang erlernt werden. Ein komplexer Vorgang, wie die Erziehung, soll in unserer so kompliziert gewordenen Umwelt ohne weiteres möglich sein? Wir glauben es nicht und meinen, hier wären verstärkte Angebote und auch entsprechende Lehrfächer und Schulungen notwendig, um Verbesserungen durchzuführen. Es gibt zwar eine Menge Bücher über diese Thematik, aber die lesen vor allem Eltern, die es am wenigsten notwendig haben.

Wahrscheinlich wird sich der Leser doch fragen, wie denn die richtige Erziehung auszusehen habe. Es gibt nicht *die* richtige Erziehung! Erziehung ist ein diffiziler Prozeßverlauf, der nicht auf einige Punkte reduziert werden kann. Die Situationen und die daran beteiligten Menschen sind mannigfaltig und das Erleben bleibt immer individuell. Was in der einen Situation richtig war, kann in der anderen falsches Verhalten bedeuten.

Gundsätzlich läßt sich aber doch sagen, daß eine inkonsequente Erziehung, die zwischen Heiß und Kalt schwankt, immer einen ungünstigen Einfluß hat, da sie das Kind in einen Orientierungskonflikt bringt. Eine klare Erziehung, in der Regeln und Normen vorgelebt werden, schafft eine gute Verhaltensgrundlage. Die Eltern sollten bei allen ihren Handlungen nicht nur die Konsequenzen, sondern auch die Motive ihres Tuns klären. Dadurch könnte vielleicht manche negative Handlung unterlassen bleiben, die einen schädigenden Einfluß auf Kinder ausübt.

Elterliches Verhalten gegenüber den Kindern kann sich gut auf dem Hintergrund der Wertschätzung, emotionalen Wärme und Zuneigung und der minimalen Lenkung und Kontrolle ausdrükken. Voraussetzung dafür ist freilich, daß die Bezugsperson emotional weitgehend stabil ist und sich selbst als entspannt und zufrieden erlebt.

Fassen wir einige Punkte nochmals in Schlagworten zusammen: Kind als eigenständige Persönlichkeit sehen – Zeit haben – auf das Kind eingehen – emotionale Wärme geben – klare Standpunkte vertreten – Grenzen und Konsequenzen setzen – Konflikte in Ruhe und ohne Druck besprechen – Kompromißfähigkeit – sich über eigene Motive und die des Kindes Gedanken machen – Echtheit des Verhaltens.

Tausch, ein namhafter deutscher Psychologe, zählt übergeordnete Erziehungsziele auf, von denen es sich lohnt, einige zu zitieren:

- Befähigung zur intelligenten, selbständigen Wahl von Verhaltenszielen, die der persönlichen Befriedigung des einzelnen dienen, aber den Interessen der Gemeinschaft nicht zuwiderlaufen, sondern diese häufig fördern
- Übernahme der Verantwortung für eigene Handlungen
- Befähigung, in kritischer Weise zu lernen und zu Beiträgen anderer Menschen in angemessener Weise Stellung zu nehmen
- Erwerb von Kenntnissen, die für die Lösung der im menschlichen Leben auftauchenden Probleme relevant sind
- Förderung von Formen der Problembewältigung, bei der die Vielzahl der im Individuum vorhandenen Erfahrungen frei und schöpferisch wirksam werden
- Entwicklung von Haltungen, mit anderen Menschen kooperativ und effektiv in dieser Art der Problembewältigung zusammenzuarbeiten, nicht in erster Linie darauf gerichtet, den Beifall und die Anerkennung anderer zu erlangen, sondern aufgrund der eigenen, sozial akzeptierbaren Motive und Ziele
- Befähigung, Konflikte mit anderen unter Verzicht auf psychische und physische Gewalt auszutragen
- Förderung eines Verhaltens, das anderen Menschen häufig ein Beobachtungsmodell für soziales, kooperatives, schöpferisches und emotional reifes Verhalten sein kann
- Respektierung der Würde Andersdenkender
- Befähigung, sich selbst differenziert zu sehen, Selbstachtung zu empfinden, sowie die eigene Person und die eigenen Gefühle anzunehmen.

Die hier beschriebenen Punkte sind sicherlich nur annähernd zu verwirklichen. Sie können aber als übergeordnete Ziele sehr wohl von Nutzen für den Erziehungsprozeß sein. Man sollte sich ruhig über die einzelnen Punkte Gedanken machen und diejenigen, die man für wichtig erachtet, in das eigene Erziehungskonzept einbinden, um sie konkret umzusetzen.

Kapitel IV - 2
Psychische Störungen

Störungen im psychischen Bereich entstehen immer dann, wenn dauernde Konflikte zwischen den individuellen Bedürfnissen oder zwischen den eigenen Wünschen und den Ansprüchen der Umwelt bestehen, wenn also ein ständiges Mißverhältnis zwischen Sollen und Wollen vorherrscht. Ebenso dann, wenn die gelernten und bewährten Verhaltensweisen nicht mehr gelten, sei es durch die Inkonsequenz von Erziehungspersonen oder allgemein durch eine veränderte Umweltsituation (z.B. bei Milieuwechsel). Von der individuellen Lerngeschichte hängt es in der Folge ab, ob das Individuum mit psychosomatischen Erkrankungen, Ängsten, Zwängen, Depressionen oder gar mit psychotischen Krankheiten reagiert.

Wir wollen uns zuerst den psychosomatischen Erkrankungen zuwenden, die in einer Fülle von körperlichen Symptomen auftreten und deren psychische Störungs-Komponente man erst in letzter Zeit nach und nach erkennt.

Psychosomatische Störungen

Der Begriff Psychosomatik ist abgeleitet von den griechischen Wörtern „psyche" = Seele und „soma" = Körper. Mit dem Begriff psychosomatische (oder psychophysiologische) Störungen bezeichnet man heute körperliche Erkrankungen, die seelische Belastungen, ungünstige Lebensgewohnheiten oder aktuelle Streßfaktoren als auslösende oder verstärkende Faktoren haben.

Als psychosomatische Erkrankungen im engeren Sinn, die in der Medizin auch mit den Begriffen „funktionelle Störungen" oder „psychovegetative Symptome" bezeichnet werden, gelten unter anderem: Magengeschwüre, Gastritis, Colitis (= unspezifische Entzündungen und Geschwüre im Dickdarm), 12-Fingerdarmgeschwür, Asthma, Migräne, Herzneurosen, Bluthochdruck etc. Die Vorstufe zu diesen ernsthaften Erkrankungen werden als warnendes Signal oft übersehen. Sie treten nämlich in Form der alltäglichen Störungen des Wohlbefindens auf, bei denen der Arzt keine organische Ursache finden kann, wie z.B. Schlafstörungen, Magenbeschwerden, ständige Energielosigkeit, Müdigkeit, starkes Schwitzen.

Man schätzt, daß mehr als die Hälfte der Patienten, die den praktischen Arzt oder Internisten aufsuchen, unter solchen funktionellen Störungen leiden. Sie werden leider auch heute noch häufig mit irgendwelchen Medikamenten versorgt, ohne daß die auslösenden Faktoren erkannt oder behandelt werden, so daß die Patienten oft von Arzt zu Arzt laufen, ohne wirklich erfolgreich geheilt zu werden. Das liegt einerseits am mangelnden psychologischen Wissen vieler Ärzte und der schnellen „Abfertigungspraxis", andererseits aber auch am Widerstand des Patienten, psychische Ursachen als krankmachend zu akzeptieren. Denn noch viel mehr als bei anderen Erkrankungen hängt es dabei von der Mitarbeit und der Bereitschaft des Patienten ab, krankmachende Faktoren selbst zu ändern und so wieder Gesundheit und Wohlbefinden zurückzuerlangen.

Im weiteren Sinn haben natürlich alle körperlichen Störungen zumeist eine psychische Komponente, wie wir bereits (Abb. 1) diskutiert haben. Psychische Probleme oder andauernder Streß schwächen unser Immunsystem und machen uns anfälliger gegen körperliche Krankheiten. Beim Auftreten psychosomatischer Störungen wird uns besonders klar, daß der Mensch immer als Ganzheit reagiert und daß das Gleichgewicht immer dann gestört wird, wenn sich das Individuum körperlichen oder seelischen Belastungen gegenübersieht, denen es nicht gewachsen ist bzw. glaubt es nicht zu sein. Störungen des Wohlbefindens oder schließlich verschiedene Erkrankungen sind dann die Folge.

Wie kann man sich nun diese enge Wechselwirkung zwischen körperlichen und psychischen Faktoren erklären? Um diese Frage zu beantworten, müssen wir uns kurz mit dem sogenannten „vegetativen Nervensystem" befassen, das im Unterschied zum willkürlichen oder motorischen Nervensystem in der Regel nicht bewußt beeinflußt werden kann. Das vegetative Nervensystem steuert all die inneren Vorgänge in unserem Körper, von denen wir normalerweise gar nichts merken, wie z.B. die Verdauung, den Kreislauf, die Atmung usw. Wesentlich dabei ist, daß alle diese Körperfunktionen in einem ausgeglichenen Zustand von Spannung und Entspannung gehalten werden. Dieses Gleichgewicht schwankt natürlich ständig, je nachdem welchen Anforderungen der Organismus ausgesetzt ist. Es kehrt aber beim gesunden

Menschen relativ schnell wieder in den Normalzustand zurück (denken Sie z.B. in diesem Zusammenhang an die Erhöhung des Herzschlages, der Atemfrequenz oder des Blutdrucks bei starker körperlicher oder psychischer Anstrengung). Der Körper ist durch diese Homöostase (Fließgleichgewicht) in der Lage, sich den an ihn gestellten Anforderungen mit seinen Körperfunktionen optimal anzupassen.

Zu ernsten Störungen kommt es, wenn einer der beiden Teile des vegetativen Nervensystems, nämlich der *Sympathikus* (Aktivierung) oder sein Gegenspieler der *Parasympathikus* (Erholung, Entspannung) ständig überwiegt. Wir werden uns anhand von Streßreaktionen dieses einmal verdeutlichen. Dabei verstehen wir das Wort ,,Streß" im Sinne eines Übermaßes an Belastung und Überforderung. Der aus dem Englischen stammende Begriff bedeutet eigentlich nur Anspannung oder Belastung, was an und für sich noch nicht negativ, im gewissen Maße sogar lebensnotwendig für unser Wohlbefinden ist. Ein gänzliches Fehlen von Belastung führt ebenfalls zu Störungen, da hier wiederum der Parasympathikus allein dominiert.

Was nun für den einzelnen Menschen eine Streßsituation ist, hängt von seiner individuellen Lerngeschichte ab, so daß verschiedene Personen sich von ganz unterschiedlichen Situationen ,,gestreßt" fühlen. Allgemein können Umweltbelastungen (Lärm, grelles Licht, ein Gewitter etc.) ebenso wie körperliche (Krankheit, körperliche Anstrengung etc.) und seelische (persönliche Probleme, Ängste etc.) Überbeanspruchungen als Streßfaktoren wirken.

Eine Streßreaktion läuft in 3 Stufen ab:
– Alarmreaktion: Wird eine Situation als bedrohlich bewertet (und hier sei schon besonders auf das Wort ,,bewertet" hingewiesen, denn nicht die objektive Bedrohung allein ist ausschlaggebend, sondern die subjektive Bewertung, die von entscheidender Bedeutung für die Möglichkeit von Verhaltensveränderungen ist!), schaltet das Nervensystem ganz kurz auf die parasympathische Reaktion, offenbar als eine Art von Kräftesammeln. Wir erleben das als Schrecksekunde, in der wir uns unfähig fühlen zu reagieren. Darauf folgt unmittelbar die aktivierende Reaktion des Sympathikus. Gesteuert wird diese Reaktion von den Hormonen der Nebenniere (Adrenalin und Noradrenalin sowie Hydrocortison), welche in die Blutbahn abgegeben werden. Dadurch wird der ganze Körper auf Hochlei-

stung eingestellt, um Kampf- oder Fluchtverhalten zu gewährleisten. Wir können beobachten, wie sich die Muskeln anspannen, Atmung und Herzfrequenz werden schneller und der Blutdruck steigt. Dagegen wird alles auf „Sparflamme" reduziert, was im Moment nicht überlebensnotwendig ist, wie die Funktionen von Magen, Darm, Niere, Genitalien. Auch die Widerstandskraft gegenüber Infektionen wird „vernachlässigt". Dies sind alles sinnvolle Reaktionen, um mit aller Energie der bedrohlichen Situation zu begegnen.
- Widerstand: In der 2. Stufe der Streßreaktion dauert die Aktivierung des Körpers an und zwar solange die Gefahrensituation besteht bzw. solange der Körper diese Anspannung aufrechterhalten kann.
- Phase der Erholung bzw. Ermüdung: Nach Bewältigung der Gefahrensituation kommt es zur Regeneration. Das alles wird durch den Parasympathikus gesteuert. Problematisch wird die Situation dann, wenn diese Erholungsphase eintritt, obwohl die Gefahr noch nicht bewältigt ist. Dann kommt es zur Überbelastung des Individuums, da die sympathikotonen und parasympathikotonen Impulse sich teilweise überlagern. Wir erleben das manchmal deutlich als ein Nicht-„Abschalten"-Können.

Lassen Sie uns an einem Beispiel diese 3 Stadien der Streßreaktion verdeutlichen: Sie haben Angst vor einem bestimmten Menschen, dem Sie nun plötzlich auf der Straße begegnen. Nach einer Schrecksekunde beginnt die Alarmreaktion, Sie spüren Ihren erhöhten Pulsschlag, Ihre Atmung wird schneller, die Muskeln spannen sich an, Sie werden vielleicht einen Fluchtimpuls verspüren oder sich überlegen, wie Sie sich verteidigen können. Während des Gespräches mit diesem von Ihnen gefürchteten Menschen befinden Sie sich in der Phase des „Kampfes", also des Widerstandes. Die Erholung tritt ein, wenn diese unangenehme Begegnung vorüber ist. Kommt es aber zu einer frühzeitigen Erschöpfung, so kann sich diese durch Schwindelgefühl, Schwäche in den Beinen oder ähnlichen Symptomen äußern (siehe Abb. 9). Die oben beschriebenen Streßreaktionen bedeuten eine normale Anpassung des Individuums an Anstrengungs- oder Belastungssituationen, die von der Außenwelt wie von seiner Innenwelt kommen können. Krankmachend dagegen sind zu häufige Überlastungen und Dauerstreß. In beiden Fällen ist das vegetative Nervensystem aus dem Gleichgewicht. Früher oder später sind

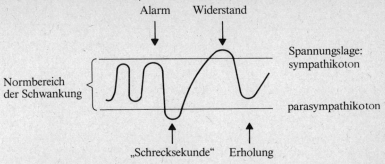

Abbildung 9

einzelne Organe überfordert und es können schließlich die eingangs besprochenen psychosomatischen Erkrankungen entstehen.

Bei der sympathikotonen Fehlsteuerung kommt es dazu, daß der Organismus zu oft oder zu lange in Kampf- oder Fluchtbereitschaft gehalten wird und daß dann die Erholungsphasen zu kurz sind. Der Betreffende wird häufig über Herzklopfen, Spannungszustände und dem Gefühl, ständig „auf dem Sprung" zu sein, klagen, gleichzeitig sind Appetit und Verdauung (Verstopfung) beeinträchtigt. Diese Fehlsteuerung in Richtung Überaktivierung geschieht nicht plötzlich, sondern schleift sich nach und nach ein. Sie wird sozusagen zum Normalzustand und führt letzten Endes zu ernsthaften Erkrankungen wie Bluthochdruck, Herzneurosen, Migräne etc.

Bei der parasympathikotonen Fehlsteuerung ist genau das Gegenteil zu beobachten. Bei Belastungssituationen laufen die zur Kampf- oder Fluchtbereitschaft nötigen Körperreaktionen zu schwach oder gar nicht ab. Es kommt zu keiner richtigen Auseinandersetzung mit den Problemen. Die Person fühlt sich gelähmt, ist in solchen Situationen geschockt, hilflos und ängstlich. Körperlich kommt es zum Absinken des Blutdrucks, zur Verlangsamung der Herztätigkeit („das Herz bleibt mir stehen vor Schreck") und zur Verkrampfung der Verdauungsorgane mit Übelkeit, Durchfall oder Verstopfung, Erröten, Atemnot, sowie zum Aufsteigen von Tränen. Auch diese Fehlsteuerung in Richtung zu wenig Aktivierung tritt nicht von einem Tag zum anderen auf, kann aber zur ständigen Gewohnheit werden. Der Betreffende fühlt sich permanent in ängstlicher Erwartung, klagt über Energielosigkeit und das Gefühl, nie abschalten zu können.

Schließlich können dadurch schwere Krankheiten wie z.B. Asthma, Magengeschwüre, Colitis (Dickdarmentzündungen und -geschwüre) oder Erschöpfungszustände entstehen.

Das Lernen von psychosomatischen Reaktionen

Es ist wesentlich, zu verstehen, daß die Fehlsteuerung des vegetativen Nervensystems nicht durch eine einmalige Belastungssituation entsteht, sondern nach und nach gelernt wird. Dieses geschieht vor allem über die sogenannten Lerngesetze. Anhand von 3 Beispielen wollen wir sie kurz erläutern.

Das Lerngesetz „Signallernen" (klassische Konditionierung) beinhaltet eine Koppelung zwischen einem Signalreiz und einem ursprünglich neutralen Reiz, der körperliche Reaktionen bewirkt und schließlich zum Angstauslöser wird. Beispielsweise kann das Klingeln des Telefons (ursprünglich neutraler Reiz) in Verbindung mit einem Erschrecken (Signalreiz) – der Chef brüllt z.B. den Angestellten an – zu vegetativen Reaktionen wie Herzklopfen, Atemnot, weichen Knien oder Schwitzen führen. Das Telefonklingeln kann so in Zukunft der Angstauslöser werden und die vegetativen Reaktionen hervorrufen (unabhängig vom Chef). Über das „Modellernen", einem weiteren Lerngesetz, können wir durch Beobachtung vegetative Fehlreaktionen erwerben. Beobachtet ein Kind häufig, daß die Mutter beim Bellen eines Hundes heftig erschrickt und wegläuft, so wird es vielleicht ebenfalls Angst vor Hunden bekommen und mit Weinen, Herzklopfen und anderen körperlichen Symptomen reagieren. Ein anderes wichtiges Lerngesetz ist das „Verstärkungslernen". Hier wird durch positive (Belohnung) oder negative (Bestrafung) Konsequenzen das Verhalten verstärkt und damit gesteuert. Wird ein Kind z.B. nur für gute Leistungen belohnt und akzeptiert, so besteht die Möglichkeit, daß es sich, um Zuwendung zu bekommen, permanent überfordert und so zu psychosomatischen Erkrankungen in Richtung sympathikotonen Reaktionen neigt.

Ein anderer Ansatz bei der Entstehung von psychosomatischen Reaktionen geht davon aus, daß sie dann entstehen, wenn das Individuum sich (zu) gut an die Umwelt anpaßt, aber die subjektiven Bedürfnisse und Gefühle chronisch blockiert und unterdrückt. Eigene Bedürfnisse, Gefühle und Wünsche sollen also der Umwelt vermittelt bzw. durchgesetzt werden.

Ein chronisches Fehlverhalten des vegetativen Nervensystems, d.h. also ein ständiges oder zu häufiges Reagieren in Richtung Überaktivität oder Passivität, hat also meist eine lange Lerngeschichte und zeigt uns deutlich die Wechselwirkung und gegenseitige Beeinflussung von körperlichen und psychischen Faktoren.

Wie lassen sich psychosomatische Erkrankungen verhindern?

Nachdem wir verstanden haben, wie es zur Entstehung psychosomatischer Erkrankungen kommen kann, wollen wir im folgenden Teil zeigen, wie wir solche Störungen vermeiden bzw. ihnen prophylaktisch begegnen können.

Dazu ist es nötig, daß Sie sich überlegen und sich selbst beobachten, wie Sie in Belastungssituationen reagieren und wie Ihr Tagesverlauf und Ihre Einstellung zu den Dingen, mit denen Sie konfrontiert werden, aussieht.

Es kann sein, daß Sie z.B. im Beruf ein „Kämpfertyp" sind und sich ständig überfordern (also die sympathikotone Reaktionsweise überwiegt), in anderen Situationen, wie z.B. im Kontakt mit anderen Leuten, aber eher schüchtern und hilflos sind und zu Schreckreaktionen neigen (parasympathikotone Reaktion). Wenn Sie so Stück für Stück Ihren Alltag überprüfen, so werden Sie sicher herausfinden, in welchen Situationen Sie Merkmale des Kämpfer-, Flucht- oder Schrecktyps zeigen.

Achten Sie dabei nicht nur darauf, wie Sie wirklich nach außen hin reagieren, sondern vor allem, was Sie in solchen Situationen denken und fühlen und welche Körperreaktionen Sie dabei spüren.

Dabei kommt es jetzt nicht darauf an, daß sie von nun an alle Streßsituationen vermeiden und in Sorge sind, zu erkranken, sondern daß Sie solche Situationen als Belastung erkennen und für einen entsprechenden Ausgleich sorgen. Wenn Sie also bemerken, daß Sie sich eben sehr aufgeregt haben, Ihr Herz heftig schlägt, Ihr Atem schneller geht und Sie sich in Schultern und Nacken verkrampft haben, so ist es wichtig, daß Sie danach etwas tun, um Ihr vegetatives Nervensystem wieder ins Gleichgewicht zu bringen. Sorgen Sie also nach jeder belastenden Situation wieder für Entspannung: versuchen Sie Ihre Muskeln zu entspannen, atmen Sie tief und regelmäßig. Vermeiden Sie, Ihren Körper noch mehr zu belasten, indem Sie Kaffee trinken oder hastig eine Zigarette rauchen. Stürzen Sie sich nicht mit Hektik in die nächste Arbeit, sondern schalten Sie eine Ruhe- und Regenerationspause ein.

Ihr Körper wird desto schneller wieder ins vegetative Gleichgewicht kommen, je „fitter" er ist. Das sollten Sie bei Ihrem Lebensstil beachten.

Im körperlichen Bereich erscheinen uns dabei folgende Punkte wesentlich zu sein, die wir noch etwas detaillierter darstellen wollen:

– eine geregelte, gute Verdauung
– eine richtige Atmung
– ein trainierter Kreislauf und
– ein entspannter, ausgeruhter Organismus

Verdauung: Eine gut funktionierende Verdauung ist die Grundlage für körperliche Gesundheit. Falsche Ernährung, ein hastiger Essensstil, unregelmäßige oder zu üppige Nahrungsaufnahme, sowie häufiger Gebrauch von Genußmitteln (Alkohol, Kaffee, Nikotin) werden Ihr Verdauungssystem überfordern und Magen, Galle, Leber, Darm und Niere schädigen. Hier verweisen wir auf das Kapitel „Ernährung". Speziell sei aber nochmals darauf hingewiesen, daß bei schlechter Verdauung der gesamte Organismus in Mitleidenschaft gezogen wird. Z.B. haben Kopfschmerzen, Müdigkeit oder ein schlechtes Blutbild ihre Ursachen oft in chronischer Verstopfung oder häufigem Durchfall. Ein dadurch angegriffenes Verdauungssystem wird bei psychischer Belastung entsprechend empfindlicher reagieren als ein gesundes. Daran sollten Sie auch denken, wenn Sie merken, daß sich Ärger oder Kränkung bei Ihnen „auf den Magen" schlagen.

Atmung: Ein gehetzter, nervöser Mensch atmet zu schnell und unregelmäßig, ein ruhiger ausgeglichener dagegen tief und gleichmäßig. Wenn Sie sich eine richtige Atmung (siehe Kapitel „Körperliche Faktoren") zu eigen gemacht haben, wird es Ihnen leicht fallen, sich in oder nach Streßsituationen durch richtiges Atmen oder auch durch einige spezielle Atemübungen schnell wieder zu beruhigen.

Kreislauf: Ein gut trainierter Kreislauf kommt bei Belastung schneller wieder ins Gleichgewicht, als ein untrainierter. Eine einfache Beobachtung bei körperlicher Anstrengung zeigt das:

Läuft ein untrainierter Mensch zu Fuß die Stiegen bis zum 4. Stock hinauf, so wird sein Puls sich sehr stark erhöhen, der Blutdruck steigen und er wird außer Atem und erschöpft oben ankommen und längere Zeit benötigen, ehe er sich wieder erholt hat. Eine trainierte Person hingegen wird mit geringerer Steigerung von Puls, Blutdruck und Atemfrequenz reagieren und diese vegetativen Reaktionen werden danach sehr schnell wieder in den Normbereich zurückkehren (siehe Abb. 10).

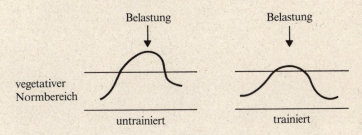

Abbildung 10

Ebenso wird bei psychischer Überlastung ein trainierter Kreislauf belastbarer sein und schneller wieder ins Gleichgewicht kommen.

Als Mittel zur Kreislaufregulation sind alle sportlichen Tätigkeiten empfehlenswert, die ein Ausdauertraining gewährleisten. Die körperlichen Betätigungen sind ganz besonders für Menschen geeignet, die eher zum Absacken des vegetativen Systems neigen. Also für den sogenannten Schocktyp, der müde, passiv und ängstlich Problemen gegenübersteht und bei dem die parasympathikotonen Reaktionen überwiegen.

Wir haben schon oben beschrieben, daß der Organismus bei Belastung von außen oder von innen auf Kampf oder Flucht eingestellt ist, also ursprünglich auf eine Reaktion durch Bewegung. Wir sollten daran denken, wenn wir überlegen, wie wir uns in Streßsituationen abreagieren können. Die in unserer Kultur übliche Verhaltensnorm des „Ruhig- und Kontrolliertbleibens" ist demnach biologisch gesehen völlig falsch.

Entspannter, ausgeruhter Organismus: Sowohl die Skelettmuskulatur als auch die Muskulatur der inneren Organe wird bei körperlicher und psychischer Belastung angespannt, was ja biologisch sinnvoll ist, wenn wir wieder an die Kampf- und Fluchtbereitschaft des Organismus denken. Achten Sie aber im Alltag darauf, ob gewisse Muskelpartien bei Ihnen nicht schon gewohnheitsmäßig angespannt sind – Stirn, Nacken, Schultern, Brustkorb oder Bauch? Versuchen Sie, diese Ihre „kritischen" Stellen bewußt zu entspannen und führen Sie nach einem besonders spannungsreichen Tag auch einmal gezielte Entspannungsübungen (siehe Selbsthilfeprogramm „Verspannungen") durch.

Sie werden sich körperlich und psychisch nur dann wohlfühlen, wenn Sie auch ausgeruht sind, also gut und ausreichend geschlafen haben. Hier kommt es vor allem auf die Regelmäßigkeit an. Schlafstörungen sind meist das Ergebnis von schlafhindernden Gewohnheiten oder psychischen Problemen, wobei die Störung sich als Einschlaf- oder Durchschlafstörung, zu frühes morgendliches Erwachen oder übermäßiges Schlafbedürfnis manifestieren kann.

Nachdem wir nun überlegt haben, welche körperlichen Faktoren vor allem für die Prophylaxe von psychosomatischen Störungen wesentlich sind, wollen wir uns der Bearbeitung von

Psychischen Risikofaktoren

zuwenden. Wie wir schon bei der Beschreibung von Streßreaktionen gehört haben, bewirken bestimmte psychische Erlebnisse spezifische körperliche Veränderungen. Z.B. löst Angst eine Überreaktion des Sympathikus mit Muskelverspannung, Erhöhung der Herz- und Atemtätigkeit, Verminderung der Verdauungsaktivität etc. aus. Übermäßig starke oder besonders häufige psychische Probleme können auf diesem Weg zu einem chronischen Ungleichgewicht des vegetativen Nervensystems („vegetative Dystonie") und zu ernsthaften organischen Erkrankungen führen. Wir können nun meistens unsere Umwelt nicht so verändern, daß sie uns nicht mehr in Angst versetzt oder andere Mitmenschen nicht so instruieren, daß wir mit ihnen keinen Ärger mehr erleben. Wenn wir also etwas ändern wollen, müssen wir lernen, mit unseren eigenen Emotionen und Verhaltensweisen anders umzugehen. Denn es sind nicht die Dinge an sich, die uns in Angst, Wut oder Trauer versetzen, sondern die Einstellung, die wir zu ihnen haben. Der erste Schritt dazu kann in einer Beobachtung und Bestandsaufnahme der eigenen Verhaltensweisen gesehen werden.

Wir wollen im folgenden einige Verhaltensweisen beschreiben, die sehr häufig bei Patienten mit psychosomatischen Beschwerden auftreten. Vielleicht werden Sie die eine oder andere Eigenschaft auch bei sich feststellen können. Hier besteht für Sie dann die Möglichkeit, durch besondere Achtsamkeit diese ungünstigen Verhaltensweisen soweit unter Kontrolle zu bringen, daß sie nicht zu einem Risikofaktor für Ihre körperliche Gesundheit und Ihr psychisches Wohlbefinden werden.

– Überanpassung, übersteigerte Selbstkontrolle, Hemmung des Gefühlsausdruckes (besonders Aggressionshemmung):
Diese Verhaltensweisen haben, wenn sie in übersteigerter Form auftreten, eines gemeinsam – die Angst, etwas falsch zu machen und damit die Zuneigung anderer zu verlieren. Jede spontane Gefühlsäußerung, sei es nun Ärger oder Freude, wird unterdrückt und durch diese strenge Zensur dringt nur das nach außen, von dem man annimmt, daß es die Umwelt akzeptieren wird. Diese Leute sind leicht gekränkt und äußerst empfindsam gegenüber Kritik. „Nur ja nicht die Kontrolle verlieren und alles perfektionistisch verrichten" lautet der Grundsatz. Jedes Interesse an neuen Erfahrungen, jede Risikobereitschaft geht zunehmend verloren und auch der Aktionsradius dieser Menschen schränkt sich immer mehr ein. Die Lerngeschichte solcher Verhaltensweisen zeigt meist einen Erziehungsstil, bei dem das Kind den Erwachsenen (Eltern, Lehrern ...) nichts recht machen konnte, also ständig kritisiert oder bei dem Versuch, eigene Wünsche durchzusetzen, bestraft wurde. Aus dieser Verunsicherung heraus ist es nicht möglich gewesen, Selbständigkeit und Selbstvertrauen zu entwickeln.
Überanpassung und übersteigerte Selbstkontrolle sind also erlernte Strategien, um Angst und Unsicherheit zu verbergen.

– Grübeleien:
Typisch für Menschen, die zum Grübeln neigen ist, daß sie einen Großteil ihrer Arbeits- oder Freizeit in Gedanken an die Vergangenheit oder Zukunft leben und dabei die Gegenwart vernachlässigen.
Zweifel und Selbstvorwürfe, ob man sich denn dort und da richtig verhalten habe und ängstliche Gedanken, was in Zukunft alles zu bewältigen sein wird, prägen das Denken. Das bewirkt, daß diese Personen nicht nur in einer Belastungssituation

Streßreaktionen zeigen, sondern sich durch das Grübeln ständig wieder in Alarmreaktion versetzen, so daß der Organismus nie zu Erholung und Regeneration kommt. Diese Dauerspannung verhindert aber gleichzeitig ein klares Nachdenken und somit weitgehend eine adäquate Problemlösung; Grübeleien helfen nicht weiter, sondern vergrößern eher die Angst und Anspannung. In der Folge kommt es zu Schlafstörungen, Minderwertigkeitsgefühlen und Lebensängsten, was wieder zum Anlaß für neue Grübeleien genommen wird.
Die Lerngeschichte gibt auch hier Hinweise auf Störungen in der Entwicklung zur Selbständigkeit, zum Selbstbewußtsein und zur Entscheidungsfähigkeit.

– Übersteigertes Leistungsstreben:
 Bei diesem Verhalten handelt es sich um eine chronische Fehlanpassung in Richtung Überaktivierung des vegetativen Nervensystems. Maßloser Einsatz bei der Arbeit und geringe Freizeitorientierung zeichnen diese Verhaltensstörung aus, wobei auch in der Freizeit „etwas geleistet werden muß", sei es in übertriebenem sportlichen Ehrgeiz (Wettkampfsport) oder in weiterbildenden Aktivitäten. Erzwungene Ruhepausen wie Urlaub, Krankheit oder Pensionierung lösen oft Ratlosigkeit oder eine depressive Verstimmung aus.
 Meist führt nur eine eigene schwere Krankheit oder ein Todesfall einer nahestehenden Person zum Überdenken der Sinnhaftigkeit des eigenen Lebensstils. Natürlich unterstützt und verstärkt unsere leistungsorientierte Gesellschaft diesen Typus, indem sie für sein Fehlverhalten (und darum handelt es sich ja) Lob und Anerkennung, Prestige und Wohlstand gibt.
 Hinter diesem äußerlich so erfolgreichen Typus steht oft ein ängstlicher, unsicherer Mensch, der nichts mehr als Mißerfolg fürchtet. Er hat zumeist in seiner Lerngeschichte erfahren, daß mangelnde Leistung mit dem Entzug von Zuwendung und Liebe gekoppelt war (z.B. Zuwendung nur bei guten Schulnoten). Um diese Angst abzuwehren, stürzt er sich immer wieder in neue Leistungsabenteuer und Überforderungen. Jedes Nachlassen der Kräfte löst dabei die Angst aus, nicht mehr bestehen zu können, was dann mit erhöhter Anstrengung, aber oft auch mit Kaffee, Nikotin oder Aufputschmitteln beantwortet wird. Am Ende dieses Teufelskreises steht häufig ein Zusammenbruch.

- Negatives Denken, falsche Ursachenzuschreibung:
Wer mit dem Gedanken „Das wird sicher wieder schiefgehen" eine Arbeit beginnt, legt damit schon den Grundstein zum Mißerfolg. Diese negativen Selbstgespräche können so sehr zur Gewohnheit werden, daß man alle seine Handlungen solange damit belegt, bis man sich jedes Selbstvertrauen genommen hat. Mißerfolg wird dann mit dem wissenden Satz „Ich habe es ja gleich gewußt" kommentiert. Stellt sich wider Erwarten doch Erfolg ein, so wird die eigene Leistung durch ein „Es war nur Glück oder Zufall" geschmälert (falsche Ursachenzuschreibung). Diese Menschen fühlen sich oftmals vom Schicksal benachteiligt und von anderen verfolgt. Sie „genießen" förmlich ihr Unglück und nehmen jeden weiteren Mißerfolg, sei es beruflich oder privat als Beweis für ihre Benachteiligung im Leben auf. Sie heischen nach Mitleid und Hilfe, ohne zu erkennen, daß sie es selbst sind, die sich durch ihr Denken den Weg versperren.
Die ständige Erwartung von Mißerfolg führt zur Daueranspannung oder zur Resignation und somit zu vegetativer Über- oder Unterfunktion.

- Vermeidungsverhalten:
Hinter diesem Verhalten steht Angst vor Mißerfolg, Verantwortung und Strafe.
Eine einmal gemachte schlechte Erfahrung oder ein Mißerfolg bewirken dann so viel Angst, daß diese Situation gemieden wird, wodurch es kurzfristig zur Angstreduktion kommt.
Nehmen wir als Beispiel an, jemand hat Angst vor dem Telefonieren, er wurde dabei für sein ungeschicktes Verhalten heftig kritisiert, und sein Erröten wurde verspottet. Wenn nun das Telefon läutet, wird er nach einer Ausrede suchen oder flüchten, um nicht abheben zu müssen. Durch diese Flucht reduziert sich bei ihm schlagartig die Angst, die beim Läuten aufgetreten ist. Das wird als angenehm empfunden und daher beim nächsten Mal wieder praktiziert. Doch diese Praktik ist auf Dauer nicht befriedigend, da einerseits die Angst vorm Telefonieren bestehen bleibt, es streßreich ist, immer neue Fluchtideen bereit zu haben und weil dieses Verhalten das Selbstbewußtsein stark belastet. Durch Vermeidungsverhalten nimmt man sich andererseits jede Möglichkeit, sein Verhalten zu verbessern und z.B. geschickter Telefonieren zu lernen.

Häufig bleiben diese Vermeidungsstrategien nicht auf einige wenige Situationen beschränkt, sondern tendieren dazu (nämlich durch die als angenehm erlebte kurzfristige Angstreduktion), sich auf viele Verhaltensweisen auszubreiten. Dadurch, daß sich der Betroffene permanent in Fluchtbereitschaft befindet, schränkt sich der Lebensbereich immer mehr ein.

Sehr häufig kommt es auch zur Ausbildung von psychosomatischen Krankheitssymptomen, die wiederum eine Vermeidungsstrategie darstellen. Wenn z.B. eine unangenehme oder verantwortungsvolle Arbeit übernommen werden soll, zeigen sich Herz- oder Magenbeschwerden. Von einem Kranken kann man das schließlich nicht verlangen!

Wir wollen mit diesen Beispielen die Beschreibung von psychischen Risikofaktoren bei der Entstehung psychosomatischer Erkrankungen abschließen.

Zusammenfassend läßt sich sagen, daß es sich dabei um ein psychisches Fehlverhalten handelt, das einmal gelernt wurde und durch seine kurzfristige Angstreduktion oder sonstigen sich daraus ergebenden Vorteile aufrecht erhalten wird, langfristig aber zu körperlichen und psychischen Problemen führt.

Genuß- und Suchtmittelverhalten

> *Manche glauben, wenn sie etwas für ihre Gesundheit tun, könnten sie ihre schädlichen Gewohnheiten beibehalten*
>
> *Kollath*

Zuerst wollen wir mehr allgemein die Gründe besprechen, warum Menschen Genuß- bzw. Suchtmittel verwenden. Anschließend werden wir exemplarisch 3 Beispiele, nämlich Nikotin, Alkohol und Rauschgifte genauer betrachten und auf deren gesundheitliche Gefahren eingehen.

Es gibt wohl keine Kultur, in der nicht in irgendeiner Weise Genuß- oder Suchtmittel bekannt sind. In manchen Gesellschaftsformen stehen diese Stoffe nur wenigen Auserwählten zur Verfügung, z.B. Priestern oder Medizinmännern zu kultischen Zwecken, anderswo berauschen sich breite und häufig gerade die ärmsten Schichten damit. In jedem Fall wird das Rauschmittel immer dazu verwendet, um in einen erwünschten anderen psychischen Zustand zu kommen (Ekstase, Ruhe, optimistische Stimmung, Flucht in eine Scheinwelt ...). Diese veränderten seelischen Zustände können je nach Art des Suchtmittels mehr oder weniger lang andauern und hinterlassen danach häufig psychische Tiefs und zumeist unangenehme heftige körperliche Reaktionen bzw. langfristig schwere Erkrankungen.

Welches sind nun aber die Gründe in unserer gegenwärtigen Kultur, zu Suchtmitteln zu greifen? Uns erscheint dabei die Wechselwirkung zwischen Persönlichkeitsfaktoren und sozialem Umfeld entscheidend. Der Versuch Unsicherheit zu überspielen, Geltungs- und Abenteuerbedürfnis, der Wunsch in einer Gruppe integriert zu sein, das Gefühl, die Realität nicht mehr ertragen zu können, das Bedürfnis mehr leisten zu müssen oder mehr Ruhe zu finden – all das können Gründe sein, um zu Kaffee, Nikotin, Alkohol, Schlafmitteln oder Medikamenten und letztlich auch zu Rauschgiften zu greifen. Dazu kommen noch gesellschaftliche Faktoren, die zum Konsumieren von Suchtmitteln verleiten, z.B. ein bestimmtes Image, hervorgerufen durch die Medien, ein direkter Druck von Freunden, sowie die Vorbildwirkung eines entsprechenden Milieus.

Geht es zu Beginn des Suchtmittelkonsums darum, einen angenehmen psychischen Zustand zu erreichen oder einem unangenehmen sozialen Druck auszuweichen, so tritt in der Folge eine verhängnisvolle Zusatzkomponente auf: die Süchtigkeit, die zu körperlicher und seelischer Abhängigkeit führen kann. Der vorerst freiwillige und willentlich kontrollierbare Suchtmittelkonsum wird zu einem nicht mehr beherrschbaren Zwang, die Angst vor Entzugserscheinungen und die Qual des psychischen und physischen Verlangens danach zur Hauptmotivation. Je nach Suchtmittelart und Quantität kann dieser letztgenannte Zustand sehr schnell (z.B. bei Heroin) oder erst im Verlauf mehrerer Jahre (z.B. Nikotin) eintreten. Typisch für alle Süchtigen ist das anfängliche Verleugnen und das (auch sich selbst gegenüber) Beteuern, jederzeit mit dem Mittel aufhören zu können, wenn man es nur wolle. Den Beweis dafür anzutreten, z.B. einen mehrwöchigen Verzicht darauf, wird aber unter Vortäuschung von Scheingründen wohlweislich ausgewichen. Mit der Zeit verliert man die

Selbstkontrolle über den Gebrauch des Suchtmittels und es gelingt keine Einschränkung oder kein Verzicht mehr. Die langfristigen gesundheitlichen Folgen sind dann oft verheerend: Herz- und Kreislaufschäden, Leber- und Nierenerkrankungen, Krebs und bei einigen Suchtmitteln zusätzlich starke Persönlichkeitsveränderungen, meist verbunden mit einem radikalen sozialen Abstieg und einer hohen Selbstmordrate.

Nikotin

Die Gründe, mit dem Rauchen zu beginnen, sind mannigfaltig, liegen aber fast ausschließlich in der sozialen Umwelt. So beginnen Jugendliche aber auch Erwachsene mit dem Nikotinkonsum, weil Freunde rauchen, weil man als einziger Nichtraucher in einer Gruppe Angst hat als Außenseiter zu gelten, weil es das (von der Werbung unterstützte) Image des Erwachsen- oder Emanzipiertseins hebt, etc.

Diese anfänglichen Beweggründe werden vielfach für den Gewohnheitsraucher nicht mehr gelten; hier sind die Motive meist der Wunsch nach mehr Entspannung oder Konzentration, Unsicherheiten im Kontakt mit Mitmenschen, der Gewohnheitseffekt, sich mit einem Genußmittel zu belohnen oder zu beruhigen und schließlich, in der Mehrzahl der Fälle, früher oder später das entstandene Suchtverhalten.

Welches sind nun die gesundheitlichen Risiken, mit denen ein Gewohnheitsraucher rechnen muß? Als Faustregel gilt dabei allgemein: mehr als 10 Zigaretten täglich führen spätestens nach 20 Jahren zu ernsten Gesundheitsschäden, die dann zumeist irreparabel sind.[11] Beim Konsum einer größeren täglichen Tagesration, zusätzlichen Risikofaktoren (wie z.B. Übergewicht, Bewegungsarmut, Alkoholkonsum) oder sonstigem schlechten Gesundheitszustand treten Erkrankungen natürlich entsprechend früher auf.

Lassen Sie uns bei der Aufzählung der zu erwartenden Gesundheitsschäden bei den Kindern anfangen: die Kinder von Raucherinnen sind bei der Geburt meist untergewichtig, neigen zu Atemstörungen und zeigen mitunter regelrechte Entzugserschei-

---

11 Vergessen Sie bitte auch nicht die massive Schadstoffbelastung durch die Umwelt, die ca. 30-40 Zigaretten/Tag gleichkommt.

nungen, sind unruhig, nervös und schreien häufig. Die Fehl- und Frühgeburtsrate ist bei Raucherinnen gegenüber Nichtraucherinnen deutlich erhöht (3,9% gegenüber 1,9%), ebenso die Neugeborenensterblichkeit. Das elterliche Rauchen ist bei Kleinkindern die häufigste Ursache für Bronchitis und Lungenentzündungen.

Beim Jugendlichen und Erwachsenen sind Husten, Bronchitis und Atemnot bei körperlichen Anstrengungen die ersten warnenden Symptome. Später kann es zusätzlich zu Durchblutungsstörungen vorwiegend in den Beinen kommen („Raucherbein"), die im Spätstadium eventuell eine Amputation als lebensrettende Maßnahme nötig machen. Das große Risiko aber für den Gewohnheitsraucher ist der Lungen- und Kehlkopfkrebs. Neueste Untersuchungen in der BRD zeigen, daß das in der Tabakpflanze enthaltene Cadmium bei Versuchstieren innerhalb kürzester Zeit Lungenkrebs auslöst und zwar in der Relation zur Tabakdosis. Ein Raucher nimmt beim Konsum von 20 Zigaretten täglich 1 Mikrogramm Cadmium auf, das sich lange Zeit in der Lunge speichert. Außerdem verbraucht der Körper beim Rauchen vermehrt Vitamin C.

Professor Ferdinand Schmidt, Vorsitzender des deutschen „Ärztlichen Arbeitskreises Rauchen und Gesundheit" hat in der „Gesundheitspolitischen Umschau (zitiert nach „Die Zeit" Nr. 23/1.6.79) folgende Zahlen für Deutschland bekanntgegeben, die wohl in Relation zur Gesamtbevölkerung auf den gesamten mitteleuropäischen Raum übertragbar sind: 140.000 Menschen (diese Zahl ist kein Druckfehler) sterben jährlich in der Bundesrepublik allein an den Folgen des Rauchens. Um diese Zahl in ihrer Größenordnung begreiflich zu machen, lassen Sie uns zwei Vergleiche nennen: ca. 14.000 Menschen starben jährlich im Straßenverkehr und ca. 400 an Drogenmißbrauch.

Es ist unbegreiflich, wieso diese riesige Anzahl von „Nikotintoten" für weniger Aufsehen und Schlagzeilen sorgt, als die Straßenverkehrs- und Drogentoten. Liegt es daran, daß das Auftreten von schweren Nikotinerkrankungen eine Latenzzeit von Jahrzehnten hat oder spielt auch ein staatliches Interesse eine Rolle, diese Zahlen nicht allzu publik zu machen, denn immerhin ist die Tabaksteuer eine wichtige staatliche Finanzquelle.

Jedenfalls ist die erhöhte Wahrscheinlichkeit für Raucher, an Lungen- oder Kehlkopfkrebs zu erkranken? in einer Vielzahl von internationalen Studien immer wieder bestätigt worden und wer dies noch immer nicht zur Kentnis nimmt oder meint, gerade er werde zu den wenigen Ausnahmefällen gehören, belügt sich selbst. Es hat also jeder die Möglichkeit, den „Genuß" des Rauchens in Relation zu den gesundheitlichen Folgen zu stellen und daraus seine Entscheidung zu treffen.

Sicher ist es trotz guter Vorsätze nicht leicht, die Nikotinabstinenz auf Dauer einzuhalten. Es gibt aber bereits bewährte Entwöhnungsprogramme, die dies erleichtern. Jede Raucherberatungsstelle bzw. jedes Gesundheitsamt informiert Sie gerne und kostenlos darüber. Wunder kann aber keines dieser Programme bewirken, sondern nur den schwierigen Weg zur Wiedererlangung der Selbstkontrolle erleichtern.

Wesentlich weniger bekannt als die Gefahren des aktiven Rauchens sind die Gefährdungen für Nichtraucher, die häufig zum Mitrauchen gezwungen werden (z.B. Serviererinnen in verrauchten Lokalen, Angestellte in Büros, in denen Kollegen viel rauchen und wie schon erwähnt, auch Kinder in Raucherfamilien). Im Tabakrauch sind mehr als 40 krebserzeugende Stoffe enthalten, von denen ein Großteil nicht vom Raucher selbst, sondern von seiner Umgebung durch den Nebenstrom des Rauches eingeatmet werden. Dabei gilt vor allem der hohe Anteil des Tabakrauches an krebserzeugenden Nitrosaminen für die unfreiwilligen Mitraucher als besonders gefährlich, da im Nebenstrom bis zu 50 mal höhere Nitrosaminwerte als im Hauptstrom des Rauches festgestellt werden konnten. Dr. M.H.A. *Russel* vom Londoner Institute of Psychiatry fand laut Bericht des „Medical Tribune" im Speichel und Urin von Nichtrauchern daher Nikotin und andere einschlägige Schadstoffe.

Hat jeder Raucher die Entscheidung bezüglich seines gesundheitlichen Risikos selbst in der Hand, so wird es an der Initiative der Nichtraucher liegen, sich gegen diese Schädigungen zur Wehr zu setzen, sei es durch eine Verweigerung der Raucherlaubnis im privaten Bereich oder durch Forderungen an den Gesetzgeber im Arbeitsbereich.[12] In unserer ohnehin schon schwer mit Schadstoffen belasteten Umwelt ist jedenfalls Toleranz gegenüber Rauchern

---

12 In Österreich gibt es seit 1.4.83 ein neues Gesetz zum Schutze der Nichtraucher am Arbeitsplatz. Es schreibt Firmen vor, geeignete Maßnahmen zu treffen.

sicher kein geeignetes Mittel. Rauchen zeugt von Verantwortungslosigkeit gegenüber der eigenen und anderer Leute Gesundheit![13]

Alkohol

Alkohol ist in unserer Gesellschaft das am meisten verwendete und gesellschaftlich auch tolerierteste Suchtmittel. Sein Genuß gehört in kleineren Mengen fast schon zur alltäglichen Gewohnheit, ja, zum „guten Ton" bei allen Gelegenheiten; einzig und allein der Vollrausch wird gesellschaftlich geächtet.

Welche Wirkung hat nun der Alkohol auf den menschlichen Organismus?

Zunächst wird der Alkohol von Magen- und Darmschleimhaut resorbiert und gelangt über die Blutbahn in den gesamten Körper. Im Gehirn z.B. stimuliert er vorerst die Nervenzellen, anschließend wird ihre Aktivität aber herabgesetzt. Die Leber als „zuständiges" Entgiftungsorgan hat unterdessen die Aufgabe, Alkohol in zwei Bestandteile aufzuspalten, nämlich in Wasserstoff und Azetaldehyd. Letzteres ist eine hochgiftige Substanz, die mit Hilfe eines Leberenzyms unschädlich gemacht wird.

Ist nun die Alkoholzufuhr zu groß oder die Leber durch ständigen Alkoholkonsum in ihrer Leistungsfähigkeit geschwächt, so kann die giftige Substanz Azetaldehyd nicht mehr ausreichend abgebaut werden, wodurch es zu Leberentzündungen und durch die Weiterleitung des Giftstoffes über die Blutbahn zu Gehirn- und Herzmuskelschäden kommen kann. In weiterer Folge entstehen Erkrankungen wie Vitaminmangel, Eiweißmangel, Bluthoch-

---

13 Viele Raucher verstecken sich hinter dem Argument, daß es keine schlüssigen Beweise für die Ursachenerklärung „Raucher-Krankheit" gebe. Das ist richtig, um aber eine Ursachenbeziehung festzustellen, muß man alle möglichen beeinflussenden Faktoren konstant halten. Wie will man das beim Menschen über so eine lange zeitliche Periode machen? Daher sollte man lieber von Zusammenhängen (Korrelationen) sprechen. Der wahrscheinlichkeitstheoretische Zusammenhang zwischen langfristigem Rauchen und Erkrankungen ist sehr hoch (signifikant); das heißt, wenn man raucht, so ist es sehr wahrscheinlich, daß man irgendeine Erkrankung bekommt, die mit dem Rauchen in Zusammenhang steht. Das Ursachen-Argument ist daher eigentlich unsachlich, weil die „wenn-dann"-Beziehung im komplexen menschlichen Geschehen selten eindeutig überprüfbar ist.

druck, Flüssigkeitsansammlungen in der Bauchhöhle und schließlich innere Blutungen durch Gefäßrisse. Weiterhin verursacht das übersäuerte Blut Nierenschäden und Gichterkrankungen. Beim chronischen Trinker reduziert sich die Produktion von männlichen Geschlechtshormonen bzw. die Keimdrüsen verkümmern. Ein Vollrausch bewirkt überdies das unwiederbringliche Absterben von ca. 10 Millionen Gehirnzellen, was ein Zehntausendstel aller vorhandenen bedeutet. Im letzten Stadium der Alkoholerkrankung lagert sich Fett in der Leber ab, so daß es zur Vergrößerung, Verhärtung und schließlich zum tödlichen Leberschwund (Leberzirrhose) kommt.

Es ist nicht ganz leicht, bei Alkohol die Grenzen zur Gesundheitsschädigung zu ziehen, da die Toleranz der Leber relativ groß ist.

Die meisten Experten sind jedoch der Meinung, daß z.B. der tägliche Genuß von einem 3/4 Liter Wein langfristig auf jeden Fall zu schweren Leberschäden führt. „Harte" Getränke wie Schnaps oder Whisky beschleunigen den Krankheitsverlauf natürlich wesentlich.

Wenn wir im folgenden von Alkoholismus sprechen, so meinen wir nicht den gelegentlichen, meist gesellschaftlich motivierten Alkoholkonsum, sondern das regelmäßige suchtmäßige bzw. das häufige exzessive Trinken.

Dabei kann man vier Verlaufsphasen unterscheiden:
- Erleichterungstrinken: Da Alkohol spannungslösend und euphorisierend wirkt, wird er zur Erreichung einer angenehmen psychischen Stimmung getrunken. Hier beginnt bereits die Gefahr seelischer Abhängigkeit. Probleme, Konflikte mit anderen, depressive Stimmungen und diverse unangenehme Zustände werden nicht mehr ertragen oder eine aktive Lösung bzw. Veränderung angestrebt, sondern mit Alkohol betäubt (man kann hier Parallelen zur Einnahme schmerzstillender Medikamente ohne Behandlung der eigentlichen Erkrankung ziehen!).
- Phase der Toleranzsteigerung: Trinken wird zur Gewohnheit, immer größere Mengen müssen getrunken werden, um den gleichen angestrebten Effekt zu erreichen. Hier beginnen die meisten Menschen auch heimlich zu trinken. Schuldgefühle und mitunter bereits Gedächtnislücken treten auf.
- Zwangstrinken: Die Selbstkontrolle ist in dieser Phase bereits verlorengegangen, körperliche wie seelische Abhängigkeit, sowie schwere Entzugserscheinungen bei Absetzen des Alkohols

haben sich eingestellt. Der Alkoholiker kann seine Sucht sozial nicht mehr verbergen, sein Lebens- und Kontaktbereich schränkt sich zunehmend ein, allgemeine Interessen und Sexualität reduzieren sich drastisch, der soziale Abstieg mit Berufsverlust, Familienzerfall und Verwahrlosung ist ohne Hilfe von außen kaum noch aufzuhalten.

– Chronische Phase: In diesem Stadium treten oft schwere psychotische Zustände wie optische Wahnbilder (Halluzinationen), Gewaltausbrüche, Eifersuchtswahn, Delirium tremens, Alkoholepilepsie, Schädigungen des Zentralnervensystems, sowie chronische Gastritis mit morgendlichem Schleim- und Galleerbrechen, Potenzverlust und schließlich die tödlich endende Leberzirrhose auf.

Ist der Alkoholismus zum Suchtverhalten geworden, so werden alle guten Vorsätze und Versprechungen umsonst sein, sofern nicht gleichzeitig eine stationäre Entgiftungstherapie mit alkoholischer Nulldiät gemacht wird, wobei die heftig auftretenden Entzugserscheinungen medikamentös behandelt werden müssen. Unbedingt nötig erscheint parallel dazu eine psychotherapeutische Einzel- und/oder Gruppentherapie, da der Alkoholiker lernen muß, jene Bewältigungsstrategien zu erwerben, die zur Lösung seiner Konfliktsituation angemessen sind. Dabei ist die Einbeziehung seiner Familie äußerst wichtig. Da trotz aller therapeutischen Bemühungen die Rückfallrate relativ hoch ist, scheint eine langfristige Nachbehandlung (Gruppentherapie, Selbsthilfegruppen der ,,Anonymen Alkoholiker" etc.) unbedingt erforderlich zu sein.

Zusammenfassend kann man sagen, daß Alkoholismus sowohl im psychischen Bereich zu schweren Persönlichkeitsveränderungen führt, als auch körperliche Erkrankungen hervorruft, die zu langem Siechtum und letztlich zum Tode führen.

Rauschgift

Der Drogenkonsum ist in unserer Kultur an keine bestimmte Gesellschaftsschicht, keine typische Familiensituation und an keinen speziellen Persönlichkeitstyp gebunden. Trotzdem kann man feststellen, daß ein Großteil der Süchtigen aus sogenannten ,,Risikofamilien" kommt, deren zwischenmenschliche Störungen sich natürlich auch im Verhalten der Kinder manifestiert. Dabei ist unter Risikofamilie nicht nur die zerbrochene, durch Streit, Scheidung oder Vernachlässigung gekennzeichnete häusliche Situation gemeint, sondern auch die „Fassadenfamilie", die nach außen die intakte Ehesituation vortäuscht, die aber in Wirklichkeit nicht mehr existiert. So sind Kinder besonders drogengefährdet, die einerseits aus einem extrem lieblosen oder autoritärem Milieu kommen, andererseits jene, deren Eltern zu besonderer Nachsicht, Verhätschelung und Verwöhnung neigen, hinter der sich aber nur allzuoft Hilflosigkeit oder gar Gleichgültigkeit vermuten läßt.

Die Motive, die einen Jugendlichen zur Droge greifen lassen, sind demnach ganz verschieden. Für viele ist Neugier auf etwas Gefährliches und Verbotenes das Hauptmotiv, für manche steht eine Protesthaltung im Vordergrund. Andere suchen Halt in einem Gruppenerlebnis oder haben nicht den Mut, Rauschmittel abzulehnen, wenn Freunde es anbieten. Viele lassen sich von Erzählungen über ungewöhnliche und ekstatische Erlebnisse zum Drogenkonsum verführen oder fallen professionellen Drogenhändlern in die Hände; manche suchen durch die Flucht aus dem Alltag ein Vergessen ihrer Probleme und Konflikte. Auch unsere Konsumgesellschaft leistet ihren Beitrag, indem sie beim Jugendlichen die Illusion bestärkt, Glück sei käuflich und „man müsse alles einmal ausprobieren...".

Wenn wir hier von Drogen sprechen, so meinen wir nicht nur Haschisch, LSD oder Heroin, sondern im weitesten Sinn auch Barbiturate und Amphetamine, also Medikamente mit beruhigender, schmerzstillender oder aufputschender Wirkung, die ebenfalls Süchtigkeit auslösen können und deren Gefährlichkeit bei weitem unterschätzt wird. Die von diesen Medikamenten ausgelöste Süchtigkeit sorgt nicht für Schlagzeilen, da ihre Wirkung meist nicht so spektakulär ist. Dafür ist die Dunkelziffer der davon abhängigen Personen enorm hoch.

Die Stärke der körperlichen und seelischen Abhängigkeit ist je nach Droge verschieden. So gibt es Präparate, die erst langsam zur Süchtigkeit führen, bei anderen kann schon ein mehrmaliger Gebrauch zu denselben Wirkungen führen.

Es ist hier nicht der Ort, die körperlichen und seelischen Gefahren von Drogenmißbrauch aufzuzählen, da diese je nach Stoff sehr verschieden wirken können. So besteht z.B. die größte Gefahr bei LSD in sogenannten „Horrortrips", die Panikreaktionen, Angstpsychosen, Sinnestäuschungen und Realitätsverlust bewirken können, in deren weiterer Folge es häufig zu tödlichen Unfällen und Selbstmorden kommt. Opium und Heroin (Opiumderivat) bewirken dagegen eine sehr schnell eintretende körperliche und psychische Abhängigkeit mit dem Zwang zu immer höherer Dosierung, was schließlich höchste Lebensgefahr durch Lähmung des Atemzentrums und Kreislaufstillstand bedeutet („goldener Schuß"). Überdies besteht bei allen Drogen, die injiziert werden, die Gefahr von schweren Leberschäden durch nicht sterile Spritzen.

Der häufige Mißbrauch von Aufputschmitteln (z.B. Amphetaminen) birgt die Gefahr von plötzlichen Gewaltausbrüchen gegen die eigene oder fremde Personen; körperlich kommt es zu Herzjagen, Blutdrucksteigerung, Kreislaufzusammenbrüchen und Schlaflosigkeit. Diese Symptome werden unglücklicherweise von vielen mit Beruhigungsmitteln bekämpft, so daß ein gefährlicher Kreisprozeß einsetzt.

Beruhigungsmittel (Tranquilizer, Barbiturate) können auf die Dauer zu physischer und psychischer Abhängigkeit führen und bergen ihre Hauptgefahr in der nötigen Dosierungssteigerung, die zu Depressionen, Selbstmordtendenzen aber auch zu schweren Atembeschwerden führen kann. Ebenso ist die Mischung mit Alkohol oder anderen Drogen lebensgefährlich.

Was die Therapie von Drogenabhängigkeit betrifft, so gilt hier das gleiche wie für Alkoholismus – in einem fortgeschrittenen Stadium der Abhängigkeit ist ohne therapeutische Hilfe von außen, also stationäre Entziehungskur und Psychotherapie, eine Heilung so gut wie ausgeschlossen. Je länger eine solche Behandlung hinausgeschoben wird, desto schwieriger und langwieriger wird sie sich gestalten.

Depressionen

Neben den psychosomatischen Erkrankungen sind wohl Depressionen die am weitesten verbreiteten psychischen Störungen. Die meisten Menschen haben das Gefühl deprimiert zu sein, in der einen oder anderen Situation erlebt, sei es durch den Tod einer nahestehenden Person, dem Zerbrechen einer Partnerschaft oder eines beruflichen Mißerfolges. Man fühlt sich dann traurig, weint, grübelt, schläft schlecht, ist energielos, macht sich eventuell Vorwürfe und sieht alles von der pessimistischen Seite. Von einer Depression als psychische Störung unterscheidet sich dieser Zustand dadurch, daß es sich dabei um depressive Gefühle handelt, deren aktuelle Ursache man genau kennt und die in der Regel auch bald wieder abklingen.

Bei Depressionen im engeren Sinn handelt es sich dagegen um eine länger vorherrschende, erlernte Grundhaltung der Persönlichkeit, die durch unrealistische Fehlinterpretation von Situationen („kognitive Verzerrung") gekennzeichnet ist. Nach *Beck* zeigt sich die Störung in 5 Bereichen, die aber verschieden stark ausgeprägt sein können.

– Gefühlsmäßiger (emotionaler) Bereich: Gefühle der Niedergeschlagenheit, Trauer, Hoffnungslosigkeit;
– Gedanklicher (kognitiver) Bereich: gekennzeichnet durch Selbstanklagen, Schuldgefühle, stark vermindertes Selbstwertgefühl, negative Erwartungen für die Zukunft;
– Bereich der Motive: Interesse- und Entschlußlosigkeit, Antriebsschwäche, Lust- und Sinnlosigkeitsgefühle;
– Körperlicher (somatischer) Bereich: Schlafstörungen, Appetitlosigkeit, ständige Müdigkeit, manchmal auch diffuse Schmerzzustände;
– Motorischer Bereich: Verlangsamung der Bewegung und des Sprechens oder aber ziel- und planlose Überaktivität.

Die beschriebenen Symptome können mitunter so stark sein, daß der Betroffene für längere Zeit arbeitsunfähig ist bzw. auch in manchen Fällen die Gefahr von Selbstmordabsichten besteht.

Auffallend ist, daß die Zahl der depressiven Störungen in den letzten Jahren stark an Häufigkeit zunimmt. Die Gründe dafür dürften vielfältig sein. Sie liegen wahrscheinlich in der Veränderung der psychosozialen Situation (Streß und Erlebnisse der Sinnlosigkeit im Berufsleben, Zerfall von Familienstrukturen, Vereinsamung und Isolation), im Leistungsdruck und der Überforderung von Kindern schon im Schulalter, sowie in der Überalterung der Bevölkerung, die von Vereinsamung und Funktionslosigkeit alter Menschen (Altersdepression) begleitet ist. Bemerkenswert dagegen ist, daß Depressionen in echten Notzeiten wie Krieg und anderen, das Leben direkt bedrohende Situationen, kaum vorkommen.

Trotz vieler Ansätze gibt es bis heute keine einheitlich anerkannte Theorie über die Entstehung von Depressionen. Sicher entsteht eine Depression nicht plötzlich, sozusagen über Nacht, sondern ist das Produkt langjährigen Fehlverhaltens. Wesentliche Faktoren sind dabei: das ständige Unterdrücken und Verleugnen eigener Bedürfnisse, das Gefühl, sich für andere aufzuopfern, (wobei die mangelnde „Dankbarkeit" der anderen eine zusätzliche Enttäuschung darstellt), die Angst, Verantwortung zu übernehmen oder etwas falsch zu machen. Daraus resultieren dann ein geringes Selbstwertgefühl und allgemeine Ängstlichkeit.

All diese Verhaltensweisen haben eine lange Lerngeschichte und haben dem Betroffenen in bestimmten Situationen Vorteile gebracht (z.B. das Unterdrücken eigener Bedürfnisse ergibt das Lob, ein braves Kind zu sein; durch die Weigerung, Verantwortung zu übernehmen, wird eine unangenehme Arbeit abgenommen usw.). Die daraus sich entwickelnde gewohnheitsmäßige Hilflosigkeitseinstellung, auch begleitet von körperlichen Reaktionen wie niedriger Blutdruck, Verlangsamung von Herz- und Atemfrequenz etc. schränkt aber schließlich den Lebensraum und damit die Möglichkeit für positive Erfahrungen zunehmend ein, bis es zu den beschriebenen Symptomen der Depression kommt.

Häufig treten Depressionen auch in Verbindung mit Hormonveränderungen (z.B. Klimakterium, vor der Menstruation, nach einer Geburt) auf, was auch auf einen physiologischen Zusammenhang schließen läßt.

Ob es eine anlagebedingte (sogenannte „endogne") Komponente bei manchen Formen der schweren Depression gibt, ist noch umstritten. Man könnte die Depression auch als gelernte Hilflosigkeitseinstellung mit einem sich daraus ergebenden Mangel an Erfolgserlebnissen (sogenannten „positiven Verstärkern") bezeichnen. Hierin liegt auch der Schlüssel zur Behandlung depressiver Störungen – neben Verständnis und Zuwendung dem Depressiven Einsicht in die Bedingungen seiner Verhaltensstörung zu verschaffen, ihn in kleinsten Schritten zu Aktivitäten zu motivieren und so schrittweise Erfolgserlebnisse und damit neues Selbstvertrauen zu ermöglichen. Doch darauf wollen wir später noch genauer eingehen (siehe Selbsthilfeprogramm Kap. IV-3).

Ängste

Es gibt wohl kaum eine psychische Störung, die nicht mit Ängsten bzw. mit mehr oder weniger starken körperlichen Angstreaktionen einhergeht.

Angst ist ursprünglich eine sinnvolle Reaktion des Individuums, um sich vor Gefahrensituationen zu schützen (z.B. durch Flucht, Totstellen, Angriff). Wenn wir Ängste dennoch unter dem Kapitel psychische Störungen behandeln wollen, so deshalb, weil es Ängste gibt, die eigentlich nicht mehr dem körperlichen Schutz dienen, sondern im Gegenteil handlungsunfähig machen, Leistungsminderung bringen und vom Betroffenen als sinnlos und quälend erlebt werden.

Es gibt nun eine Vielzahl von Ängsten und es ist schwierig, sie zum Zwecke der Beschreibung in ein Ordnungssystem zu bringen. Wir kennen Ängste vor realer Bedrohung und Ängste, deren Zweckmäßigkeit wir nicht mehr einsehen können, Ängste vor bestimmten Objekten, Ängste in sozialen Situationen, Leistungs- und Versagungsängste, hypochondrische Ängste, Verfolgungsängste usw.

Wir wollen zuerst die Unterscheidung zwischen akuten Ängsten und allgemeiner Ängstlichkeit betrachten und anschließend auf Phobien, soziale Ängste, hypochondrische und paranoide Ängste eingehen.

Die *akute Angst* ist die situationsbedingte Reaktion auf einen Reiz. Ist der Reiz nicht mehr vorhanden, so hört auch die akute Angst auf. Je nach Stärke der Angst kommt es dabei zu mehr oder weniger starken körperlichen Reaktionen, wie wir sie im Kapitel über Streßreaktionen ausführlich beschrieben haben. Jemand, der unter akuter Angst leidet, kann diese genau beschreiben und sie in der Regel auch selbst als realistisch oder übertrieben einstufen.

Anders verhält es sich bei der *chronischen Ängstlichkeit.* Sie ist sozusagen ein Dauerzustand ohne Zeitbegrenzung und beeinflußt ständig das Verhalten des Menschen. Ängstliche Leute neigen in fast jeder Situation zu Angst, sie handeln oder vermeiden Situationen, ohne sich der Angst als Motiv bewußt zu sein.

Unter *Phobien* versteht man akute Ängste vor konkreten Objekten oder Situationen. Darunter fallen so weit verbreitete Phobien wie Spinnen- und Hundeangst, aber auch Angst vor spitzen Gegenständen, vor engen und überfüllten Räumen (Klaustrophobie), vor Injektionen, vor dem Fahren mit Sesselliften oder vor dem Verweilen auf hohen Gebäuden (Höhenangst). Diese Liste ließe sich endlos fortsetzen. Phobien können für den Moment sehr belastend sein (z.B. Spinnenangst), aber ansonsten das Leben des Betroffenen völlig unberührt lassen. Andere führen zu einer mehr oder weniger starken Beeinträchtigung (z.B. macht eine stark ausgeprägte Klaustrophobie das Fahren in Straßenbahnen und Bussen unmöglich und einen Kinobesuch zur Qual).

Diese akuten Angstanfälle sind begleitet von heftigen körperlichen Reaktionen wie Schweißausbruch, Herz- und Atembeschwerden, Schwindelgefühl, Zittern etc. Da sie aber in den meisten Fällen selten auftreten und nur kurz anhalten, ist eine gesundheitliche Gefährdung durch die heftigen Reaktionen des vegetativen Nervensystems bei sonst guter Verfassung meist nicht zu befürchten.

Bei der Verfolgung der Entstehungsgeschichte von Phobien stößt man meist auf ein konkretes, angstauslösendes Erlebnis (z.B. einen Ohnmachtsanfall in der Bahn). 3 Faktoren sind nun für die Aufrechterhaltung der Angst wichtig:

- die Erwartungsangst: jedesmal wird in der Bahn ein neuerlicher Kreislaufkollaps befürchtet
- das Generalisieren: die Angst wird auch auf ähnliche Situationen übertragen (von Bahn auf Bus, Lift, Kinosaal)
- das Vermeidungsverhalten: alle Situationen, die diese Angst auslösen, werden vermieden und damit wird das Symptom aufrechterhalten.

Aber auch über Modell-Lernen kann es zur Entstehung einer Phobie kommen. Wenn z.B. eine Mutter beim Anblick einer Spinne jedesmal in Panik gerät, so wird auch das Kind dieses Verhalten lernen, ohne jemals selbst ein böses Erlebnis mit diesen Tierchen gehabt zu haben.

Soziale Ängste können sich sowohl als akute, situationsbedingte Reaktionen als auch als allgemeine, chronische Ängstlichkeit manifestieren. Es handelt sich dabei immer um Ängste, die direkt im Kontakt mit anderen Menschen auftreten oder auch schon bei der Vorstellung einer solchen Situation präsent sind. Sie können eng begrenzt sein (z.B. Angst vor einem ganz bestimmten

Menschen), aber auch weite Bereiche des sozialen Lebens beeinträchtigen (z.B. Angst vor Autoritäten, vor Sexualität, vor Gruppen, vor Leistung ...) und im Extremfall zu völliger sozialer Isolation führen.

Wir wollen zum besseren Verständnis ein Beispiel für soziale Angst modellhaft herausgreifen: Jemand hat Angst, in einer Gruppe von Leuten mitzudiskutieren. Dieses Verhalten, von außen betrachtet, sieht meist so aus, daß der Betroffene still und anscheinend unbeteiligt im Kreise der Gruppe sitzt und nicht mitredet. Spricht ihn jemand an, so wird er zumeist rot und antwortet einsilbig oder ausweichend. Beschreibt er, was in ihm während der Diskussion vorging, so berichtet er, schon mit einer ängstlichen Erwartung hergekommen zu sein. Während sich die anderen mit dem Thema beschäftigen, beobachtet er seine zunehmende Spannung, überlegt, was wohl die anderen über ihn denken werden. Um ja keinen Unsinn zu sagen und sich zu blamieren, legt er sich einen Satz zurecht, den er einwerfen möchte und sagt sich diesen solange in Gedanken vor, bis das Thema schon längst gewechselt hat – dann kann er nur noch resignieren und frustriert nach Hause gehen (Abb. 11).

In unserem Schema zeigt sich deutlich, daß die Befürchtung sich zu blamieren oder sich lächerlich zu machen, die Beteiligung an der Diskussion verhindert. Es wird also das Risiko einer möglichen unangenehmen Konsequenz vermieden und das kleinere Unbehagen, still zu sein, in Kauf genommen. Im Moment der Entscheidung, doch nichts zu sagen, tritt Erleichterung ein, was sehr angenehm erlebt wird.

Wir begegnen hier also wieder dem schon so oft zitierten Vermeidungsverhalten und dessen positiven Konsequenzen (Angstreduktion), die für die Aufrechterhaltung des Verhaltens sorgen.

Unter *hypochondrischen Ängsten* versteht man übertriebene Furcht vor Krankheiten. Dabei handelt es sich um Fehlinterpretationen körperlicher Wahrnehmungen, die dann in die Erwartungshaltung ,,Ich bin krank" eingebaut werden. So wird z.B. eine real vorhandene kleine Hautrötung als Anzeichen für eine beginnende Krebserkrankung mißgedeutet. Menschen, die unter hypochondrischen Ängsten leiden, laufen unter Umständen von einem Arzt zum anderen, ohne je einer Diagnose zu vertrauen. Sie sind in vielen Fällen nicht bereit, die Hypochondrie als erlernte psychische Störung zu sehen, sondern halten am Krankheitsglauben fest. Aufrechterhalten wird diese Störung um so mehr, je mehr Mitleid,

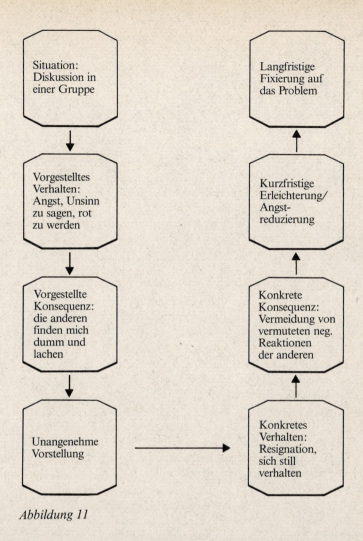

Abbildung 11

Aufmerksamkeit und Zuwendung der Hypochonder dadurch bekommt und auch andere Vorteile (wie z.B. geschont zu werden, weniger leisten zu müssen, weniger Verantwortung zu tragen) für ihn daraus resultieren.

Paranoide Ängste sind vor allem Verfolgungsängste, wobei ähnlich wie bei den hypochondrischen Ängsten, reale Wahrnehmungen falsch interpretiert werden. Das kann von kleinen, im

Grunde harmlosen Fehleinschätzungen („X hat mich heute nicht gegrüßt, der hat etwas gegen mich") bis zu schweren Wahnideen („Böse Geister trachten nach meinem Leben") reichen. Es sei aber ausdrücklich betont, daß das erstgenannte Beispiel kein Symptom für eine beginnende Geisteskrankheit ist(!)

Zusammenfassung der Ängste

Aus all dem, was wir nun über Ängste gehört haben, geht hervor, daß es sich bei Ängsten überwiegend um gelerntes Fehlverhalten handelt. Dieses kann durch ängstliche Eltern (Modell-Lernen von chronischer oder akuter Angst) oder durch einmal selbst erlebte stark angstauslösende Situationen, welche dann auf ähnliche Situationen übertragen werden (Generalisierung) erworben werden. Durch erfahrene Vorteile (positive Konsequenzen) oder vermiedene Angstsituationen (Vermeidungsverhalten) wird das Angstverhalten aufrechterhalten.

Zwangsgedanken und Zwangshandlungen

Es handelt sich dabei um psychische Störungen, bei denen der Betroffene bestimmte Handlungen oder Gedanken zwanghaft wiederholt. Häufige Formen der Zwangshandlungen sind z.B. Kontrollzwang, Absperrzwang, Waschzwang, Zählzwang etc. Zwangsgedanken wiederum kreisen um immer dieselben Inhalte, wie z.B. die Angst, jemanden zu verletzen, Unfälle zu verursachen oder sexuelle Vorstellungen. Zwänge können als isoliertes Symptom auftreten, finden sich aber auch häufig als Sekundärerscheinung in Zusammenhang mit anderen psychischen Störungen wie z.B. Depressionen oder Phobien.

Als Ursache für Zwangsverhalten sieht man heute zumeist ein andauerndes, erlerntes Vermeidungsverhalten. Dabei hat der Betroffene gelernt, Angst durch die gedankliche oder motorische Ablenkung der Zwänge zu reduzieren. Beobachtungen zeigen, daß vor allem Menschen mit extremen moralischen Wertvorstellungen zu Zwängen neigen.

Bei der Behandlung von Zwängen geht es in erster Linie darum, Hintergründe zu klären, Ängste zu reduzieren und das Vermeidungsverhalten schrittweise abzubauen, wobei in den meisten Fällen die therapeutische Hilfe eines Psychologen angezeigt ist.

Psychotische Erkrankungen

Es ist oft sehr schwer, zwischen „normalem" Verhalten, psychischen Störungen und psychotischen Erkrankungen zu unterscheiden. In der Regel werden zu den Psychosen Schizophrenie, manisch-depressive Erkrankungen und Paranoia gezählt. Umstritten sind auch die Ursachen, die für die Entstehung dieser Krankheiten verantwortlich gemacht werden, d.h., es gibt bis heute keine allgemein anerkannte Theorie. Es scheint aber, daß sowohl konstitutionelle Dispositionen, biochemische Veränderungen im Zentralnervensystem als auch familiäre Einflüsse (besonders Kommunikationsstörungen) eine wesentliche Rolle spielen.

Psychotisches Verhalten läßt sich so verstehen, daß das Individuum eine Diskrepanz im Verhalten aufzeigt, nämlich zwischen der gezeigten subjektiven Ebene, also seiner Bedürfnisstruktur und der objektiven Ebene, also der Realität, die es außer acht läßt. Der Erkrankte ist also der Wirklichkeit nur noch teilweise gewachsen.

Schizophrenie

Schizophrenie wird als Denk- und Gefühlsstörung definiert. Der Erkrankte hat z.B. den Eindruck, seine Gedanken und Gefühle seien anderen bekannt und seine Handlungen würden von anderen beeinflußt. In der Folge kommt es zu Fehlinterpretationen der eigenen Wahrnehmung, d.h., reale Ereignisse werden in diese Wahnvorstellungen eingebaut (z.B. eine Fehlverbindung am Telefon wird als Spionageversuch einer fremden Macht gedeutet). Häufig treten Halluzinationen (Sinnestäuschungen), z.B. das Hören von nicht vorhandenen Stimmen, auf. Um sich all diese Erlebnisse zu klären, wird vom Kranken der Einfluß von übernatürlichen Kräften (Geistern, Hexen, Strahlen etc.) angenommen. In schweren Fällen kann es auch zusätzlich zu plötzlichen Unterbrechungen des Gedankenablaufes und der Sprache kommen, die letztlich sinnmäßig völlig unverständlich werden kann.

Auf der gefühlsmäßigen Ebene verliert der Kranke die Beziehung zu seinen Mitmenschen, fühlt sich unverstanden oder baut sie in sein paranoides Wahnsystem ein. Manchmal kommt es auch zu schweren Störungen im motorischen Bereich wie Überaktivität oder stunden- und tagelangem Verharren in einer bestimmten Stellung (Stupor).

Da in manchen Familien ein überzufällig häufiges Auftreten von Schizophrenie festgestellt werden konnte, wird vielfach eine konstitutionelle, vererbte Komponente als Grundlage der Erkrankung angenommen. Neuere Untersuchungen weisen aber auch einen sehr auffallenden Zusammenhang zwischen Schizophrenie und einer bestimmten familiären Struktur auf (z.B. Kommunikationsstörungen, ,,double-bind-Situation", siehe dazu Kap. ,,Psychosoziale Entwicklung").

Schizophrenie tritt häufig phasenartig auf, d.h., nach einem ,,Krankheitsschub" ist der Betroffene wieder völlig unauffällig, doch kann es nach einiger Zeit immer wieder zu solchen Erkrankungsphasen kommen. Es sind auch Fälle bekannt, wo es bei einer einmaligen Erkrankung mit nachfolgender völliger Wiederherstellung blieb.

Paranoia

Darunter versteht man Wahnideen, wobei reale Reize wahnmäßig uminterpretiert werden. Die häufigsten Erscheinungsformen sind Verfolgungswahn, Größenwahn und religiöse Wahnvorstellungen. Die Erkrankung kann in jedem Alter auftreten, eine häufige Form ist aber der Alterswahn, der oft mit Vereinsamung, Mißtrauen und Verkalkung einhergeht.

Theoretisch ist es noch umstritten, ob es sich bei der Paranoia um eine selbständige Erkrankungsform oder um eine Sonderform der Schizophrenie handelt.

Manisch-depressive Erkrankungen

Charakteristisch für diese Erkrankung ist ein phasenhafter Wechsel zwischen 2 extremen Gefühlsäußerungen:

- die manische Phase ist gekennzeichnet durch übermäßige motorische Aktivität, durch Kritiklosigkeit der eigenen Person und Distanzlosigkeit anderen gegenüber, sowie durch einen weitgehenden Mangel an Selbstkontrolle (z.B. völlige Unfähigkeit, mit Geld umzugehen, Schmieden absolut unrealistischer Pläne in Richtung Größenwahn etc.)
- in der depressiven Phase ist der Erkrankte dagegen energielos, niedergeschlagen, von Selbstvorwürfen und Hoffnungslosigkeit gequält, weint viel und ist kaum noch fähig, an eine Besserung zu glauben.

Diese beiden Phasen wechseln sich in der Regel ab, dazwischen oder danach kommt es zur völligen Wiederherstellung der Gesundheit. Eine andere Variante ist das alleinige Auftreten nur einer der beiden Formen, also einer nur manischen bzw. einer depressiven Verstimmung.

Was schon bei der Schizophrenie über die Ursachen der Krankheit gesagt wurde, gilt auch für den manisch-depressiven Formenkreis – es werden sowohl konstitutionelle, biochemische als auch familiäre Zusammenhänge untersucht, ohne daß es bisher zu einer eindeutigen Klärung kam.

Zusammenfassung der psychischen Störungen

Psychische Störungen belasten den Betroffenen oft schwer und schränken unter Umständen sein Denken, seine Leistungsfähigkeit, seine sozialen Kontakte und damit wesentliche Bereiche seines Lebens ein.

Bei der Beschreibung psychischer und psychosomatischer Erkrankungen haben wir besonders die enge Wechselwirkung zwischen körperlichen und seelischen Erkrankungen kennengelernt. Einerseits können rein psychische Störungen über eine starke oder ständige Belastung des vegetativen Nervensystems zu körperlichen Erkrankungen führen, andererseits können aber auch rein körperliche Erkrankungen psychische Störungen (z.B. Ängste, Depression) auslösen.

Wir haben uns bemüht klarzumachen, daß es sich in der Regel nicht um „schicksalhafte" Erkrankungen handelt, sondern um erlerntes Fehlverhalten. Wenn aber etwas erlernt wurde, so kann es logischerweise auch verlernt werden. Darauf wollen wir nun im folgenden Kapitel eingehen.

Die psychotischen Erkrankungen wurden nur relativ kurz angeschnitten. Es hätte allerdings den Rahmen dieses Kapitels gesprengt, wären wir detaillierter auf die doch sehr komplexe Symptomatik dieser Störungen eingegangen.

Kapitel IV - 3
Selbsthilfeprogramme für die Veränderung des Verhaltens

Wir haben im Kap. IV-2 über psychosomatische und andere psychische Störungen gezeigt, daß sich viele dieser Probleme durch einen Lernprozeß entwickelt haben. Leider ist immer wieder zu beobachten, daß sich eine große Anzahl von Menschen im Laufe der Zeit in ihr „Schicksal" ergeben hat und sicher ist, daß man „halt nichts machen kann". Bei solch einer Einstellung sind die Chancen für eine Veränderung natürlich gering, denn eine Problemlösung setzt ein Bewußtsein der Möglichkeit für Verhaltensänderung voraus.

Psychische Störungen und Probleme sind diejenigen Verhaltensweisen, unter denen die Person selbst leidet, die ihr unangenehm sind und die z.Z. außerhalb der Kontrolle ihrer Lebensbedingungen liegen. Aber nicht nur die Person selbst kann darunter leiden, sondern auch die Bezugspersonen bzw. die Umwelt (z.B. durch Aggressionen, Schweigen ...).

Die Ursachen für psychische Probleme liegen natürlich nicht nur in der Person selbst, sondern sie sind auch zu einem großen Teil in den überindividuellen gesellschaftlichen und institutionellen Strukturen begründet. Ein Konkurrenzklima im Arbeitsbereich, das den einzelnen „fertigmacht", zeigt die gesellschaftlichen Normen des Zusammenlebens recht eindrucksvoll. Dieses Konkurrenzverhalten ist ein Ausdruck unserer Leistungsgesellschaft, in der Zusammenarbeit, Solidarität und mitmenschliches Verhalten nur sehr wenig entwickelt wurden.

Psychische Störungen sind somit immer eine Auseinandersetzung der Person mit sich selbst und gleichzeitig eine Auseinandersetzung mit der umgebenden Umwelt und damit der Anpassung an gesellschaftliche Normen und Wertvorstellungen (siehe Abb. 12).

Die Psychologie hat in ihrem klinischen Zweig verschiedene Therapieschulen und damit verbundene Therapieformen entwickelt. So hat jede Schule einen anderen Weg, Störungen und Probleme zu definieren und Lösungsstrategien zu finden. Aber immer geht es darum, daß der Klient (Patient) lernen muß, sich zu verändern bzw. dem Problem anders zu begegnen oder es anders wahrzunehmen. Man kann natürlich auch auf der anderen Seite

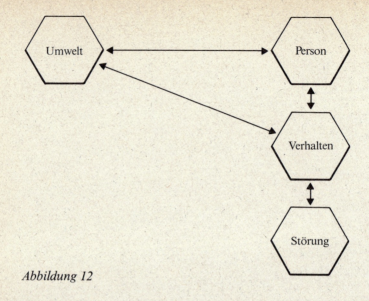

Abbildung 12

versuchen, die krankmachende Situation so zu modifizieren, daß das Problem nicht mehr zum Tragen kommt.

Viele Menschen haben sich ungeeignete Lebensbewältigungstechniken erarbeitet oder haben sie vermittelt bekommen und glauben, sich nicht ändern zu können. Unsere Überlegungen basieren auf der Überzeugung, daß Verhalten durch einen psychosozialen Lernprozeß erworben wird und deshalb störende Verhaltensweisen auch verlernt und neue erlernt werden können. Wir wollen deshalb im folgenden einen Weg aufzeigen, wie man selbst individuelle Probleme bearbeiten kann.

Grundlagen des Programms

Bevor wir nun konkret mit dem Selbsthilfeprogramm beginnen, soll die kurze Einführung Ihnen gewisse theoretische Vorstellungen über den kognitiven[14] Prozeß des Verhaltens vermitteln. Es sind damit übergeordnete „Strategien" gemeint, mit denen man

---

14 Kognition: Produkt der Erkenntnis, wird mit den Begriffen Wahrnehmung, Erkennen, Vorstellen, Urteilen, Lernen und Denken assoziiert.

systematisch Schwierigkeiten angehen kann. Die Einführung ist notwendig, um die Grundlage des Selbsthilfeprogramms zu verstehen und richtig durchzuführen.

Versuchen wir jetzt, einen *allgemeinen* Verhaltensablauf mit geeigneten Begriffen zu schildern. Dadurch wird das Verhalten einsichtig und wir können dann auch eigene Verhaltensabläufe analysieren und besser erkennen.

Demonstrieren wir dies an zwei alltäglichen Geschichten:

Führerscheinmachen

Herr A. will den Führerschein machen. Die Prüfungssituation ist da. A. sitzt am Steuer, der Prüfer und der Fahrlehrer besprechen noch Formalitäten. A. denkt sich: „Das schaffe ich nicht, gerade heute fühle ich mich nervös und bin richtig fertig. Peinlich, wenn ich durchfalle...". Die Prüfung endet mit einem negativen Ergebnis. A. denkt sich: „Wußte ich doch gleich, daß ich durchfalle, ich bin halt unfähig. Mein Gott, wie wird meine Frau reagieren. Hoffentlich lacht sie mich nicht aus...".

Rendezvous

Frl. B. hat auf eine Bekanntschaftsanzeige in der Tageszeitung geschrieben und ein Rendezvous ausgemacht. Seit Tagen hat sie überlegt, ob sie überhaupt hingehen und was sie anziehen soll. Sie denkt sich: „Sicherlich wird er mich nicht attraktiv finden, wahrscheinlich werde ich wieder rot und verlegen beim Reden, bestimmt werde ich mich blamieren...".
B. überlegt fieberhaft, denn der Zeitpunkt rückt immer näher. In ihrer Erregung geht sie von einem Zimmer zum anderen, bis es schon zu spät ist. B. ist vorerst erleichtert, daß sie zu Hause geblieben ist. Aber nach einiger Zeit fühlt sie sich nicht gut, sie erlebt das Nichthingehen als persönliche Niederlage. Sie denkt sich: „Wieso schaffe ich das nicht, für andere wäre das doch keine Schwierigkeit gewesen. Immer meine Ängste...".

Diese beiden Verhaltensabläufe sind beispielhaft für viele Situationen im Leben. Beide verlaufen nach dem gleichen Muster. Versuchen wir sie näher zu analysieren:

Situation

Herr A.: Er befindet sich in einer Situation, in der folgende Faktoren relevant sind: Das Auto, der Prüfer, der Fahrlehrer, die Straße, der Tag und sein Bestreben, eine Prüfung zu machen. Alle diese Situationssegmente (-teile) wirken zusammen und ergeben die Situation.

Frl. B.: Für sie ergibt sich die Entscheidungssituation dadurch, daß der Termin für den Treffpunkt eingetreten ist.

Kognition (Gedanken, Vorstellungen)

Herr A.: Er erlebt die Situation, indem ihm Gedanken durch den Kopf gehen. A. erwartet ein negatives Ergebnis.

Frl. B.: Für sie besteht ein Entscheidungskonflikt: soll ich gehen oder nicht. Sie spielt immer wieder ein mögliches Zusammentreffen in Gedanken durch; sie reflektiert also ihre Erwartungen hinsichtlich des kommenden Ereignisses. Das Treffen erregt bei ihr Ängste.

Ergebnis

Herr A.: Das Ergebnis ist klar. Die Führerscheinprüfung ist negativ verlaufen.

Frl. B.: Aus dem ursprünglich wohl erhofften Zusammentreffen wurde durch ihr (Nicht-)Handeln ein negatives Ergebnis. Sie hat sich dem Risiko nicht gestellt. Die Zeit hat für sie entschieden, oder anders gesehen, sie hat sich dafür entschieden, daß die Zeit für sie entscheidet. Im Gegensatz zu Herrn A., wo die Entscheidung von außen kam.

Konsequenzen (Folgen)

Herr A.: Er erlebt die Konsequenzen des Ergebnisses als peinlich seiner Frau gegenüber (wie mag wohl die Beziehung zu seiner Frau sein?). Er bewertet sich negativ, da er sich als unfähig einschätzt. Die erlebte Unfähigkeit ist gleichzeitig für ihn die Ursache des negativen Erlebnisses.

Frl. B.: Sie fühlt sich anfangs recht erleichtert, der Druck wurde reduziert. Aber dann kommt ihr das eigene Unvermögen zu Bewußtsein. Sie bewertet es als persönliche Niederlage, als Feigheit, als „Davonlaufen". Ihre Ängste sieht sie als Ursache des Mißerfolges.

Wir haben hier zwei Verhaltensabläufe beschrieben, die nach den gleichen übergeordneten Faktoren aufgeschlüsselt werden konnten und zwar in der Folge

Situation → Kognition → Handlung → Ergebnis → Konsequenz.

Wir wollen jetzt die herauskristallisierten Faktoren auf einer mehr allgemeineren Ebene beschreiben, um uns über die Bedeutung dieser Begriffe bewußt zu werden.[15]

Situation:
Die Situation ist die Ausgangslage. Sie ist das, was man gewöhnlich vorfindet, aber auch gleichzeitig mit seiner eigenen Anwesenheit verändert. Der Umweltaspekt verkörpert häufig die Situation.

Kognition:
Jeder von uns hat durch sein Hineinwachsen in den Kulturkreis und durch die vielfältigen Auseinandersetzungen und Erfahrungen mit der Umwelt ein bestimmtes System von Denkgewohnheiten entwickelt. Die auf uns einwirkenden Reize und die entsprechenden Wahrnehmungen verarbeiten wir mit unserem Nervensystem

---

15 Wir müssen uns jedoch vergegenwärtigen, daß diese beschriebene Verhaltenskette recht isoliert betrachtet wird. Verhalten läuft in der Realität natürlich viel komplexer ab. Jede Reaktion bzw. Handlung ist immer eingebettet in einen eigenen Lebensrahmen – sie ist also auch historisch zu sehen.

bzw. unserer Gehirnstruktur. Von den mannigfaltigen Reizen der Umwelt nehmen wir nur bestimmte Dinge wahr (selektive Wahrnehmung), andere sehen wir nicht. Wir verarbeiten die Wahrnehmungen nach einem bestimmten kognitiven Muster/Schema und dementsprechend erscheint uns die Realität. Die Struktur der Verarbeitung der gemachten Wahrnehmung und die damit ausgelöste bzw. verbundene Gefühlswelt ist aber genau der Punkt, wo Probleme und Schwierigkeiten beginnen können.

Hätte Frl. B. das Treffen anders wahrgenommen (und das liegt in ihrer Kompetenz), also optimistischer und erfolgsmotivierter, so wäre die Angelegenheit wahrscheinlich anders ausgegangen. Sie wäre zum Treffen gegangen und hätte ihre Chance nutzen können. Das heißt nichts anderes, als daß die soziale Wahrnehmung und die Einstellung den Situationen gegenüber *veränderbar* ist, auch wenn es uns häufig nicht so erscheint. Das zu verstehen ist von zentraler Wichtigkeit: Denn, *wie* wir die Dinge und Situationen wahrnehmen, so werden wir uns auch entsprechend verhalten. Die Kognitionen bestehen vor allem aus *Erwartungshaltungen* hinsichtlich des Handlungsausganges – also der zu erwartenden Konsequenzen. Hängt von der Konsequenz sehr viel ab, wird auch die Erwartungshaltung intensiv sein. Die Kognition bzw. die Erwartung wird innerlich verbalisiert. Man spricht dann vom inneren Monolog, vom inneren Sprechen. Mit diesem Selbstgespräch *steuert* und *motiviert* man sein Verhalten. Herr A.: ,,Das schaffe ich nicht ...", heißt ja mit anderen Worten, daß er den Mißerfolg schon vorwegnimmt. Er orientiert sich am möglichen negativen Ende und beeinflußt damit ganz wesentlich seine Handlung. Er tut sozusagen alles, um Mißerfolg zu haben. Ebenso braucht Frl. B. nicht blindlings in die Angst hineinzustolpern. Sie sollte sich besser überlegen, welche Folgen sie erwarten, wenn sie so oder so handelt. Es ist also wichtig, in solchen Situationen zu lernen, den inneren Monolog, also die Gedanken zu steuern und zu kontrollieren.

Wir können beim inneren Selbstgespräch positive (adäquate) und negative (inadäquate) Aussagen unterscheiden. Negative Aussagen sind diejenigen, die uns der Situation ausliefern, uns hilflos, ängstlich und die darauffolgende Handlung wenig erfolgreich machen. Sie sind also *leistungsmindernd, angststeigernd* und *motivationsabbauend.* Freilich gibt es auch bewußt negative Aussagen, die eine Person stimulieren soll – die wollen wir hier ausklammern. Das positive innere Selbstgespräch bewirkt hingegen genau das Gegenteil. Es macht *optimistischer, angstfreier* und wirkt *leistungssteigernd.* Es scheint also wesentlich zu sein, sich der eigenen Aussagen bewußt zu werden, um sie gegebenenfalls zu verändern.

Handlung:
Das beste Bewußtsein ist relativ nutzlos, wenn es nicht in der konkreten Handlung zur Ausführung gelangt. Es ist z.B. unglaubwürdig, Moral zu predigen und in entsprechenden Situationen entgegengesetzt zu handeln (Wasser zu predigen und Wein zu trinken). Die Handlung ist also der Prüfstein unseres Bewußtseins. Gerade in der Erziehung wirkt unser konkretes Handeln als Modell, als Vorbild für Kinder. Wenn die Eltern dem Kind das Rauchen aus guten Gründen verbieten, sie aber selbst rauchen, so erlebt das Kind diese Widersprüche und wird die Erzieher entsprechend einschätzen.

Im weiteren Sinne ist Handeln auch ein Austausch mit der Umwelt. Nur über die Handlung haben wir einen direkten Bezug zu den Gegebenheiten der Welt; sie konstituiert daher die Beziehung Person – Umwelt.

Die Handlung gibt dem Menschen immer wieder Rückmeldungen, wie er sich in der Realität bewährt hat bzw. wo seine Schwächen und Stärken liegen. Diese Rückkoppelung ist wichtig, denn nur so kann sich jeder selbst überprüfen und wenn notwendig korrigieren. Ein Student stellt sich z.B. aus Angst nicht der Prüfung. Nie wird er einen realistischen Leistungsmaßstab hinsichtlich des Prüfungsanspruches haben.

Ergebnis:
Jedes Verhalten, jede Handlung zeigt Ergebnisse: Sie können einmal objektiver Natur sein, wenn also unsere Handlungen von außen beurteilt werden (z.B. Prüfung machen) und/oder sie sind subjektiver Natur, indem wir selbst das Ergebnis erleben und dann in der Folge beurteilen.

Konsequenzen (Folgen):
Die Folgen einer Handlung in Verbindung mit dem Ergebnis sind der wesentlichste Steuermechanismus eines Verhaltens. Die Konsequenz ist sozusagen der Endpunkt (bzw. Ausgangspunkt) einer Verhaltenskette und wir erleben sie mit positiver oder negativer Tönung.

Beim Faktor Kognition haben wir besonders die *Erwartungshaltung* hinsichtlich der Konsequenzen dargestellt. Die „soziale Klugheit" zeichnet sich vor allem dadurch aus, daß sie die Folgen einer Handlung im vorhinein durch bestimmte Wahrscheinlichkeitsannahmen berechnet. Das Sprichwort: „Sei was es sei, handle klug und bedenke das Ende" beschreibt diese Überlegungen exakt. Wahrscheinlich versuchen die meisten Menschen, subjektive Prognosen über den Erfolg von Handlungsweisen zu stellen. Nur machen es viele recht unrealistisch und sind dann von den negativen Folgen überrascht.

Die subjektiven Konsequenzen sind vor allem unter dem Aspekt der *Bewertung* zu verstehen. Denn man bewertet immer das Ergebnis bzw. die Handlung und damit sich selbst. Herr A. sieht sich durch den Mißerfolg bei der Fahrprüfung bestätigt und erlebt die Abhängigkeit von seiner Frau. Frl. B. hat die angstmachende Situation vermieden. Dadurch reduzieren sich zwar kurzfristig die Ängste, als die Entscheidung gefallen ist, aber später setzen die negativen Gefühle ein. Sie bewertet das Ergebnis als persönliche Niederlage. Sie fühlt sich dadurch als Versager und wahrscheinlich anderen gegenüber minderwertig. Wir sehen also, daß die Bewertung des Ergebnisses immer einen Gefühlshintergrund beinhaltet.

Ein weiterer Faktor der Konsequenz ist das Verlangen des Menschen nach *ursächlicher Erklärung* des Ergebnisses. Herr A. sieht die Erklärung in seiner Unfähigkeit. Er lokalisiert die Ursache „intern", also in seiner Persönlichkeit liegend. Das scheint häufig ein vorschneller „Fehler" vieler Menschen zu sein. Wie wir schon gezeigt haben, ist Verhalten eine Funktion der Umwelt und der Person. Das bedeutet aber auch, daß Erfolg bzw. Mißerfolg sehr situationsgebunden (extern) ist und nicht nur von der Person abhängt. Lassen Sie uns als Beispiel die Prüfung von Herrn A. nehmen: Der Prüfer kann ein Mensch sein, dem die Nase von Herrn A. nicht gefällt (persönliche Vorurteile gehen übrigens immer in Interaktionen mit ein!); die Fahrschule hat es aus Profitgründen gern, wenn Schüler durchfallen; das Prestige des Prüfers ist bei den Kollegen höher (!), wenn er streng zu Prüfungskandidaten ist; der Verkehr war an diesem Tag sehr arg und besonders schlimme Kraftfahrer waren unterwegs.... Kurz und gut, eine Reihe von äußeren Faktoren beeinflußt das Ergebnis. Diese gilt es zu sehen, bevor man die Ursachenerklärung des Mißerfolges nur auf sich selbst bezieht. Eine verzerrte Sichtweise hat zur Folge, daß man sich als Versager und psychisch belastet fühlt.

Ein anderer wichtiger Punkt des Faktors „Konsequenzen" ist der *Verstärkungsmechanismus,* der in ihm liegt. Verhalten wird durch Erfolg verstärkt, d.h., ist das Ergebnis positiv, so will man diese angenehme Erfahrung auch in Zukunft machen. Aber auch hier gibt es Einschränkungen, denn der Mensch ist ein äußerst kompliziertes Wesen. Der objektive Erfolg zieht nicht immer positive Konsequenzen nach sich, denn die Erfolgswahrnehmung hängt u.a. vom subjektiven Bewertungsmaßstab ab, einer Größe, die sich im Laufe der Zeit entwickelt. Ein Beispiel dazu: Wenn man eine Prüfung besteht, muß man sich nicht unbedingt freuen. Subjektiv gesehen rechnet man sich nämlich die „Kosten" aus: Wieviel Zeit hat man investiert, wieviel Kraft und Nerven hat es gekostet, wie gut haben es die anderen geschafft, wieviel „Glück" war im Spiel etc. Wie schon gesagt, kommt es auf die subjektive Einschätzung des Ergebnisses durch die Person an. Um dieses Thema noch zu komplizieren muß man sagen, daß es viele Menschen gibt, die alles tun, um Mißerfolg zu haben; denn dieser Mißerfolg bestätigt die Richtigkeit der eigenen negativen Einschätzung.

Wir haben die Verhaltenskette deshalb ausführlich beschrieben, um dem Leser einen Ausschnitt seiner Verhaltensrealität zu verdeutlichen. Anhand der dargestellten Faktoren (Situation – Kognition – Handlung – Ergebnis – Konsequenzen) kann das eigene Verhalten analysiert und differenzierbar gemacht werden.

Zusammenfassend wollen wir zeigen, daß die Kognition, also unser Denksystem, das ablaufende Verhalten motiviert und steuert. Die Kognitionen beinhalten vor allem Erwartungshaltungen, die sich auf die Folgen des Verhaltens beziehen. Die Handlung wurde als eigentliche Interaktion mit der Umwelt definiert, durch die ein bestimmtes Ergebnis erreicht wird. Sind die Konsequenzen als Folge des Ergebnisses eingetreten, so werden sie von der Person bewertet und durch Ursachenerklärungen verstehbar gemacht. Es zeigt sich also ein enger Zusammenhang zwischen Kognition und erlebter Konsequenz. Denn realistische und klare Erwartungen ergeben meistens auch entsprechende überraschungsfreie Konsequenzen. Das verbindet sich mit angenehmen Folgen: Der Lebensbereich wird übersichtlicher und angstfreier.

Darüber hinaus ist es auch wichtig, die erlebten Konsequenzen als gemachte Erfahrungen zu speichern, um sie später für andere

Situationen zu verwenden. Dann kann man nämlich auch aus vergangenen ,,Fehlern" lernen und sich einen positiven Zustand im emotionalen und kognitiven Bereich erarbeiten.

Im täglichen Leben löst natürlich eine Verhaltenskette die andere ab und die vorhergehenden beeinflussen die folgenden. Aber diese einzelnen hier beschriebenen Faktoren liegen dem Verhalten immer wieder zugrunde.

Wir werden uns jetzt im weiteren mit den fünf Problembereichen Depressionen, Streß, Ängste, Gefühlshemmungen und Verspannungen intensiv beschäftigen und sie in Form von Selbsthilfeprogrammen[16] darstellen. Wir haben uns für diese Problemkreise entschieden, weil wir meinen, daß

- sie heute sehr häufig in der Bevölkerung auftreten bzw. schon fast zu ,,Volkskrankheiten" geworden sind,
- breite Bevölkerungskreise nicht ausreichend darüber informiert sind und
- sie meistens mit ungenügenden Mitteln therapeutisch behandelt werden (z.B. mit Medikamenten).

Neben medizinischen Kliniken, wie sie für psychotische Erkrankungen die Psychiatrie darstellt, gibt es für andere psychische Probleme wie Ängste, Phobien, Depressionen, Zwänge, Streßerscheinungen etc. ausgebildete Psychotherapeuten (meistens Psychologen), die hier Hilfe leisten können. Eine Therapie bzw. ein Beratungsprozeß ist aber nicht im Sinne einer medizinischen Hilfe zu verstehen, in der ein Arzt meistens Medikamente und Ratschläge gibt, sondern als *Hilfe zur Selbsthilfe*. Nur wenn der Klient unter der Mithilfe des Therapeuten bereit ist, sich seinem Problem zu stellen, wird er schließlich in der Lage sein, sich auch zu verändern und sich von seinem Leiden zu befreien. Persönliche Schwierigkeiten kann nämlich kein Außenstehender abnehmen. Es bedarf der eigenen aktiven Bereitschaft zur Veränderung.

Viele mehr oder weniger ,,leichtere" Störungen können auch durch eigene *Selbsthilfe* angegangen werden. Man kann häufig sein Problem selbst klären, indem man sich mit ihm auseinandersetzt. Darüber hinaus gibt es heute Literatur, die sich theoretisch mit

---

16 Diese Selbsthilfeprogramme beruhen auf modernen Erkenntnissen der Psychologie und haben sich auch in der tagtäglichen Praxis der Autoren gut bewährt.

psychischen Problemen beschäftigt und auch Bücher, die praktische Anleitungen zur Selbsthilfe geben. Nicht alle sind gut, einige verwirren den Leser oder komplizieren bzw. banalisieren das Problem. Trotzdem kann man meistens davon profitieren und neue Erkenntnisse sammeln.

Da unser Thema „Gesundheit erlernen" lautet, wollen wir nicht nur psychische Störungen beschreiben, sondern dem Leser auch Hilfestellungen und Anleitungen für die Bewältigung oder Reduzierung verschiedener Probleme vermitteln.

Die Anleitungen zu den hier zu bearbeitenden Problemkreisen Depressionen, Streß, Ängste, Gefühlshemmungen und Verspannungen sollen Ihnen mehr

— Klarheit über Ihre Probleme verschaffen,
— Einsicht in Bedingungen und Prozesse geben, die das Problem aufrechterhalten,
— helfen, Ihr Verhalten anders zu steuern, um damit vom Problem unabhängiger zu werden und
— konkretes Handeln ermöglichen.

Sollten Sie sich als Leser selbst angesprochen fühlen, ist es vielleicht das Beste, dieses Kapitel erst einmal „unverbindlich" durchzulesen. Wenn Sie sich aber dann dafür entschließen, etwas verändern zu wollen, ist es unbedingt erforderlich, *verbindlich,* also voll und ganz mitzumachen. Ein halbes Mitmachen ist schlecht, da dann kaum Erfolge zu verzeichnen sind. Es gibt sicherlich Momente, wo man aus irgendwelchen Gründen, z.B. man fühlt sich nicht wohl, es ist alles ärgerlich in dieser Welt etc., „aussteigen" möchte. Bleiben Sie trotzdem bei der Sache – führen Sie das Programm durch! Dann erleben Sie nämlich nicht das Gefühl des Versagens, sondern können mit Genugtuung sagen, „ich habe es auch gegen Widerstände durchgezogen". Schließlich bearbeiten Sie nicht nur Ihr Problem, sondern Sie bauen auch Ihre Selbstkontrolle auf und werden bei anderen Problemen ebenfalls Lösungsmöglichkeiten haben. Also, gönnen Sie sich diese Erfolge! Unser Anspruch ist dabei nicht so geartet, daß der große Erfolg sofort einsetzen und der Leser sich ganz „toll" fühlen wird. Aber wenn Sie sich systematisch damit auseinandersetzen und konkrete Schritte unternehmen, werden Sie vielleicht merken, daß sich „einiges" tut. Gesundheit bedeutet ja nach unserer Auffassung harte und ständige Arbeit an sich selbst. Sie sollen also keine riesigen, sondern realistische Erwartungen haben, die dann auch keine Enttäuschungen nach sich ziehen können. Wir gehen mit abgegrenzten Lernschritten voran (Prinzip der kleinen Schritte), zu denen Sie sich Zeit lassen sollten, um sie sorgfältig auszuführen.

Wie schon aus dem vorher Gesagten deutlich wurde, beruhen unsere therapeutischen Vorschläge auf der Grundlage der Verhaltenstherapie und der Kognitiven Psychologie, also auf pragmatischen Ansätzen. Auf das Für und Wider dieser Ansätze wollen wir aber nicht weiter eingehen, da es den gesetzten Rahmen dieses Buches überschreitet.

Da die Selbsthilfeprogramme für die ersten vier Bereiche nach einem ähnlichen Grundmuster aufgebaut sind und wir uns aber nicht wiederholen wollen, sollten immer auch die vorangegangenen Programme gelesen werden.

Selbsthilfeprogramm bei Depressionen

Das Zustandsbild der Depression ist nicht einheitlich. Es gibt vielfältige Formen und unterschiedliche Ausprägungsgrade. Aber (fast) alle Depressionen bzw. depressiven Verstimmungen sind charakterisiert durch eine bestimmte Art zu Denken und Wahrzunehmen, die man als kognitives Schema bezeichnet. Es setzt sich aus folgenden Hauptkomponenten zusammen:

– die negative Selbsteinschätzung
  Man erlebt sich als minderwertig und fehlerhaft (man ist es nicht, man fühlt sich aber so). Das Selbstbild ist voller Zweifel und durch das Gefühl der Unzulänglichkeit geprägt.
– die Zukunft wird negativ gesehen
  Sie ist wie ein verschwommener Regentag, alles Grau in Grau. Es gibt keine Hoffnung auf zukünftige Freude, es gibt nur Frustrationen und Unglück. Zukunftserwartungen werden in negativer Art und Weise interpretiert.
– Erfahrungen werden verzerrt wahrgenommen
  Die Welt des Depressiven besteht aus lauter Niederlagen und dauernden Verlusten ohne angenehme Inhalte. Die gemachten Erfahrungen werden immer negativ erlebt.

Dieses in sich aufgenommene (internalisierte) Weltbild führt dazu, daß man die konstruktive Auseinandersetzung mit sich und der

Umwelt scheut, einen immer größeren Motivationsmangel produziert und daher nur wenig bereit ist, konkrete Handlungen zu setzen. Das Ergebnis dieser Lebenseinstellung sind Traurigkeit, Einsamkeit, Interessenlosigkeit und Unlustgefühle. Schon der griechische Philosoph *Epiktet* (56–138 n. Chr.) meinte, daß die Menschen nicht durch die Ereignisse selbst, sondern durch ihre Sichtweise der Ereignisse beunruhigt werden.

Die drei Grundelemente (negative Selbsteinschätzung, negative Zukunftsperspektiven, verzerrte Erfahrungswahrnehmungen) bilden das Hauptgerüst des kognitiven Grundmusters *(Beck 1981)* der depressiven Störung. Dieses Denk- und Wahrnehmungsmuster beinhaltet einen selbstbekräftigenden Effekt. Denn immer wieder fühlt sich der Depressive durch seine negative Wahrnehmung bestätigt, daß seine negative Grundhaltung zu Recht besteht. Das ,,Sich-schlecht-Fühlen" ist ja der konkrete Beweis der ,,richtigen" Einstellung. Die Welt muß ja schließlich so sein, wie er sie erlebt.

Neben dieser bestimmten ,,Weltanschauung" bzw. der Art und Weise, die Umwelt zu erleben, gibt es noch einen weiteren auffälligen Faktor, der die Depressiven auszeichnet. Es ist dies die *körperliche Passivität*. Sie liegen gern im Bett, träumen vor sich hin, haben Aufstehschwierigkeiten, vernachlässigen sich körperlich und haben letztlich keine Freizeitaktivitäten und Ziele mehr.

Wie ist nun die Entstehung der Depression nach unserem Modell zu verstehen?

Diese hier dargestellten Denk- und Wahrnehmungsmuster werden im Laufe des Lebens gelernt. Besonders in der Entwicklungszeit kann es Ereignisse geben, die Kinder sehr schwer verarbeiten können. Verliert ein Kind z.B. einen Elternteil, Spielkameraden, andere geliebte Dinge oder wichtige Beziehungen, so kann das prägende negative Einflüsse für die Zukunft haben. Ebenso gibt es aber auch im Erwachsenenalter prägende Erfahrungen, wie Verlust des Arbeitsplatzes, Krankheiten, Pensionsschock, Existenzängste oder andere Ereignisse, die zu solchen ungünstigen Einstellungen führen. Man entwickelt daher leicht ein Wahrnehmungs- und Verarbeitungsmuster, das im Laufe der Zeit relativ starr und einseitig wird und die nachfolgenden Erfahrungen negativ beeinflußt. Alle weiteren Erfahrungen, auch positive, werden sozusagen in dieses alte (bewährte!) Schema integriert, aus welchem man schließlich nur sehr schwer herauskommt.

Welche Möglichkeiten gibt es nun, diesem depressiven Kreislauf entgegenzuwirken? Tricks oder die Hoffnung auf schnelle Heilung durch Psychopharmaka führen sicherlich langfristig in eine Sackgasse.

Wenn wir im folgenden das Selbsthilfeprogramm anbieten, so wissen wir aus Erfahrung, daß Depressiven eine Mitarbeit sehr schwer fällt, da die Verweigerung hinsichtlich einer aktiven Verhaltensänderung mit zum Symptom gehört. Versuchen Sie es trotzdem!

Wir wollen uns jetzt ganz konkret an ihr persönliches Depressions-Problem herantasten. Daher genügt das Lesen und Verstehen dieser folgenden Zeilen allein nicht. Die Auseinandersetzung soll gedanklich und *schriftlich* erfolgen. Schreiben zwingt nämlich zum exakten Nachdenken und ist eine zuverlässige Stütze der eigenen Selbstkontrolle. Das kostet sicherlich mehr Zeit, aber auch Rom wurde nicht an einem Tag erbaut. Qualität vor Quantität!

Der erste Schritt des Selbsthilfeprogramms steht unter dem Titel:

1. *Bewußtwerdung und detaillierte Analyse meines Problems*
   (bitte sorgfältig und genau ausführen)

a) Beschreiben Sie ihre depressive Stimmung, wie Sie sie z.Z. erleben. Wie stellt sie sich Ihnen heute dar?
b) Beginnen Sie das Problem hinsichtlich des Verlaufsprozesses aufzurollen. Wo und in welcher Situation ist es zum ersten Mal aufgetaucht? Beschreiben Sie also die Lerngeschichte Ihrer Störung bis zum heutigen Tag.
   Beispiel: „Damals, als ich dort war, passierte das und jenes, und ich war dann richtig niedergeschlagen ..." „Ich kann mich zwar an einen bestimmten Auslöser nicht mehr erinnern, aber ..."
c) Unter welchen typischen Bedingungen und Situationen fühle ich mich depressiv?
   Beispiel: „Immer wenn ich einen Mißerfolg habe (wenn ich mich von Leuten abgelehnt fühle oder in Leistungssituationen versage) fühle ich mich deprimiert ..."
d) Wie häufig und wie lange dauert die depressive Verstimmung?
   Beispiel: „2 x im Monat, mehrere Tage lang ..."
e) Was habe ich bisher gemacht, um den depressiven Zustand zu verändern?
   Beispiel: „Ich bin zu Freunden gegangen und habe geklagt" „Ich habe zu trinken begonnen ..."

f) Wie reagiert die Umwelt auf Ihre Depressionen? (Eltern, Partner ...). Wo sind die *äußeren positiven* Momente, die Sie durch Ihr Verhalten bekommen? Was bekräftigt also Ihr Verhalten?
Beispiel: „Immer wenn ich mich depressiv fühle, dann ist die Familie besonders nett zu mir. Man hat Mitleid mit mir, man gibt mir Zuwendung, man läßt mich in Ruhe ..."
g) Wodurch wird das depressive Verhalten innerlich aufrechterhalten? Es ist schlecht vorstellbar, daß man langfristig Verhalten produziert, unter dem man nur leidet und das nur völlig negativ erlebt wird. Wo liegen aber die *inneren Selbstbekräftigungen* für das eigene Verhalten?
Beispiel: „Immer wenn ich mich depressiv fühle, habe ich ein unheimliches Selbstmitleid mit mir. Das hält mich dann so richtig über Wasser ..."
„Wenn ich deprimiert bin, dann kann ich ja einfach keine Leistungen bringen; das wird jeder verstehen ..."
h) andere Selbstbeobachtungen: ...

Die Analyse der äußeren und inneren Verstärkung ist sehr wichtig und sollte genau und ehrlich beantwortet werden, denn diese Bekräftigung hält das depressive Verhalten aufrecht. Wenn ich z.B. mit meinem depressiven Verhalten die Umwelt steuern oder unterdrücken kann, so sind das Gelegenheiten, bei denen ich mir Macht und Aufmerksamkeit und somit eine positive Befriedigung verschaffe. Auf diese angenehme positive Verstärkung werde ich nicht unbedingt verzichten wollen. Auch anderen ein schlechtes Gewissen machen, kann so ein Bekräftigungsfaktor sein („Da seht ihr, was ihr getan habt!").

Wenn Sie die Punkte a – h sorgfältig ausgefüllt haben, sind Sie ein schönes Stück dem Ziel, etwas für Ihre psychische Gesundheit zu tun, nähergekommen. Wir haben jetzt die Störung analysiert und Sie haben daher einen umfassenden Einblick in Ihr Problem bekommen. Sie wissen Bescheid, wie sich das Verhalten entwickelt hat, und, was auch sehr wichtig ist, wie es aufrechterhalten wird.

Sie sollten sich jetzt eine längere Ruhepause gönnen und sich für Ihre geleistete Arbeit belohnen!

2. Konkrete Veränderungen der Depression durch Aktivitätserweiterung

Gehen wir jetzt zum Bereich der praktischen Maßnahmen über, mit denen Sie Ihr problematisches Verhalten verändern können.

Depressives Verhalten ist in erster Linie dadurch gekennzeichnet, daß die Person wenig Anteil an ihrer Umwelt nimmt und daher recht passiv ist. Lebensfreude und Vitalität sind nicht „vorgesehen". Unser erstes Ziel ist es deshalb, das *Aktivitätsniveau* zu steigern. Auch wenn Sie sich in einer aktuellen depressiven Phase befinden und Ihnen danach nicht zumute ist, so ist Aktivität eine notwendige Grundvoraussetzung der Verhaltensänderung. Lebensfreude und Lebenslust, die wir ja erreichen wollen, entsteht vor allem durch Aktivität.

a) Körperliche Aktivität
Entschließen Sie sich bitte zur regelmäßigen körperlichen Bewegung, auch wenn das von Ihnen viel Selbstdisziplin erfordert. Sie können z.B. Sport betreiben (Laufen, Wandern oder sich sogar einem Sportverein anschließen). Da depressive Menschen beim Aufstehen Schwierigkeiten haben, sind morgendliche gymnastische Übungen sehr zu empfehlen. Regelmäßig Sport zu betreiben ist nicht nur für den Körper notwendig, sonden auch für die Veränderung von depressiven Verstimmungen. Wissenschaftliche Experimente zeigen deutlich, daß durch aktive Bewegung depressives Verhalten mit der Zeit weitgehend verschwindet. Wenn Sie sich also körperlich richtig verausgaben, haben Sie in der Regel ein angenehmes erleichterndes Gefühl.
Nochmals zum „Morgens-aufstehn-Problem". Wenn Sie aufwachen, stehen Sie *sofort* auf (achten Sie auf Ihren Blutdruck). Bleiben Sie nicht liegen, denn dann fangen Sie gewiß an zu grübeln und fühlen sich schließlich deprimiert. Stehen Sie also auf, auch wenn es Ihnen schwerfällt. Sie schaffen es bestimmt, wenn Sie wollen.

b) Geistige Aktivität
Denken Sie bitte nicht ständig daran, wie schlecht es Ihnen geht. Damit verschlechtern Sie Ihren Zustand, denn Sie verfestigen nur Ihr Kreisprozeßdenken. Überlegen Sie sich jetzt lieber, wie Sie den Tag gestalten wollen. Machen Sie einen detaillierten, *verbindlichen Plan!*

Am besten sollte die Planung immer am Vorabend des kommenden Tages gemacht werden. Das erleichtert das Aufstehen, weil man dann sehr schön weiß, wie der Tag ablaufen soll. Denn Sie allein bestimmen den Tagesablauf und dessen Gelingen und damit Ihren Erfolg. Geben Sie sich immer abends eine Rückmeldung über das Gelingen des Planes. Bitte, wenn nicht alles sofort gelingt, ist das kein Malheur. Wichtig ist, daß Sie mitmachen, vorankommen und *realistisch* planen.

c) Soziale Aktivität
Versuchen Sie, soweit es Ihnen möglich ist, nicht allein zu sein. Frischen Sie Ihre alten Kontakte auf oder suchen Sie neue Beziehungen. Warten Sie nicht auf Kontakte, sondern seien Sie selbst initiativ. Besuchen Sie also Freunde und Bekannte und stärken Sie damit Ihre Kontaktfreudigkeit. Das ist sehr wichtig, da depressive Menschen meistens zum Alleinsein neigen. Sie brauchen aber unbedingt soziale Kontakte, damit Sie wieder intensiv am Leben teilnehmen.

Die abendliche Rückmeldung über den Erfolg des Planes soll anhand eines Verhaltensprotokolls geschehen:

— Verhaltensprotokoll über den Verhaltensablauf während des Tages: Was habe ich alles gemacht? Stimmen Plan und Ausführung überein? Bin ich zufrieden? Wenn nicht, wie kann ich die negative Erfahrung für den nächsten Tag positiv verwerten?
— Verhaltensprotokoll über die gezielte Aktivität: Was habe ich durchgeführt, was nicht?
— Verhaltensprotokoll über die sozialen Kontakte: Mit wem habe ich gesprochen? Wie kann ich meine sozialen Aktivitäten ausbreiten?

Motivieren Sie sich, indem Sie sich für Erfolge (auch kleine!), wie das Einhalten der Pläne, belohnen:

— intern: sagen Sie etwas Nettes, Aufbauendes zu sich selbst (z.B. „das habe ich gut gemacht")
— extern: gönnen Sie sich etwas Angenehmes (z.B. Glas Wein trinken, ins Kino gehen, Buch lesen, zu Freunden gehen ...)

Uns ist klar, daß es depressiven Menschen besonders schwerfällt, Aktivitäten zu zeigen – das ist ja ein Kennzeichen ihres Problems. Trotzdem, brechen Sie aus Ihrer selbstgewählten Passivität aus! Sie werden sich dann sicherlich besser fühlen.

Alle Aktivitäten und Pläne sollten Sie unter den Leitspruch stellen:

Ich kann, wenn ich will!

3. *Veränderung der geistigen Einstellung zu sich und der Umwelt (kognitive Umstrukturierung)*

Wir haben recht deutlich beschrieben, daß jedes Verhalten auf dem Hintergrund einer bestimmten kognitiv-geistigen Struktur geschieht und auch von dort gesteuert wird. In dieses persönliche „Modell der Welt" werden Wahrnehmungen und Informationen entsprechend codiert und eingespeichert.

Das kognitive Schema des sich depressiv fühlenden Menschen zeichnet sich besonders durch ein geringes Antriebsniveau, Hilflosigkeit, verringerte offene Aggressivität, Passivität, bestimmte Art der Schuldzuschreibung und einer Opfer- und Leidenshaltung aus. Mit anderen Worten, man fühlt sich häufig zum „Heulen". Dieses „Sich-schlecht-Fühlen" hängt also mit der entsprechenden Denkstruktur zusammen. Diese gilt es jetzt so zu verändern, daß die Welt wieder hoffnungsvoller erscheint und die Person sich als aktiver Gestalter des eigenen Lebens wahrnehmen kann. Diese Veränderung des kognitiven Denkschemas wird nicht leicht sein – es erfordert viel Geduld und Ausdauer und eine große Bereitschaft zu aktiver Mitarbeit.

Erfolge fallen eben nicht vom Himmel!

a) Wir haben weiter oben über das *innere* Selbstgespräch geschrieben (bitte nochmals durchlesen!) und die Konsequenzen des negativen inneren Monologs (leistungsmindernd, angststeigernd, motivationsabbauend) herausgestrichen. Dieses innere Selbstgespräch ist ein wichtiger Faktor des kognitiven Systems, welches das menschliche Verhalten steuert. Depressive Menschen neigen zu einem negativen Monolog. (Aber nicht jeder mit negativem Monolog ist depressiv!) Sie formulieren, (verbalisieren) das was sie denken, fühlen und sich erhoffen meistens in einer für sie ungünstigen, pessimistischen Art und Weise. Ihre Wahrnehmung bzw. Einstellung hat sich im Laufe ihres Lebens in diese Richtung entwickelt. Beispiel: Depressive sagen z.B. eher: „Das schaffe ich nicht; ich bin eh' so ein schwacher Mensch; ich fühle mich so schlecht; ich bin so hilflos...". Ein Beispiel für unterschiedliche Wahrnehmung ist der folgende Sachverhalt: Ein positiv gestimmter Mensch sieht ein halbes Glas Wein und sagt/denkt/fühlt: „Sehr schön, da ist noch ein halb-volles Glas Wein." Ein depressiv gestimmter Mensch sagt/denkt/fühlt: „Das Weinglas ist schon wieder halb leer". Sehen Sie den Unterschied? – Es liegen Welten zwischen diesen Einstellungen!

b) Unser konkretes Ziel muß es nun sein, das negative Selbstgespräch, welches das Verhalten so negativ beeinflußt, in eine positive Richtung zu verändern.

Deshalb ist es jetzt Ihre Aufgabe, diese negative Selbstverbalisation zu stoppen, um sie zu korrigieren. Sie sollen sich also dieses negativen Monologs, bevor Sie oder wenn Sie ihn gerade innerlich verbalisieren, bewußt werden und versuchen, das Selbstgespräch neu, also positiv zu formulieren. Der bisherige automatische Ablauf muß identifiziert, gestoppt und neu produziert werden.

Damit alles bewußter wird, schreiben Sie Ihr negatives Selbstgespräch auf:
Beispiel: „Immer wenn ich X treffe, fühle ich mich ihm so unterlegen".
Jetzt formulieren wir dasselbe innere Gespräch in positiven Worten um: „Immer wenn ich X treffe, wird mir das nichts mehr ausmachen. Eigentlich sehe ich einem Zusammentreffen mit X viel gelassener entgegen, denn schließlich gibt es keinen Grund, mich unterlegen zu fühlen".

Sie werden jetzt dagegen argumentieren, daß man sich etwas vormacht, wenn man die Situation positiver sieht. Wir glauben dagegen, man macht sich vielmehr etwas vor, wenn man alles dunkel und ängstlich erlebt. Jede Medaille hat 2 Seiten. Erinnern wir uns noch einmal: Sich-schlecht-Fühlen, Lebensunlust, Ängste... sind die Folge eines negativen Selbstgespräches einer negativen Erwartung und Bewertung von Situationen. Die Welt ist für mich so, wie ich sie wahrnehme und dieses hängt mit meinem kognitiven Schema zusammen.

Mit dem Ausdruck „positiv sehen" meinen wir eigentlich: *realistisch sehen.* Haben Sie den Mut dazu! Realistisch gesehen, muß beispielsweise ein grauer Regentag nicht depressiv machen. Denn auch ein solcher Tag hat viele Reize und Schönheiten. Man muß sie sich nur vergegenwärtigen. Der Regentag ist an sich eine neutrale Angelegenheit. Nur wie ich ihn erleben *will,* ist entscheidend! Lassen wir uns nicht durch äußere Umstände den Tag verderben, lassen wir uns nicht von außen kontrollieren, sondern seien wir unser eigener Chef; seien wir autonom.

c) Jetzt wollen wir versuchen, bei der Veränderung des inneren Selbstgespräches noch detaillierter vorzugehen. Das innere Selbstgespräch setzt sich vor allem aus den Komponenten: *Erwartung* vor und in der Situation und *Bewertung* des Ergebnisses bzw. Handlung zusammen.

Wir wollen uns zuerst der negativen *Erwartungshaltung* bewußt werden und sie im *gleichen Moment* durch eine positive Formulierung umändern bzw. realistisch gestalten.

Beispiel (negativ): „Wahrscheinlich werde ich bei der Party heute abend wieder Außenseiter sein."

Beispiel (positiv): „Die Party heute abend wird viel Spaß machen, vielleicht lerne ich dabei nette Leute kennen."

Aufgabe: Schreiben Sie bitte abends ein Tagesprotokoll, wann und wo Sie es geschafft haben, eine positive Äußerung herbeizuführen.

Belohnen Sie sich dafür!

d) Versuchen wir jetzt das innere Selbstgespräch hinsichtlich der *Bewertung* von Situationen zu verändern. Kontrollieren Sie ihre Bewertung nach erlebten Situationen und bewerten Sie sich nicht negativ z.B. im Sinne: „Was für ein Versager bin ich – ein unfähiger Typ – unmöglich, typisch für mich", etc. Leider ist die Selbstanschuldigung und negative Selbstkritik verbunden mit der Opferhaltung bei depressiv Gestimmten sehr ausgeprägt. Eine realistisch-positive Bewertung ist aber nie *selbstabwertend!* Versuchen Sie sich bitte den Begriff „selbstabwertend" einzuprägen. Sie werden merken, wie häufig Sie sich selbst abwerten und welche negativen Gefühle damit einhergehen. Die Bewertung einer Situation bzw. eines Ergebnisses darf also nicht selbstabwertend sein. Hingegen sollte man versuchen, sie objektiver wahrzunehmen und auch mehr äußere Einflüsse in Betracht ziehen. So spielt an dem für uns ungünstigen Ergebnis vor allem der Zufall, andere Menschen und die Struktur der Situation eine große Rolle. Wenn man sich das anhand eines konkreten situativen Ablaufes klargemacht hat, kann man seine eigene „Schuld" am negativen Ausgang vielleicht im richtigen Maße einschätzen. „Fehler" zu begehen ist ein „Recht" des Menschen. Aus den Fehlern und dem Versagen sollte man allerdings die richtigen Schlüsse für die nächste Situation ziehen, die erwartet wird. Dann hat sich auch der Fehler oder das Versagen gelohnt. In der Selbstabwertung hingegen steckenzubleiben, ist ein infantiles (kindliches) Verhalten, denn sie verzerrt die Situation und beinhaltet kein konstruktives, aufbauendes Handeln.

Aufgabe: Schreiben Sie bitte wieder ein Protokoll und belohnen Sie sich für Erfolge (auch für kleine!) bei der positiven, realistischen Bewertung von Situationen.

e) Zur depressiven Einstellung gehört es auch, kaum *Erfolge* im Leben wahrzunehmen. In dieser Lebensphilosophie besteht das Leben sozusagen aus ständigen Mißerfolgen und der Überlegung, daß man faktisch nichts dagegen machen kann. Es gibt zwei weitverbreitete Einstellungen, die man folgendermaßen charakterisieren kann: Menschen, deren Einstellung man mit „Hoffnung auf Erfolg" und andere Menschen, die man mit „Furcht vor Mißerfolg" beschreiben könnte. Ist man in der Einstellung „Furcht vor Mißerfolg" gefangen, so verhält man sich in bestimmten Situationen wie das Kaninchen vor der Schlange. Man ist auf Mißerfolg programmiert. Die Autoren haben manchmal den Eindruck, daß stark Depressive diese beiden beschriebenen Einstellungen sogar umkehren. Man kann es überspitzt formulieren und sagen, daß bei ihnen mehr die Furcht vor Erfolg und die Hoffnung auf Mißerfolg ausgeprägt ist. Sie dürfen sich keinen Erfolg zugestehen, denn dann kommt das negative Denksystem ins Ungleichgewicht. 10 Erfolge sind ungültig, wenn das 11. Ergebnis ein Mißerfolg ist.

Wir sehen also, Erfolg oder Mißerfolg ist eine Frage der Wahrnehmung. Menschen, die nur Mißerfolge sehen, übersehen die vielen *kleinen* Erfolge, die man *tagtäglich* hat und auch zum Leben benötigt. Als Erfolg zu bewerten ist demnach all jenes, wo man vielleicht früher gezögert hätte und es jetzt trotzdem gemacht hat. Z.B. besseres Aufstehen, weniger gehemmtes Verhalten, sich trauen etwas bestimmtes zu tun, Dinge positiver erleben, sich Fehler zugestehen... Maßstab für Erfolg sind nicht die anderen (die ja anscheinend immer alles perfekt machen), sondern die Relation zu dem früheren Verhalten. Haben Sie bitte kein zu hohes Anspruchsniveau, dem Sie nicht entsprechen können. Das muß zwangsweise wieder Mißerfolge ergeben, da diese hochgesteckten Ziele selten erreicht werden können. Erfolge sollen sich in positiven Selbstverstärkungen äußern, die Sie motivieren und den Tag angenehm und erfolgreich verlaufen lassen. Sie „bauen" auf und ergeben positive Gefühle. Sie sollten also nicht die Beweise der eigenen Unfähigkeit sammeln, sondern Erfolge (nicht nur äußere!) wahrnehmen. Für die Autoren dieses Buches ist es morgens z.B. der erste große Erfolg, wenn sie statt des Fahrstuhls die 3 Stockwerke ins Büro zu Fuß gehen (in der Überlegung, daß Treppensteigen gesund ist).

Innere Selbstverstärkung wird also als *unverzichtbarer Bestandteil* des Lebens angesehen. Ein kluger Psychologe *(Bandura)* hat daher die Depression definiert als

Mangel an geeigneten Selbstverstärkungen

Aufgabe: Protokoll über Ihre täglichen Erfolge!
(Wichtig sind die kleinen alltäglichen Erfolge)

f) Zum Schluß wollen wir noch kurz auf verschiedene Wahrnehmungsfehler eingehen, die charakteristisch für depressive Menschen sind. Diese Wahrnehmungsfehler verzerren die Realität und lassen eine vernünftige Anpassung an die Wirklichkeit nicht zu. Sie ergeben daher als Folge Verhaltensprobleme und erzeugen u.a. depressive Verstimmungen.

– Personalisierung: Hier werden äußere Ereignisse auf die Person bezogen, die aber in Wirklichkeit keine Verbindung mit ihr haben (häufig bei gekränkten Menschen).
– Schwarz-Weiß-Manier: Situationen und Menschen werden extrem wahrgenommen. Es gibt nur entweder – oder.
Beispiel: negatives Selbstgespräch
– Moralisches Werturteil: Es sind Urteile, die meistens eine moralische Selbstabwertung zur Folge haben.
Beispiel: Ich bin faul, wertlos, langweilig, ich schaffe nichts...

– Willkürliche Schlußfolgerung: Es werden willkürliche Schlußfolgerungen gezogen, die keine rationale Stützung haben.
  Beispiel: Da die Menschheit schlecht ist, wird die Welt bald untergehen.
– Übergroße Schlußfolgerungen: Es werden weitreichende Schlußfolgerungen aufgrund eines Vorfalls gezogen.
  Beispiel: In der ersten Prüfung durchgefallen – das ganze Studium werde ich nicht schaffen!

Denken Sie also bitte bei der Bewältigung Ihrer Depressionen im täglichen Leben an folgende Punkte:

– Kontrollieren Sie ihr negatives Selbstgespräch (Erwartung/ Bewertung) und produzieren Sie einen positiv-realistischen Monolog
– Loben Sie sich und geben Sie sich Zuwendung durch das innere Selbstgespräch (z.B. ,,Das habe ich gut gemacht")
– Kommentieren Sie Ihre Handlungen in positiver Art und Weise
– Belohnen Sie sich für konstruktives Verhalten mit materiellen oder nicht-materiellen Verstärkungen
– Unterlassen Sie Selbstabwertungen
– Werden Sie sich Ihrer vielen täglichen Erfolge bewußt
– Denken Sie über verschiedene erlebte Situationen nach und überlegen Sie, wie Sie von diesen für spätere Situationen profitieren können
– Aktivieren Sie sich im körperlichen, geistigen und sozialen Bereich.

Sie haben geklärt, daß Ihr depressives Problem durch das Zusammenspiel mit der Umwelt entstanden ist und daß Sie bei der Aufrechterhaltung des Systems mitverantwortlich sind, indem Sie durch ungeeignete Einstellungen und Bewältigungsstrategien Ihren Problembereich negativ stabilisieren. Diese Art Ihrer persönlichen Reaktionen auf Lebenssituationen ist erlernt, sie kann daher natürlich auch umgelernt bzw. verändert werden. Auch wenn Sie keine Schwierigkeiten bei der Bewältigung von konkreten Lebenssituationen haben und Sie Ihre depressiven Störungen als relativ unabhängig von der Außenwelt einschätzen (z.B. diffuse Existenz- und Todesängste, Midlife-crisis) sind diese hier diskutierten Möglichkeiten trotzdem sehr wohl zu gebrauchen. Jedes Denken geht nämlich mit dem inneren (gedanklichen) Selbstgespräch einher. Das positive Zu-sich-selbst-Sprechen soll sich also langsam bei Ihnen etablieren und damit selbstverständlicher werden. Beachten Sie vor allem die Konsequenzen des positiv-realistischen Selbstgespräches. Sie werden positive, angenehme Gefühle erleben, weniger ängstlich sein und das Leben realistischer und optimistischer meistern.

Zusammenfassend gesagt: Orten und differenzieren Sie Ihre Probleme und versuchen Sie dann konsequent mit dem Programm zu arbeiten. Seien Sie aktiv und arbeiten Sie nicht auf den Mißerfolg hin. Verändern Sie Ihr Denken bzw. Ihre Einstellungen.

Wir wissen, daß nicht jeder Depressive das Programm so durchziehen kann und nicht jedes depressive Problem in dieser Form angehbar ist. Resignieren Sie aber nicht gleich im vorhinein, sondern probieren Sie es. Sollten Sie dann sehen, daß Sie allein damit nicht zurechtkommen, dann suchen Sie die Hilfe eines Psychotherapeuten auf.

Auf der anderen Seite gehört die Traurigkeit etc. zum Leben und ist ein wichtiges menschliches Gefühl. Wir sollen sehr wohl zu diesem Gefühl fähig sein, allerdings darf es uns nicht beherrschen. Wir sollten vielmehr in der Lage sein, bei Verlusterlebnissen und Enttäuschungen „Trauerarbeit" zu leisten, aber auch jederzeit die eigene Kompetenz haben, den Zustand zu verändern, wenn wir es für notwendig erachten. Depressionen sollen sich nicht verselbständigen, so daß das Gefühl der Ohnmacht, der Hilflosigkeit und des Ausgeliefertseins uns beherrscht und zu einem ständigen Begleiter wird.

Selbsthilfeprogramm bei Streß (Anti-Streß-Programm)

Eine heute immer wieder gebrauchte Ursachenerklärung für diverse Erkrankungen ist der Begriff „Streß". Aussagen wie „Schuld hat der Streß" oder „ich bin gestreßt" wurden fast ein positives Markenzeichen für Leistungs-und Erfolgsstreben. Auf den Gedanken, den Streß abzubauen und damit allerdings auch eine radikale Änderung der Lebensgewohnheiten vorzunehmen, kommt nur wenigen Menschen in den Sinn. Man läßt lieber die Symptome mit Medikamenten „heilen" und hört höchstens verschämt auf manch wohlgemeinten Ratschlag des oft selbst streßgeplagten Arztes.

Wir wollen uns mit dem Problem „Streß" auseinandersetzen und uns überlegen, was man konkret unternehmen kann, um ihn abzubauen. Das Ziel hierbei ist, belastenden Situationen so zu begegnen, daß sie nicht negativ und gesundheitsschädlich für uns verlaufen.

Im Kap. IV-2 haben wir ausführlich über dieses Thema geschrieben. Streß wurde im großen und ganzen im Sinne der Überforderung verstanden, die mit psychischen Problemen (Ängsten, Hektik, Nervosität) und körperlichen Symptomen (Magen/-Darm/Kopfschmerzen ...) einhergehen kann. Man spricht deshalb auch von psychosomatischen Erkrankungen.

Die Lebensbedingungen sind heute mehr oder weniger „streßreich". Entscheidend ist immer dabei, ob man sich von den Bedingungen „einfangen" läßt, d.h. Ängste entwickelt und mit Hektik, Panik und Streß reagiert. Streß ist somit ein subjektives Phänomen, eine Reaktion auf eine bestimmte Situationsbedingung. Was ich persönlich als Streß erlebe, ist für mich Streß. Beispiel: Zwei Leute im gleichen Betrieb arbeiten unter den gleichen Bedingungen. Der eine gerät in Streß und Hektik und geht abends entnervt nach Hause. Der andere macht die Arbeit locker und leicht.

Man kann den erlebten Streß wieder auf 2 Wegen angehen: Selbständerung oder Situationsänderung. Wir versuchen hier in erster Linie eine Selbständerung durchzuführen und nur nebenbei auf die Situationsänderung hinzuweisen.

Wir wollen das Anti-Streß-Programm in folgerichtigen, logischen Schritten aufbauen. Wenn Sie sich entschließen mitzumachen, arbeiten Sie zuverlässig und präzise mit und beenden Sie das Programm nicht vorzeitig – dann haben Sie auch den gewünschten Erfolg! Lesen Sie aber bitte vorher das Depressionsprogramm durch, damit Sie besser den Hintergrund dieses Kapitels verstehen.

1. Phase der Reflexion (Nachdenken)

Überlegen Sie jetzt genau, welche spezifischen Situationen bei Ihnen das Gefühl der Überforderung hervorrufen. Erschrecken Sie nicht, wenn es manchmal recht banale Situationen sind, bei denen man selbst den Eindruck hat, daß andere dieses ohne Probleme schaffen. Streß ist, wie gesagt, ein subjektives Phänomen, eine spezielle Art der Wahrnehmung und der Reaktion, welche Angst und Überforderungsgefühle nach sich zieht bzw. beinhaltet.

Aufgabe: Beschreiben Sie also bitte die äußere Situation und den inhaltlichen Ablauf.

Beispiel: „Im Streß bin ich immer dann, wenn der Chef mich in sein Arbeitszimmer rufen läßt und seine Sekretärin dabei ist. Dann fragt er mich so von oben herab ... und ich fühle mich wie ein kleiner Schüler, der Fehler bei den Hausaufgaben gemacht hat. Dann kommt richtig Ärger und Wut in mir hoch und ich fühle mich schließlich hilflos. Und ich merke auch, wie ich weiche Knie bekomme und innerlich zittere. Wenn ich wieder an meinen Arbeitsplatz gehe, bin ich schweißgebadet."

Hier noch einige situative Beispiele für Streßbedingungen:

- Der Chef oder ein Kollege unterdrückt mich
- Die Kinder und der Haushalt zermürben mich
- Mein Perfektionismus kostet mich alle Kraft
- Prüfungen bringen mich in große Panik
- Der Bekanntenkreis bringt mich in Streß, denn die Leute sollen nicht merken, daß ich mich unsicher fühle
- Morgens wenn ich aufwache und ich denke an ... dann fühle ich mich schon so richtig überfordert
- Wenn ich mich über bestimmte Sachen ärgere und ich mich nichts zu sagen traue

Alle diese und viele andere Situationen können beim Menschen Streß auslösen, wenn die kognitive, emotionale und körperliche Bereitschaft vorhanden ist.

Bei näherer Betrachtung des Verlaufes von Streßsituationen werden Sie zwei Erscheinungen bei sich selbst wahrnehmen:

- Psychisch:
  Eine Ansammlung von angsterzeugenden, negativen Gedanken verunsichert Sie. Sie glauben, die Streßsituation nicht gut bewältigen zu können und haben Angst zu versagen.

- Körperlich:
 In oder vor Streßsituationen erleben Sie einen bestimmten körperlichen Spannungszustand, wie z.B. schnellen Herzschlag, Schwitzen, weiche Knie, Rotwerden oder muskuläre Verspannung.

Aufgabe: Versuchen Sie, diese beiden Punkte anhand Ihrer gerade notierten Streßsituationen durchzugehen. Wo tauchen sie auf?

2. *Veränderung des Streßverhaltens durch kognitive Kontrolle*

Nach diesem Vorspann wollen wir jetzt konkret trainieren, wie Sie die Streßsituationen durch günstigeres Verhalten besser durchzustehen lernen (nach *Meichenbaum,* 1979):

Die negativen Gedanken, die ja mit negativen Konsequenzen verbunden werden, sollen in positivere umformuliert und ersetzt werden. Dieses kann am besten durch bestimmte *Selbstanweisungen* gemacht werden. Selbstanzeigen sind positiv formulierte innere Standardsätze, die man in speziellen Situationen verwendet. Man speichert sie im Gehirn, ruft sie in den entscheidenden Situationen ab und kann somit die angstmachende und bedrohliche Situation besser und erfolgreicher bestehen. Sie geben uns also Verhaltensrichtlinien und helfen daher bestimmte problematische Situationen adäquat zu gestalten.

Für unser Trainingsprogramm teilen wir die Streßsituation in 4 Phasen hinsichtlich der entsprechenden Selbstanweisungen auf:

- Selbstaussagen zur Vorbereitung auf Streßsituationen:
 Was will ich tun
 Ich mache einen Plan
 Sorgen zu machen bringt nichts
 Ja, so wird's am besten gehen
 Ich versuche ruhig zu bleiben
 Ich will mich nicht mehr selbst hetzen
 ....
 ....

- In der Streßsituation sein und sich mit ihr auseinandersetzen:
 Unterkriegen lasse ich mich nicht
 Ich sage das, was ich für richtig halte

Schritt für Schritt voran
Wie kann ich nun darauf vernünftig reagieren
Ja, das ist richtig
Ich sehe ja, das klappt bestens
Nur Ruhe und Entspannung
Es wird nicht so heiß gegessen wie gekocht
. . . .
. . . .

– Jede menschliche Auseinandersetzung wird von individuellen Gefühlen begleitet; in der Streßsituation sind sie besonders massiv. Wir wollen jetzt einige Selbstaussagen darlegen, die sich mit (Angst-)Gefühlen und Verspannungen auseinandersetzen:
Jetzt verspüre ich richtig Angst – okay, das ist ganz natürlich
Ich will die Angst nicht unterdrücken – ich will mit ihr zurechtkommen
Wie kann ich sie jetzt produktiver verwenden
Ich lasse mich nicht vom Gefühl des Überwältigtwerdens fertig machen
Nur ruhig Blut, der andere hat auch Angst
Ich werden jetzt 3 x tief ein- und ausatmen, und dann fühle ich mich gleich viel frischer und stärker
Und jetzt tüchtig entspannen
. . . .
. . . .

– Nach dem Durchstehen der Streßsituation ist es wichtig, kurz darüber nachzudenken und dann auf jeden Fall sich innerlich positiv zu verstärken (Zuwendung geben, Belohnung) und sich nicht selbst abzuwerten:
Prima, es hat geklappt
Es war doch leichter, als ich geglaubt habe
Eigentlich habe ich das ziemlich gut durchgestanden
Bis auf einige kleine ,,Schwächen" kann ich voll zufrieden sein
Das ist ein schönes Gefühl, es geschafft zu haben
So toll ist es nicht gelaufen, aber muß eigentlich alles so gut gehen, wie man es sich im stillen wünscht?
Ich muß auch lernen, mit Mißerfolg umzugehen
. . . .
. . . .

Die beschriebenen Selbstanweisungen sind Aussagen, die den von Ihnen bisher gebrauchten negativen Selbstaussagen völlig entgegenstehen und Sie daher hindern, in Angst und Panik zu geraten. Sie lernen damit, die fehlangepaßten Gedanken und die damit einhergehenden Empfindungen so zu verändern, daß Sie sich in der Situation besser fühlen und mehr Kontrolle über sich selbst erlangen werden.
Die Selbstanweisungen sollen also helfen:

– mich mit der zu erwartenden Situation vertrauter zu machen
– die Realität der Situation besser zu erfassen
– das negative Gedankengebäude zu kontrollieren und durch neue, günstige Gedanken und Aussagen zu ersetzen
– Gefühle und Erregungen zu akzeptieren bzw. sie gegebenenfalls kontrollieren zu können
– die Handlung besser zu strukturieren
– positive Selbstverstärkung (Zuwendung) als adäquate Rückmeldung zu trainieren.

Wir wollen nochmals darauf hinweisen, daß günstiges wie ungünstiges Verhalten vor allem eine Folge von Selbstaussagen sind. Diese an sich selbst gerichteten Aussagen sind deshalb Steuerungsmechanismen des Verhaltens.
Die hier beispielhaft aufgeführten Selbstanweisungen sollten Sie jedoch nicht einfach übernehmen. Sie treffen weder Ihre individuelle Situation, noch sind sie von Ihnen selbst.
Aufgabe: Schreiben Sie deshalb Ihre eigenen (und damit besseren) Selbstaussagen für die vier Bereiche auf! Versuchen Sie sich Ihre Selbstanweisungen einzuprägen, um sie in den entsprechenden Situationen parat zu haben.

3. Veränderung des Streßverhaltens durch körperliche Kontrolle

Um die erhöhten körperlichen Erregungen abzubauen und sich nicht dadurch um den Erfolg zu bringen, sind zwei Dinge sehr nützlich:

– Entspannungstraining (siehe Selbsthilfeprogramm, Seite 227). Körperliche Entspannung ist unvereinbar mit ,,geistiger Verkrampfung", also Angst. Wenn man entspannt ist, wird man auch angstfreier sein und Streßsituationen lockerer gegenübertreten. Das Entspannungstraining sollte man regelmäßig (täglich) durchführen. Elemente davon können während der Streßbedingung gut verwendet werden.

— Atemberuhigung:
In der angespannten Streßsituation ist es wichtig, die eigene Atmung zu kontrollieren. Denn die Atmung ist dann meistens gehetzt und nicht kontinuierlich. Man kann sie beruhigen, indem man 3 x tief ein- und ausatmet und sich die Wirkung dieser Atmung vergegenwärtigt. Das entspannt und gibt neue Kraft.

Viele Menschen stehen nicht nur in einzelnen Lebenssituationen im Streß, sondern das Streßverhalten hat sich schon so stark verselbständigt, daß es während des ganzen Tages auftritt. In solchen Fällen ist es natürlich besonders wichtig, den Tag in einzelne Sequenzen (Situationen) aufzuteilen und sich möglichst häufig während des Tages zu entspannen, Pausen zu machen und sich zu regenerieren.

Meistens beginnt der Streß schon morgens beim Aufstehen durch Gedanken über das, was alles gemacht werden soll. Stehen Sie deshalb lieber rechtzeitig auf und beginnen Sie den Tag bewußt in Ruhe. Wer schon morgens in Hektik gerät, hat den ganzen Tag „versaut". Darüber hinaus machen Sie einen genauen Tagesplan (schriftlich), der nicht zu umfangreich sein darf, sondern realistisch durchzuführen ist. Arbeiten Sie lieber gezielt und bewußt. Sie schaffen im Endeffekt weitaus mehr, als wenn Sie die Dinge in Hektik erledigen, zumal Sie dann noch psychisch wie körperlich „groggy" sind. Wenn möglich, delegieren Sie Arbeit und Verantwortung. Viele Vorgesetzte wollen immer alles allein machen. Auch Eltern sollten Kinder an kleine Hilfsdienste gewöhnen.

Verändern Sie den Tagesablauf so, daß Ihnen auch Zeit zur Entspannung und „Selbstfindung" bleibt. Informieren Sie auch Ihre Familie über diese Wünsche.

Zusammengefaßt schreiben Sie also ein Protokoll, wie Sie den vor Ihnen liegenden Tagesablauf strukturieren, und geben Sie sich abends eine Rückmeldung über die tatsächliche Durchführung. Sie werden sehen, daß Sie vieles ändern können und auch mehr Zeit für sich haben werden.

Versuchen Sie zur besseren Bewältigung des erlebten Stresses die beiden Möglichkeiten „Selbstanweisung" und „Entspannung/Atmung" in den entsprechenden Situationen anzuwenden, um dann vernünftiger und überlegter zu reagieren bzw. zu handeln. Also: Probieren Sie es in der Realität aus und bedenken Sie:

„Kleine Veränderungen sind große Erfolge"

Selbsthilfeprogramm bei sozialen Ängsten

Das „Konstrukt" Angst ist in der Psychologie wohl das gebräuchlichste und auch am häufigsten untersuchte Phänomen. Es gibt eine Unmenge von Literatur und erwartungsgemäß auch entsprechend viele unterschiedliche Theorien über die Entstehung, Entwicklung und Aufrechterhaltung der Angst. Im Kap. IV-2 wurde ausführlich über die verschiedenen Angstformen informiert.

Jetzt wollen wir uns damit beschäftigen, wie Angst reduziert werden kann, um eine vernünftige Lebensbewältigung wieder möglich zu machen. Denn wenn die Angst so groß ist, daß sie die Daseinsfreude ernsthaft beeinträchtigt, so ist eine Selbstveränderung bzw. Therapie angezeigt.

Wir alle begegnen täglich einer Vielzahl von sozialen Situationen (Schule, Universität, Beruf, privater/öffentlicher Bereich), die nicht immer positiv von uns erlebt werden. Daher glauben wir, daß soziale Verhaltensprobleme in der Bevölkerung weit verbreitet sind. Solche Ängste manifestieren sich z.B. in Isolation, Minderwertigkeitsgefühlen, vermindertem Durchsetzungsverhalten, Hemmungen, Kommunikationsstörungen, Beziehungsstörungen, Schlafstörungen, Verzweiflung und Liebesunfähigkeit.

Deshalb wollen wir aus den verschiedenen Angstformen das Problem der *sozialen Ängste* modellhaft herausgreifen und auch wieder ein entsprechendes Selbsthilfekonzept vorstellen. Unter sozialen Ängsten verstehen wir die Schwierigkeit (Unfähigkeit) von Menschen, soziale Situationen so zu erleben und zu strukturieren, daß das Gefühl der psychischen und körperlichen Befriedigung erfahren wird.

Bei anderen Arten von Ängsten (wie z.B. Phobien, hypochondrische Ängste etc.) können sehr wohl auch Elemente dieses Konzeptes verwendet werden. Jedenfalls stellt es eine gute Basis dar, Ängste zu verstehen und selbst konkret anzugehen.

Wie schon in den vorhergehenden Selbsthilfekonzepten empfiehlt es sich das Programm durchzulesen, und wenn Sie glauben, damit arbeiten zu können, konkret und verbindlich mitzumachen und nicht aufzugeben. Zuvor lesen Sie bitte das gesamte Kapitel bis hierhin durch.

Allgemeine soziale Ängste

1. Klärung:
Um ein Problem zu bearbeiten, bedarf es einer genauen Klärung bzw. konkreten Beschreibung. Soziale Ängste sind das Produkt einer nicht geglückten Auseinandersetzung des einzelnen mit der Gesellschaft.

Nehmen Sie sich zwei Angstsituationen heraus, die beispielhaft für Ihre Ängste sind und beschreiben Sie diese!
Beispiel: Angst vor Autoritäten

„Wenn ich zum Arzt gehe, fühle ich mich schon von vornherein minderwertig und innerlich aufgeregt. Ich bin dann so gehemmt, daß ich kaum das sagen kann, was ich möchte. Nachfragen oder zu diskutieren kann ich mir erst gar nicht vorstellen. Ich habe Angst mich zu blamieren, rotzuwerden und daß der Arzt vielleicht den Eindruck bekommt, daß ich dumm bin. Meistens verkrampfe ich mich auch körperlich. Habe ich den Arztbesuch dann beendet, fühle ich mich unzufrieden und gedemütigt. Das passiert mir immer wieder ...".

Nachdem Sie sich beobachtet haben, sind Sie sich (hoffentlich) darüber klar geworden, was Ihnen eigentlich in einer bestimmten sozialen Situation Angst macht.

Meine Angst, konkret gesehen, ist also .... (bitte schriftlich ausführen).

Meistens erkennt man auch, daß es selten reale Bedrohungen sind, die uns Angst machen. In unserem Beispiel macht der Arzt als Person keine Angst, aber sehr wohl unsere Vorstellungen, Erwartungen und Bewertungen (kognitives Schema) darüber, wie wir wohl die Situation bewältigen werden, um unserem eigenen

Anspruch gerecht zu werden und wie der Arzt unser Verhalten bewerten wird.

2. Erwartungshaltung:
Prüfen Sie deshalb Ihre Erwartungshaltung und überlegen Sie, ob Sie hinsichtlich der angstmachenden Situation realistisch ist, d.h., habe ich zu hohe oder zu niedrige Erwartungen. Aus welchen Gedanken bestehen die Erwartungsängste? Sehe ich mich z.B. schon im vorhinein als Verlierer, als nicht gleichwertiger Partner, als Mensch, der auf Niederlagen programmiert ist, oder überschätze ich mich? Versuchen Sie also, Ihren Einstieg in die soziale Situation, Ihre Erwartungshaltung zu hinterfragen!

Wie schon beschrieben, kommt es darauf an, das negative Selbstgespräch zu kontrollieren und realistische, positive und erfolgsbezogene Erwartungen zu erzielen. Damit erreichen wir eine Verschiebung der Aufmerksamkeit auf die positiven Aspekte einer vor uns liegenden sozialen Situation.

Notieren Sie also Ihren inneren Erwartungsdialog und konzentrieren Sie sich gegebenenfalls darauf, ihn zu verändern.

3. Bewertung / Abwertung:
Viele Menschen verstärken ihre Ängste, indem sie in oder nach der sozialen Situation das Ergebnis und die gemachte Erfahrung auf jeden Fall schlecht bewerten.

Andere sind dann immer besser und jedes Ergebnis gilt als Beweis der eigenen Unfähigkeit. Sie sind häufig Meister in der Selbstabwertung und eigenen Bestrafung.[17] Die Folgen solch einer unrealistischen Kognition sind unglückliche Gefühle und ein Nichtakzeptieren der eigenen Person. Es ist daher äußerst wichtig, die Gedanken der Selbstabwertung zu kontrollieren und falls notwendig, umzuformulieren. Es soll also versucht werden, die abgelaufene Situation realistisch und sachorientiert zu beurteilen und entsprechende Gefühle zu erleben. Das Ergebnis sollte akzeptiert werden, ohne daß jetzt personorientierte Abwertungen (Selbstabwertungen, Selbstbestrafungen) bzw. in der Folge Mutlosigkeit, Hilflosigkeit und Ängste entstehen. Vergessen wir aber

---

17 Ein bekannter Schriftsteller hat das einmal karikiert mit den Worten: Ich würde nie einem Verein beitreten, der mich als Mitglied akzeptiert.

auch nicht, daß übertriebener Optimismus ebenso unsinnig wäre, weil er nur die Kehrseite der Medaille darstellt.

Wir wollen das Problem „Bewertung" noch einmal beispielhaft darstellen. Ein junger Mann fordert ein Mädchen zum Tanz auf und wird abgewiesen:

Bewertung a): Klar, daß sie mich abweist, ich bin ihr sicherlich nicht attraktiv genug – peinlich, sicherlich hat der ganze Saal das gesehen – was die wohl denken – die halten mich für einen Trottel – nun tuschelt sie mit ihren Freundinnen, die lachen doch sicherlich über mich.

Konsequenz: Der junge Mann ist frustriert – das Selbstvertrauen sinkt – er erlebt eine Niederlage.

Bewertung b): Schade, daß sie nicht mit mir tanzen wollte – vielleicht ist sie wirklich müde – ist ja auch egal – ich werde jemand anderen finden – ich werde es gleich dort bei der Blondine probieren.

Konsequenz: Er nimmt die Absage nicht als persönliche Niederlage und ist optimistisch für den weiteren Verlauf.

4. Funktion:
Ein weiterer Punkt, der nicht außer acht gelassen werden darf und auf den auch schon detailliert eingegangen wurde, ist die Frage nach der Funktion des ängstlichen Verhaltens oder anders formuliert: „Wodurch wird meine Angst aufrechterhalten?" Wo liegen die positiven Verstärker des Verhaltens; was habe ich davon, wenn ich bestimmte Ängste eher pflege als abbaue? Das sind natürlich Fragen, die häufig schwer zu beantworten sind und auch eine große Einsicht in das eigene Verhalten voraussetzen. Ebenso bedingen sie ein Niederreißen langgehegter psychischer Abwehrmechanismen.

5. Soziales Vermeidungsverhalten:
Soziales Vermeidungsverhalten ist ein bewährter Verhaltensmechanismus, um der angstmachenden Situation aus dem Wege zu gehen. Wenn also etwas Angst macht, so ist verständlicherweise der erste Impuls, sich nicht mit dem Angstobjekt zu konfrontieren. Die Reaktion „Aus-dem-Wege-Gehen" entspricht wahrscheinlich

auch evolutionären Erfahrungen (Fluchtverhalten). Das Vermeidungsverhalten hat als Verstärkung eine angstreduzierende Funktion, d.h. wenn man der Angstsituation ausweicht, fühlt man sich momentan psychisch erleichtert. Je weiter weg man vom Angstobjekt ist (räumlich, psychisch), desto weniger Angst empfindet man. Dieses Verhalten kann aber sicherlich keine Dauerlösung sein. Denn je mehr Angstsituationen man auf diese Art und Weise „löst", desto mehr schränkt man seinen Lebensbereich ein. Gleichzeitig verstärkt sich das Problem, da man immer weniger Gelegenheit hat, sich sozial zu bewähren und außerdem im nachhinein Gefühle des Versagens und der Niederlage erlebt. Ebenso können sich die Ängste auf andere Situationen ausdehnen; man spricht dann von der Problemgeneralisierung (Verallgemeinerung).

Beispiel: X hat Ängste, in einer großen Gruppe zu sprechen, da er sich früher einmal blamiert fühlte und zusätzlich rot wurde. Wenn die Gefahr droht, mit einer Gruppe konfrontiert zu werden, so versucht er sie zu meiden (Vermeidungsverhalten). Er fühlt sich dann richtig erleichtert (Angstreduzierung). Im Laufe der Zeit hat er auch Angst davor bekommen, in kleineren Gruppen zu sprechen (Angstgeneralisation) und so fühlt er sich eigentlich sozial recht isoliert (Lebensbereichseingrenzung). Obwohl er den starken Wunsch verspürt in Gruppen zu sein, fühlt er sich ihnen nicht gewachsen. Denn in seinen Vorstellungen und Gedanken erlebt er fürchterliche Blamagen und Niederlagen (Angstphantasien).

An diesem Beispiel, welches sich auch auf viele andere soziale Probleme übertragen läßt (Angst vor dem Chef, vor Frauen, Männern, Autoritäten...), sehen Sie deutlich, welche Auswirkungen und Lebenserschwernisse Ängste in der Regel haben.
 Üben Sie also bewußt, unangenehme Dinge und sozial angstmachende Situationen *nicht* zu vermeiden und aufzuschieben. Die psychischen Kosten sind dafür auf die Dauer zu hoch. Gehen Sie an solche unangenehmen Situationen mit kleinen Schritten heran. Erlebte Niederlagen, wenn sie halbwegs vernünftig bewertet werden, sind meist besser als Vermeidungsverhalten. Denn das Erlebnis, sich einer gefürchteten Situation gestellt zu haben, ist schon ein großer Erfolg und zieht ein angenehmes Gefühl nach sich.

6. Andere Angstabbautechniken:
Wie können wir nun solche oder ähnliche Ängste, bei denen man das Angstobjekt ziemlich gut erkannt hat, abbauen? Neben der Methode der Umstrukturierung angstmachender Gedanken, die wir ja gerade besprochen haben und die immer im Brennpunkt von Ängsten steht, gibt es auch andere erfolgversprechende psychologische Möglichkeiten:

– Prinzip der kleinen Schritte
Man versucht sich mit kleinen Schritten langsam an das Angstobjekt heranzu„robben". Der Schritt soll so dosiert sein, daß man ihn gerade noch bewältigt und dadurch ein Erfolgserlebnis erhält.
Beispiel: Hat man Angst vor einer Gruppe von 10 Menschen zu sprechen, so kann man mit einer 2er Gruppe beginnen und die Quantität langsam steigern.

– Entspannung
Sollte die Angst dennoch zu groß sein, ist es günstig, sich vor und in der Situation körperlich zu entspannen. Entspannung ist ja immer ein Gegenmittel zur Angst. Sie ist in jeder sozialen Situation gut einzusetzen. Die Wirkung der Entspannung kann vergrößert werden, wenn man dazu noch ruhig und tief atmet. Beim Einatmen sagen Sie einfach das Wort „ruhig" und beim Ausatmen „entspannt". So werden Sie noch ruhiger und gleichmäßiger atmen und tiefer entspannt sein.

– Entspannung verbunden mit Gedanken
Sie können noch einen Schritt weiter machen, indem Sie sich in der konkreten körperlichen Entspannung die unangenehme Situation plastisch und realistisch vorstellen. Legen Sie sich also z.B. auf ein Bett, entspannen Sie Ihre Muskelpartien und versuchen Sie – nach dem Prinzip der kleinen Schritte – sich die gefürchtete Situation hierarchisch vorzustellen. Die Vorstellung der Situation wird also mit der körperlichen Entspannung gekoppelt und Sie werden dann merken, daß nach einigem Üben die Angst vor der unangenehmen Situation immer geringer wird.
Jede Szene muß im entspannten Zustand mindestens dreimal hintereinander ohne Angst vorgestellt werden können. Je konstruktiver Sie sich mit den Gegebenheiten auseinanderset-

zen, desto weniger Angst werden Sie in der konkreten Situation verspüren.

Beispiel der Angsthierarchie:
Ich habe Angst vor einem Schäferhund:
Entspannung und Vorstellung der Begegnung mit einem Dackel
Entspannung und Vorstellung der Begegnung mit einem Pudel
Entspannung und Vorstellung der Begegnung mit einem Boxer
Entspannung und Vorstellung der Begegnung mit einem etc. ....
Diese Form des Angstabbaus setzt eine tiefe Entspannungsfähigkeit voraus; es ist also nötig, davor ein Entspannungstraining gemacht zu haben (siehe Selbsthilfeprogramm Verspannungen).

– Rollenspiele
Eine ganz andere, aber sehr bewährte Technik, Ängste in den Griff zu bekommen, ist das soziale Training in Form des Rollenspiels. Sie können damit neue Verhaltensweisen erproben, ohne sich zugleich in die schwierige reale Situation zu stürzen. In dieser Spielsituation simuliert man die gefürchtete Situation und kann dadurch alte blockierende Verhaltensweisen verändern.
Man trainiert dann so lange, bis man sich sicher ist, daß sich das Verhalten so eingeschliffen hat, daß man ohne allzuviel Furcht und Angst unangenehme „Life-Situationen" durchführen kann.

Wie wird solch ein Rollenspiel gemacht?
Sie brauchen einen Partner, mit dem Sie vertrauensvoll zusammenarbeiten können. Erklären Sie *genau* die Situation, die Ihnen Angst macht und die Sie mehrmals durchspielen wollen. Z.B. „Ich möchte durchspielen, wie ich meinem Vater erklären kann, daß ich mit meinem Freund zusammen in den Urlaub fahren will". Wie sieht die räumliche Anordnung aus? Wo wollen Sie den Vater treffen und ihm das sagen etc. ... . Legen Sie die Spielzeit fest. Einer Ihrer Partner spielt den Vater, so *wie er ihn* sich vorstellen kann. Nehmen wir also an, die Spielsituation ist da; Sie betreten das Zimmer, in dem Vater Zeitung liest. Agieren Sie ... Versuchen Sie dabei die Situation ernsthaft durchzuspielen. Nach dem beendeten Rollenspiel geben Sie Rückmeldungen, wie Sie das Rollenspiel erlebt haben und welche Ängste und Gefühle auftraten. Ebenso sollten die Anwesenden Ihnen sagen, was ihnen an Ihrem

Verhalten aufgefallen ist und was sie gut fanden. Erproben Sie Ihr Verhalten so lange, bis Sie zufrieden sind. Sie werden sehen, wie wenig Angst Sie in den späteren wirklichen Situationen spüren werden.

Eine Variante ist das *kognitive Rollenspiel* (vergleichbar mit dem mentalen Training). Hier spielen Sie beide Rollen – sich selbst und das Angstobjekt (z.B. Vater). Sie versuchen sich die Situation genau vorzustellen und innerlich durchzuspielen. Es läuft faktisch im gleichen Stil wie das oben beschriebene Rollenspiel ab. In der realen Situation werden Sie dann viel sicherer und selbstbewußter agieren können.

7. Das Setzen kompetenter Handlungen (konkretes Interaktionsverhalten):

Verhalten spielt sich vor allem auf der realen Ebene des aktiven Handelns ab. Man wird im allgemeinen eine Situation so bewältigen wollen, daß man sich wohl und von anderen Menschen akzeptiert fühlt. Es sind also eigene Bedürfnisse, Wünsche und Forderungen im Vordergrund des Verhaltens, die man befriedigen bzw. durchsetzen möchte. Hat man hingegen in der Gruppe das Gefühl zu versagen, sich nicht öffnen zu können, gehemmt zu sein, unbeachtet zu bleiben oder den Ansprüchen der anderen nicht gerecht zu werden, so ist eine Änderung des sozialen Interaktionsverhaltens angebracht. Man wird dann Verhaltensziele definieren, die eine Verbesserung des zwischenmenschlichen Verstehens und eine Erweiterung des eigenen Handlungsrepertoires beinhalten. Dabei muß man sich nur immer vor Augen halten, daß es für jeden Menschen möglich ist, soziale Fertigkeiten im Umgang mit anderen Personen zu erlernen. Sie ermöglichen uns, handlungsblockierende Ängste und Hemmungen abzubauen.

Im sozialen Umgang mit anderen Menschen ist es wichtig, eigene realistische Ansprüche zu haben (Einstellung zu sich selbst), sich zu trauen, sie zu äußern und die Fähigkeit zu erwerben, sie auch entsprechend durchzusetzen (soziale Fertigkeiten).

Um sich soziale Kompetenz und Selbstvertrauen zu erarbeiten, wollen wir im folgenden Faktoren aufführen, die im sozialen Bereich wichtig sind und die ganz konkret trainiert werden können. Versuchen Sie also in der nächsten Begegnung mit anderen, verschiedene dieser Punkte zu beachten, falls es für Sie erforderlich ist.

- Forderungen stellen, auf etwas bestehen:
Versuchen Sie in sozialen Situationen Ihre (Verhaltens-)Rechte wahrzunehmen und lassen Sie sich nicht aus Hemmungen heraus von anderen ausnutzen oder zu Handlungen bringen, die Sie eigentlich nicht möchten. Setzen Sie also Ihre Wünsche und Forderungen durch (aber nicht auf Kosten der anderen!) und sprechen Sie diese auch deutlich aus (sich deklarieren!). Artikulieren Sie klar und ohne Vorwurf.
Beispiel: Bitte lassen Sie das Rauchen, denn ich bekomme davon Kopfschmerzen ...

- Nein-sagen, kritisch Stellung nehmen, widersprechen:
Hohe soziale Anpassung ist meistens mit „Ja-Sagertum" verbunden. „Ja-Sager-Typen" werden selten geliebt oder geachtet, da man leicht merkt, daß dieses nur aus Angst heraus geschieht und im Grunde eine andere Meinung dahintersteckt. Lernen Sie also auch Wünsche anderer an Sie abzuschlagen und widersprechen Sie, wenn Sie anderer Meinung sind. Menschen, die kritisch Stellung nehmen, sind interessanter und werden höher bewertet.
Beispiel: Nein, das möchte ich nicht, denn das sehe ich anders, weil ...

- sich Fehler erlauben:
Die Angst vor Fehlern ist eine weitverbreitete, aber unrealistische Verhaltensweise. Fehler zu machen ist eine sehr menschliche Angelegenheit. Die Angst vor äußeren negativen Folgen (Sanktionen) ist meistens unbegründet. Häufig hat man noch mehr Angst vor der Brüchigkeit des eigenen Selbstwertgefühles, da Fehler, die man sich nicht selbst zugesteht, es „anknacksen" können.
Versuchen Sie sich die Angst davor zu nehmen, indem Sie sich Fehler erlauben, zu denen Sie auch stehen können. Mit dieser lockeren und entspannten Haltung werden Sie, nebenbei bemerkt, auch weniger Fehler produzieren.
Beispiel: Ja, das stimmt, da sehen Sie, daß auch mir Fehler passieren ...

- sich öffentlicher Beachtung aussetzen und Komplimenten zustimmen:

Seien Sie in der Gruppe nicht schüchtern und drücken Sie sich nicht nur im Hintergrund umher. Machen Sie sich nicht kleiner als Sie groß sind! Zeigen Sie Ihren Mitkollegen, daß es Sie auch gibt. Je mehr Sie das üben, desto schneller verlieren Sie die Angst vor anderen.

Nehmen Sie ernstgemeinte Komplimente an und bedanken Sie sich. Viele Menschen spielen dieses sonderbare Gesellschaftsspiel, indem Sie nach außen hin Komplimente ablehnen (ist ja eh' nichts ...), nach innen aber hocherfreut sind. Seien Sie dagegen identisch und teilen Sie Ihre Freude über das Kompliment mit.

Beispiel: Danke für das Kompliment, das tut mir richtig gut....

− Kontakte herstellen:
Meiden Sie nicht Menschen, die Sie eigentlich kennenlernen möchten. Seien Sie freundlich im sozialen Umgang und gehen Sie gezielt auf denjenigen zu. Erklären Sie ihm z.B., daß er Sie interessiert.
Beispiel: Schön, Sie wiederzusehen, ich wollte Sie schon lange mal kennenlernen....

− Gefühle ausdrücken:
Eine der wichtigsten, aber auch eine der schwierigsten Verhaltensweisen ist es, persönliche Gefühle dem anderen mitzuteilen. Drücken Sie Ihre negativen oder positiven Gefühle spontan aus, halten Sie Gefühle nicht zurück. Sie blockieren Ihren Verhaltensprozeß bzw. die Kommunikation.
Beispiel: Ich erlebe da ein sehr angenehmes Gefühl, wenn ...
Ich merke, das mag ich nicht, wenn Sie ...

− Schuld zuschreiben:
Sehen Sie nicht im anderen den Schuldigen für Ihre negativen Gefühle. Werfen Sie ihm nichts vor, wenn Sie sich ärgern. Es ist nämlich dann Ihr Problem; deklarieren Sie es so. Ein Vorwurf wird beim anderen nur einen erneuten Vorwurf oder ein Zurückziehen auslösen und die Folgen zeigen sich in der gestörten Kommunikation.
Beispiel: Ich weiß, daß ich mich jetzt ärgere. Darf ich Dir nur sagen ...

- Blickkontakt herstellen und halten:
  Wenn Sie anderen begegnen, so weichen Sie dem Blick nicht aus. Suchen Sie die Augen des anderen und schauen Sie ihn beim Reden an (aber nicht fixieren!).

- Rückmeldung (Feedback) geben:
  Geben Sie im Gespräch dem anderen zu erkennen, daß Sie ihn (nicht) verstehen, indem Sie direkt darauf antworten oder es aber im nichtsprachlichen Bereich (z.B. Nicken/Kopfschütteln) erkennen lassen.
  Beispiel: Du, ich habe da etwas nicht verstanden ...
  Ja, das finde ich auch ...

Diese hier angeführten Möglichkeiten zur Erhöhung der sozialen Kompetenz sollten von Ihnen in der entsprechenden Situation beobachtet und mehrmals trainiert werden. Vielleicht wissen Sie jetzt besser, wo Ihre „sozialen Schwächen" liegen – seien Sie mutig und nehmen Sie sie in Angriff. Soziale Beziehungen und Situationen werden von allen Beteiligten strukturiert; sehen Sie deshalb zu, daß Sie aktives Mitglied sind und Ihre Bedürfnisse realisieren. Die soziale Situation ist dann ein Erfolg, wenn *Sie* damit zufrieden sind (bitte realistischen Anspruch).

Am besten machen Sie ein Protokoll über Ihr selbstbewußtes Verhalten, in dem Sie neue ausprobierte Verhaltensweisen dokumentieren.
Folgende Stichpunkte könnte es beinhalten:

- Stellen Sie die soziale Situation dar!
- Wie verhielten Sie sich, was haben Sie gesagt?
- Welche der oben beschriebenen Punkte haben Sie realisiert?
- Gab es Schwierigkeiten? Wenn ja, welche?
- Wie war das Ergebnis Ihres Verhaltens?
- Wie bewerten Sie es?
- Was hätten Sie besser machen können?

Wenn Sie die für Sie wichtigen Punkte schließlich ohne viel nachzudenken angstfrei in der Situation beherrschen, werden Sie sich innerlich kompetenter und sich vielen anderen Situationen auch gewachsen fühlen. Mit der Zeit verliert man nämlich die soziale Angst, weil man sich freier und durchsetzungsfähiger erlebt. Auch die Umwelt wird Ihnen durch positive Rückmeldung zeigen, daß Sie auf dem richtigen Wege sind.

Abschließend wollen wir nochmals erwähnen, wie wichtig es ist, kleine Veränderungen als Erfolge wahrzunehmen. Versuchen Sie sich positiv-realistisch zu bewerten (nicht abzuwerten), geben Sie sich auch im Verhaltensprozeß positive Rückmeldungen und vermeiden Sie keine Angstsituationen.

Es gibt manifeste Ängste, die einfach lange Zeit benötigen, bis sie abgebaut sind. Vergessen Sie nicht die lange Zeit des Angstaufbaus. Viele Ängste sind über den Erziehungsprozeß vermittelt worden, der häufig nicht wenig frühkindliches „pathogenes Material" enthält.

Darüber hinaus glauben wir, daß es Ängste gibt, die ganz natürlich und „vernünftig" sind. Denken Sie z.B. an die Angst vor einem Atomkrieg, an die geringe echte Friedensliebe vieler Menschen, an die zerstörte Umwelt etc. Diese Ängste sind realistischer Ausdruck einer allgemeinen Lebenslage, in der sich die Menschheit heute befindet.

Selbsthilfeprogramm bei Gefühlshemmungen

Da kein Verhalten ohne Gefühlsbeteiligung abläuft und Gefühle (Emotionen) im menschlichen Leben von zentraler Wichtigkeit sind, wollen wir jetzt auf sie näher eingehen, um uns für eigene Gefühle sensibler zu machen.

In unserer heutigen Gesellschaft wird die Gefühlswelt zunehmend zugunsten der Intellektualität vernachlässigt. Das beginnt schon beim Kleinkind, wo die Erziehung vor allem über den „Kopf" geht. Es wird ihm vieles gezeigt und erklärt, dabei kommt man aber seinem Bedürfnis, die Dinge mit den Sinnen wahrzunehmen, anzugreifen und damit zu hantieren nicht entgegen. Das Kind will die Dinge „be-greifen", d.h. angreifen, betasten und dadurch erkennen und verstehen – der Erwachsene jedoch versucht sie ihm mit Worten abstrakt zu erklären.

Auch in der Schule wird Abstraktes gelehrt, es wird kaum noch etwas praktisch hergestellt oder mit anschaulichen Dingen experimentiert. Die Gefühlswelt, die es zu entwickeln gilt, wird systematisch reduziert und nicht zuletzt sind Gefühlsblockaden häufig die Ursache für Lern- und Motivationsprobleme. Im Berufsleben setzt sich dieser Trend fort; wir arbeiten zunehmend mit dem Kopf und haben selten Gelegenheit zu erleben, wie durch unserer Hände Arbeit etwas wächst oder entsteht, das wir befühlen, riechen, von allen Seiten betrachten und für das wir positive Gefühle entwickeln können. Kurz gesagt, die westliche Zivilisation ist leider ,,kopflastig'' geworden.

Durch all diese Lernprozesse werden unsere Empfindungen, Sinneseindrücke und Gefühle immer mehr zurückgedrängt – wir wissen vieles, spüren aber wenig. So kommt es, daß wir immer weniger Beziehung zu unserem Körper haben und ihn schließlich nur noch wahrnehmen, wenn er nicht ,,funktioniert'' und wir Schmerzen haben. Wer achtet schon im Alltag darauf, ob sein Körper Entspannung oder Bewegung braucht, wer nimmt sich noch Zeit, das angenehme Gefühl beim Räkeln und Strecken zu genießen und wer erlebt noch, wie sich Dinge beim Berühren anfühlen und welche Empfindungen sie hinterlassen? Erst wenn Krankheitssymptome auftreten, wie Verspannungen, psychosomatische Erkrankungen oder depressive Verstimmungen, dann merken wir, daß wir einen Teil unserer menschlichen Ganzheit haben verkümmern lassen.

Auch die verschiedenen Therapierichtungen haben hier lange den Fehler gemacht, psychische Störungen nur mit Gesprächen, also wieder nur intellektuell-abstrakt, korrigieren zu wollen. In letzter Zeit wurden eine Reihe von Körpertherapien entwickelt (z.B. konzentrative Bewegungstherapie, Gestalttherapie, Bioenergetik . . .), die dieser Einseitigkeit entgegenwirken. Sie können bei entsprechender Symptomatik und seriöser Anwendung (leider wird damit auch zuweilen Mißbrauch getrieben!) gute Erfolge verzeichnen. All diese Methoden haben die Einbeziehung des Körpers gemeinsam, der Patient soll lernen, den Kontakt zu seinem Körper (wieder-) zu finden, wieder fühlen zu lernen und nicht nur zu denken.

Auch im Sozialverhalten sind wir oftmals erstarrt in vorgegebenen Rollenbildern, taktisch klugem Verhalten und höflich-maskenhaftem Umgang mit unseren Mitmenschen. Wir treffen immer häufiger mit Leuten zusammen, hinter deren äußere Fassade wir niemals blicken dürfen. Diese Maske verleiht dem Betreffenden einerseits zwar gewissen Schutz und möglicherweise kurzfristigen Vorteil, andererseits verhindert sie damit einen echten Kontakt zum anderen und in der Folge wird er sich unverstanden und einsam fühlen.

Hinter diesem Verhalten stehen häufig große Ängste und körperliche Verspannungen, die ein offenes, sympathisches Auftreten verhindern.

Das bekannte deutsche Psychologenehepaar *Tausch* hat sich in mehreren Studien mit dem Problem der „Echtheit" und „Fassadenhaftigkeit" beschäftigt. Für sie bedeutet Echtheit in erster Linie die Übereinstimmung in Äußerung, Verhalten, Mimik und Gestik eines Menschen mit seinem inneren Erleben, seinem Fühlen und Denken. Der sich echt verhaltende Mensch ist offen für sein gefühlsmäßiges Erleben und kann sich auch anderen gegenüber öffnen. Er macht keine Anstrengungen, anders zu erscheinen als er ist; er kann zeigen, ob er jemanden mag oder nicht und muß sich daher nicht hinter falscher Höflichkeit verstecken; er kann es auch wagen, seine Schwächen zu zeigen.

Der sich unecht verhaltende Mensch hingegen steht ständig unter dem Spannungsverhältnis, daß seine Äußerungen und sein Verhalten nicht seinem wahren Fühlen und Denken entsprechen. Er wird viel psychische Energie aufwenden müssen, um seine Fassade aufrecht erhalten zu können und wird zunehmend selbst den Kontakt zu seinem Gefühlsleben verlieren und sich daher auch innerlich leer fühlen.

Besonders für Kinder und Jugendliche ist ein echtes, fassadenfreies Verhalten von Eltern und Lehrern sehr wichtig, denn nur so können sie im Kontaktverhalten Vertrauen und Sicherheit erwerben.

Sicher werden jetzt Einwände kommen wie „Man kann doch nicht immer seine ehrliche Meinung sagen, das würden andere übelnehmen, man kann doch nicht jedem seine Gefühle zeigen". Das ist sicher richtig, doch wie oft könnten wir es tun und wie oft käme es uns und anderen zugute?

Wir meinen mit diesem kurzen Abriß über die Gefühle nicht, daß Sie jetzt in jeder sich bietenden Situation Gefühle äußern sollen. Uns geht es vor allem darum, daß Sie Ihre „Gefühlswelt" wieder erleben und gegebenenfalls erweitern, um ein gutes Gleichgewicht zwischen Gefühl und Vernunft (Ratio) herzustellen.

Da Gefühle ein sehr komplexes Erscheinungsbild sind, ist es kein Wunder, daß auch die Psychologie hier keine verbindlichen Aussagen über Zustand oder Entstehung machen kann. Allgemein nimmt man an, daß Gefühle von verschiedenen, sich beeinflussenden Faktoren bestimmt werden: Physiologische bzw. interne Reize, die einen bestimmten körperlichen Zustand ausdrücken – die momentane Stimmungslage des Menschen – Umweltreize, die auf den Menschen einwirken und Wahrnehmungen verursachen (situative Komponente) – aus der Vergangenheit gespeicherte Erfahrungen – gegenwärtige kognitive Bewertungen all dieser Faktoren. Sie alle zusammen stehen in Wechselwirkung zueinander und ergeben einen Zustand, der als Gefühl (z.B. angenehm/ unangenehm) erlebt wird.

Sicherlich hat dabei die kognitive Komponente (Denken, Wahrnehmung) einen sehr großen Einfluß auf das Gefühlserleben. Denn man macht immer wieder die Erfahrung, daß bei positiv zu bewertenden Ereignissen auch gleichzeitig angenehme Gefühle empfunden werden. Das zeigt deutlich, daß Gefühle nichts Starres sind, sondern beeinflußt, vertieft und erweitert werden können.

Das Selbsthilfeprogramm teilt sich wieder in verschiedene Schwerpunkte auf, die gut trainierbar sind. Versuchen Sie es gezielt mitzumachen, denn vielleicht können Sie dadurch Ihre Gefühlswelt erweitern.

– Bewußtmachen der Gefühle (Selbstbeobachtung):
 Viele Menschen sind aus den oben beschriebenen Gründen sehr verkrampft und haben große Barrieren gegen die eigenen Gefühle aufgebaut. Gefühle machen ihnen Angst. Wir wollen jetzt lernen, uns der eigenen Gefühle bewußt zu werden und sie auch innerlich zuzulassen.
 Gehen Sie spazieren und genießen Sie die Natur. Versuchen Sie mit allen Ihren Sinnen gegenwärtig zu sein (Riechen, Schmekken, Sehen, Hören, Tasten). Alle Dinge, die Sie wahrnehmen und denen Sie begegnen, verursachen bei Ihnen Gefühlsäußerungen. Beobachten Sie sich und versuchen Sie die Empfindungen nicht zu blockieren. Entspannen Sie sich.
 Achten Sie auf Ihre körperlichen Empfindungen, wenn Sie jetzt harte, rauhe, glatte, warme oder kalte Dinge betasten. Schließen Sie die Augen und konzentrieren Sie sich darauf. Wie erleben Sie es? Was ist das für ein Gefühl?
 Jetzt lassen Sie Ihrer Phantasie freien Lauf und stellen Sie sich etwas vor. Wenn Ihnen das noch etwas schwerfällt, so schauen Sie sich ein Gemälde (vielleicht ein expressionistisches/impressionistisches) an und versetzen sich intensiv hinein. Was empfinden Sie, wo empfinden Sie etwas?

Streicheln und betasten Sie Ihren Körper. Hautkontakte ergeben mannigfaltige und tiefe Gefühle. Gibt es Zonen, die besondere Gefühle vermitteln? Geben Sie sich ganz den körperlichen Gefühlen hin. Sensibilisieren Sie sich. Gibt es Gefühlsblockaden? Wenn ja, wo?

- Vertiefen der Gefühle:
Fördern Sie Ihre Gefühle, indem Sie häufig versuchen, Lebewesen oder Dinge mit verschiedenen Sinnen wahrzunehmen. Erleben Sie die unterschiedlichen Gefühlsqualitäten und -intensitäten. Jedes Sinnesorgan vermittelt andere Gefühle. Einmal werden sie tiefer empfunden, das andere Mal sind sie nicht so ausgeprägt. Schließen Sie auch die Augen und erleben Sie die Gefühlseindrücke im nachhinein nochmals.
Ein weiterer großer Schritt ist es, den Partner durch Hautkontakte zu erleben. Streicheln Sie ihn und geben Sie sich ganz diesem Gefühl hin. Sprechen Sie nicht. Sie fühlen eine körperliche Rückmeldung des Partners. Was sagt sie aus und wie intensiv erleben Sie sich dabei? Was vermittelt Ihnen die Haut des anderen?

- Mitteilen von Gefühlen:
Wagen Sie im sozialen Leben mehr Ihre Gefühle mitzuteilen und zwar positive wie auch negative („Ich fühle mich sehr geborgen bei Dir", „Ich bin sehr ärgerlich, weil ..." etc.). Denken Sie daran, daß Sie Gefühle verbal, also mit Worten, wie auch nonverbal durch Mimik und Gestik ausdrücken sollten. Je mehr der andere von Ihnen wahrnehmen kann, desto besser wird er sie verstehen und empfinden.
Das Mitteilen von Gefühlen kann man besonders gut in Gruppen üben (private Gruppen/Sensitivitäts-, Selbsterfahrungs-, Selbsthilfe- oder Therapiegruppen). Gerade in Gruppen ist es nicht leicht, Gefühle (und besonders negative) anderen zu vermitteln. Scheuen Sie sich nicht, es trotzdem zu tun.
Noch ein Wort zur Erotik/Sexualität: Das ist ein Bereich, wo Gefühle eine außerordentliche Rolle spielen. Versuchen Sie sich voll gefühlsmäßig auf den Partner einzustellen und auch sich selbst dabei zu empfinden. Geben Sie Rückmeldung, denn die nonverbale Kommunikation im Bett sagt weit mehr aus, als alles Reden darüber.

– Echtheit der Gefühle:
Beobachten Sie doch einmal Ihr Verhalten, wenn Sie mit anderen in sozialem Kontakt sind: wann ist es echt, wann ist es fassadenhaft? Wann fühlen Sie sich wohler? Versuchen Sie, in bestimmten Situationen echter zu sein und registrieren Sie, wie die anderen darauf reagieren, also welche Rückmeldung Sie bekommen. Wagen Sie dann immer ein Stück mehr von sich zu zeigen, von sich zu geben, und Sie werden in den meisten Fällen auch von anderen mehr bekommen! Seien Sie mutiger hinsichtlich Ihrer Gefühle!

Zusammenfassend kann man sagen, daß Gefühle etwas ureigenes Persönliches sind. Bereichern Sie Ihr Leben, indem Sie Gefühle ,,fühlen". Es gibt keine falschen oder richtigen Gefühle. Die, welche Sie im Moment haben, sind Ausdruck Ihres körperlichen und psychischen Befindens.

Sie fühlen sich dann ,,echt" und ganzheitlich und sind mit sich identisch, wenn Ihr Denken und Ihre Aussage mit ihren Gefühlen übereinstimmen – das Erleben der eigenen Identität ist ein sehr schönes Gefühl.

Gefühle sind also nicht als isoliertes Phänomen zu verstehen (hier Gefühl – dort Verstand), sondern als fließender Bereich eines zusammenhängenden Ganzen, nämlich des menschlichen Lebens.

Selbsthilfeprogramm bei Verspannungen

Wir haben im Kapitel ,,Körperliche Faktoren" ausführlich die Thematik ,,Entspannung bzw. Verspannung" besprochen, so daß wir es hier nicht noch einmal wiederholen möchten (lesen Sie es sich bitte durch).

Die Umwelt zeichnet sich heute durch starke Reizüberflutung aus, die wir z.B. durch die Hektik des Alltagslebens, des Berufslebens mit seinem hohen Leistungsanspruch und durch den sozialen Druck erleben. Dadurch wird der Mensch einfach überfordert und verliert seine innere Ausgeglichenheit. Deshalb ist die Fähigkeit zur körperlichen und psychischen Entspannung und dem ,,Abschalten-Können" u.E. außerordentlich wichtig, um wenigstens etwas zu haben, das im bestimmten Maße abschirmt und eine Rückbesinnung auf uns selbst ermöglicht.

Lesen Sie vorerst das gesamte Entspannungstraining durch und wenn Sie es erlernen wollen, lassen Sie sich dabei Zeit und trainieren Sie täglich.

Körperliche Entspannung

Wir wollen Ihnen ein *ganzheitliches Entspannungstraining* (körperlich und psychisch) vorstellen und beginnen zuerst mit dem *Muskulaturrelaxationstraining* (Muskelentspannung) nach *Jacobsen*. Dieses Verfahren ist einfach, schnell zu erlernen und sehr wirkungsvoll. Jacobsen geht von der Überlegung aus, daß man den Entspannungszustand dann am besten erreichen kann, wenn man auch das Gegenteil, nämlich die Spannung kennt. Mit anderen Worten, wenn man weiß was „rund" ist, kann man auch „eckig" erkennen und wahrnehmen (Polaritäten).

Ziel des Trainings ist es, daß der Übende die spezifischen Unterschiede der Anspannungs- und Entspannungsgrade spürt und erlebt, wenn er systematisch die verschiedenen Muskelgruppen des gesamten Körpers trainiert. Versuchen wir einen Muskel bewußt anzuspannen, z.B. eine Faust zu ballen, und lassen wir sie wieder locker, dann erleben wir den Zustand der Entspannung deutlich. Dabei ist es wichtig, den Unterschied und den Entspannungszustand zu erspüren bzw. bewußt wahrzunehmen. Dieses innerlich Wahrgenommene soll dann kognitiv gespeichert werden, so daß eine Rückmeldung über den Status der Entspannung stattfinden kann.

Für Menschen, die besonders bei Angst oder Streß mit der Verspannung der Skelettmuskulatur reagieren, ist diese Methode besonders gut geeignet. Ebenso aber auch für diejenigen, die mehr vegetativ (Magen, Verdauungstrakt, Herz etc.) reagieren. Über den Umweg der entspannten Skelettmuskulatur wird dem Gehirn Ruhe und Entspanntheit signalisiert, wodurch die vegetative Funktion entsprechende Reaktionen zeigt.

Der Übungsverlauf ist folgendermaßen:
– Entspannung der Hände und Arme
– Entspannung der Gesichtsregion

- Entspannung von Hals- und Schulterpartie
- Entspannung von Rücken, Brust und Bauch
- Entspannung der Sitzmuskeln und der Beine
- Entspannung des ganzen Körpers

Wir beschreiben im folgenden die Übungen so konkret, daß sie leicht nachvollzogen werden können:
Sie versuchen also die einzelnen Muskeln (wie weiter unten ausgeführt wird) systematisch anzuspannen (Anspannungsphase ca. 10 Sekunden) und dann die Entspannung durch Auflösung der Muskelspannung zu erreichen. Die Entspannungsphase von Übung zu Übung dauert ca. 1 Minute. Sie sollen also die Empfindung bei

- der Muskelanspannung
- dem allmählichen Übergang von Anspannung und Entspannung und
- der Entspannung selbst

bewußt wahrnehmen und kognitiv speichern.

Legen Sie sich mit dem Rücken auf eine feste Unterlage und versuchen Sie sich so gut es geht, zu entspannen. Sie können es auch mit einem Stuhl machen, auf dem Sie entspannt sitzen können. Die Kleidung (Gürtel etc.) darf Sie nicht behindern. Schließen Sie bitte die Augen und stellen Sie sich auf das ein, was Sie jetzt bewußt machen wollen.

Anleitung für die einzelnen Übungen (kann mehrmals wiederholt werden):

1. Faust (rechts)
   Ballen Sie die rechte Hand zu einer Faust zusammen (10 Sekunden) – und entspannen Sie! Die Hand liegt jetzt locker und offen auf der Unterlage. Beobachten Sie die Veränderung z.B. Kribbeln, Wärmegefühl, verstärkter Blutstrom ...)
   ca. 1 Minute Entspannung.

   Faust (links)
   Wiederholen Sie die Übung mit der linken Faust – und entspannen Sie!

2. Oberarmmuskel (Bizeps) rechts
   Sie beugen den Unterarm an den Oberarm, so daß ein spitzer Winkel entsteht und spannen ihn an – und entspannen Sie!

   Oberarmmuskel (Bizeps) links
   Wiederholung mit dem linken Arm – und entspannen Sie!

3. Unterarmmuskel (Trizeps) rechts
   Sie lassen den Unterarm flach auf der Unterlage liegen und drücken die Handflächen nach unten. Der Unterarm wird nicht angehoben – und entspannen Sie!

   Unterarmmuskel (Trizeps) links
   Wiederholung mit dem linken Arm – und entspannen Sie!

4. Stirn/Kopfhaut (horizontale Falten)
   Versuchen Sie die Stirn in Querfalten zu legen, indem Sie die Augenbrauen nach oben ziehen und die Augen öffnen – und entspannen Sie!

5. Stirn/Kopfhaut (vertikale Falten)
   Die senkrechte Stirnfalte erhalten Sie dann, wenn Sie den Blick nach unten senken und sozusagen „düster" ausschauen. Dabei werden auch gleichzeitig die Augenbrauen angespannt – und entspannen Sie!

6. Augen
   Schließen Sie die Augen fest zu – und entspannen Sie! Nach der Anspannung liegen die Augenlider ganz leicht auf den Augäpfeln. Die Augenentspannung ist sehr wichtig, da die meisten Menschen die Augenmuskulatur ständig verspannen. *Bates,* der eine Methode zur Verbesserung der Sehfähigkeit entwickelte, ist der Meinung, daß viele Sehstörungen (Weit- und Kurzsichtigkeit, Astigmatismus etc.) durch ein intensives Entspannungstraining behoben werden können (siehe Literaturhinweis).

7. Nase
   Rümpfen Sie die Nase, so daß die Spannung an der Nase deutlich spürbar wird – und entspannen Sie!

8. Lippen
   Pressen Sie die Lippen ganz fest aufeinander (nicht die Zähne zusammenbeißen) – und entspannen Sie!

9. Zunge
   Pressen Sie die Zunge kräftig gegen den Gaumen – und entspannen Sie! Die Zunge liegt danach locker und entspannt im Mundraum.

10. Kiefer
    Der Unterkiefer wird fest gegen den Oberkiefer gepreßt – und entspannen Sie!

11. Wangen
    Blasen Sie Luft in die Wangen – und entspannen Sie!

Entspannen Sie jetzt Ihr ganzes Gesicht. Im Entspannungszustand sind der Mund und die Lippen geöffnet. Vergessen Sie nicht, die Veränderung und die Entspannung *bewußt* wahrzunehmen.

12. Kopf/Hals
    Drehen Sie den Kopf langsam nach rechts bis zum Anschlag und verharren Sie einen Moment. Drehen Sie dann zurück – und entspannen Sie!

    Drehen Sie den Kopf langsam nach links und machen Sie es genauso – und entspannen Sie!

    Lassen Sie den Kopf langsam nach vorne fallen und drücken Sie das Kinn gegen die Brust – und entspannen Sie!

    Jetzt überstrecken Sie den Hals und drücken den Kopf langsam zum Nacken – und entspannen Sie!

    Pendeln Sie den Kopf langsam aus, so daß er genau in der Mitte beider Schultern steht und fühlen Sie deutlich den entspannten Hals und Nacken.

13. Schultermuskulatur
    Ziehen Sie beide Schultern in die Höhe, soweit es geht – und entspannen Sie!

    Drücken Sie die Schulterblätter nach hinten zur Wirbelsäule zusammen – und entspannen Sie!

14. Rücken
    Krümmen Sie den Rücken nach vorn, so daß der Rücken bogenförmig gespannt ist. Dabei spüren Sie die Spannung

entlang der Wirbelsäule (2 große Muskelstränge gehen entlang der ganzen Wirbelsäule) – und entspannen Sie!

Machen Sie nun ein Hohlkreuz, so daß die Rückenmuskeln in die andere Richtung gespannt sind – und entspannen Sie!

15. Brust
Jetzt machen Sie eine tiefe Brustatmung. Am Ende der Einatmung halten Sie kurzfristig inne und lassen dann die Luft wieder heraus – und entspannen Sie! Sie fühlen deutlich die Brustwirbel und den Brustraum.

16. Bauchatmung
Atmen Sie durch das Zwerchfell tief ein. Der Bauch ist beim Einatmen rund wie ein Luftballon. Verweilen Sie am Ende der Einatmung kurz, so daß ein Spannungsgefühl erlebt wird, und atmen Sie vollständig aus – und entspannen Sie!

17. Gesäßmuskeln
Spannen Sie die Gesäßmuskeln an – und entspannen Sie!

18. Oberschenkel
Spannen Sie die Oberschenkel an. Ziehen Sie dazu die Beine etwas an oder heben Sie sie von der Unterlage. Gehen Sie anschließend in die Ausgangslage. Sie spüren die Spannung in den Oberschenkeln – und entspannen Sie!

19. Unterschenkel und Füße
Versuchen Sie die Füße und Zehen zu sich hinzubeugen, dabei spüren Sie gleichzeitig einen Zug in den Waden – und entspannen Sie!

Füße und Zehen werden jetzt bodenwärts von Ihnen weg gestreckt, d.h. Überstrecken des Spanns. Sie erleben gleichzeitig eine Spannung an der Oberseite des Unterschenkels – und entspannen Sie!

Sie haben jetzt die gesamten Übungen durchgearbeitet. Bleiben Sie ruhig noch einige Minuten liegen oder sitzen und durchforschen Sie Ihren Körper, ob es noch Stellen gibt, wo Verspannungen feststellbar sind. Sie können in Gedanken alle Muskelgruppen durchgehen und sie auf Verspannungen prüfen. Erleben Sie Ihren Körper bewußt und nehmen Sie ihn genau wahr. Sie werden sich immer lockerer fühlen ...

Wenn Sie jetzt aufstehen, bewegen Sie sich langsam und vermeiden Sie auch langfristig jede Hast.

Verursacht Ihnen ein Körperteil größere Beschwerden, so lassen Sie die entsprechende Übung entweder aus oder üben Sie so, daß Sie keine Schmerzen verspüren. Haben Sie z.b. Wirbelsäulenschäden, so achten Sie bei den Kopf-, Schulter- und Rückenübungen sorgfältig darauf; bei Bluthochdruck sind starke Preßbewegungen (Bauch, Brust) gegebenenfalls zu vermeiden. Vergessen Sie beim Anspannen der verschiedenen Muskelgruppen nicht das *normale Weiteratmen* (außer bei der Brust- und Bauchatmung, wo man einen kleinen Augenblick innehält um die Spannung zu halten). Dieses Entspannungstraining ist auch teilweise sehr gut in Alltagssituationen durchzuführen. Wenn Sie z.B. auf die Straßenbahn warten, im Auto in der Kolonne stehen, sich in einer Prüfung befinden oder sich ärgern, kontrollieren Sie kurz bestimmte Muskelgruppen auf Verspannungszustände. Das geht recht schnell, und Sie erleben einen positiven Abstand zu der umgebenden Situation oder zum Angstobjekt. Im Entspannungszustand ist es tatsächlich leichter, Aufgaben zu bewältigen.

In Alltagssituationen ist es gut, besonders auf folgende Bereiche zu achten:

— Entspannung der Gesichtsmuskulatur
— Die Schultern sollten entspannt herunterhängen. Achten Sie aber dabei auf eine gerade Körperhaltung
— Atmen Sie vor allem mit dem Zwerchfell (siehe Kap. ,,Körperliche Faktoren") – das entspannt und gibt neue Energien.

Psychische Entspannung

Gehen wir jetzt vom körperlichen Entspannungstraining zum psychischen Aspekt der Entspannung. Leider wird in der Literatur über Entspannung fast nur auf die körperliche Entspannung Wert gelegt. Wir meinen aber, daß ein psychisches Entspannungstraining genauso wichtig ist und auch mindestens gleich gute Effekte bringt. Das unten aufgeführte psychische Entspannungstraining ist recht leicht und angenehm durchzuführen. Wir alle kennen es eigentlich schon, denn wir machen es auf ungezielte Weise selbst: indem wir uns angenehmen Tagträumen hingeben. Das sind dann Momente, in denen wir an etwas Angenehmes und Schönes denken und Leistungsdruck, Ärger und Probleme für einen Augenblick vergessen.

Gehen wir nun aber gezielt voran:
Sie setzen oder legen sich bequem hin und versuchen jetzt, sich folgende Szene *genau* und *intensiv* vorzustellen. Alle anderen Dinge, die Sie plagen könnten (Alltags-, Zukunftssorgen oder Vergangenheitsprobleme) werden dann in dieser Zeit und auch später kaum noch spürbar sein.

Szene: eine grüne Wiese
Es ist ein schöner, warmer Sommertag. Der Tag ist heute für Sie schon gut angelaufen. Sie selbst befinden sich jetzt draußen in der Natur, weitab vom Lärm und Streß der Stadt. Sie liegen mit dem Rücken entspannt auf einer saftigen grünen Wiese und erleben die beruhigende Natur. Auf der Wiese wachsen schöne Blumen, die Sie gern haben; sie sehen die Vögel fliegen und riechen das Gras, welches mit Heu vermischt ist. Sie haben das Gefühl der Lebensfreude und gleichzeitig der Beruhigung. Sie schauen in den strahlend blauen Himmel, an dem einzelne Schäfchenwolken vorüberziehen. Sie fühlen, wie die Sonne sehr warm auf Ihre Haut strahlt; es verursacht eine angenehme wohltuende Wärme. Sie fühlen sich jetzt entspannt, glücklich und ausgeglichen. Ein friedfertiges Gefühl durchflutet Ihre Seele. Sie lassen Ihre Seele baumeln . . .

Bleiben Sie jetzt ca. 5 Minuten in dieser Szene des Wohlbefindens, wenn Sie wollen, auch länger. Danach schlagen Sie die Augen auf, atmen 3 x tief durch, strecken und räkeln sich kräftig. Jetzt sind Sie wieder voll da.

Versuchen Sie, sich immer nur Ihre ganz bestimmte Standardszene vorzustellen. Wenn Ihnen die Wiesenszene aus irgendeinem Grund nicht zusagt, können Sie auch eine andere Szene nehmen, z.B. auf dem warmen Sand eines Strandes zu liegen, die Sonne zu verspüren und das Rauschen der Wellen zu hören. Stellen Sie sich Ihre Standardszene aber nur vor, wenn Sie wirklich Muße und Zeit dazu haben (beim Autofahren beispielsweise nicht!).

Ganzheitliche Entspannung

Da wir immer davon ausgehen, daß der Körper die Psyche und umgekehrt die Psyche den Körper beeinflußt, also eine Wechselwirkung vorhanden ist, bedeutet eine ganzheitliche Entspannung das gleichzeitige Einbeziehen beider in einem Trainingsablauf. Daher verbinden wir beide vorangegangenen Entspannungsteile zu einem Gesamttraining:

a) Machen Sie das Muskulaturentspannungstraining so, wie es oben beschrieben wurde. Lassen Sie sich dabei Zeit.
Nach der Muskulaturentspannung bleiben Sie liegen oder sitzen und gehen noch einmal alle Muskelgruppen innerlich durch. Nach einer Zwischenpause (im Entspannungszustand bleiben!) versuchen Sie jetzt auch psychisch zu entspannen.

b) Sie stellen sich nun *Ihre* Standardszene vor und versuchen sie intensiv zu erleben.

Um Entspannungswirkungen auch langfristig zu erzielen, sollten Sie anfangs das Trainingsprogramm 3 x täglich machen. Gehen Sie ohne Hast und Streß an das Entspannungstraining. Freuen Sie sich darauf und stellen Sie sich kognitiv positiv darauf ein. Dazu ist eine Vorbereitungszeit von mehreren Minuten angebracht. In dieser *Einstimmungsphase* ziehen Sie sich aus der Alltagssituation zurück und konzentrieren sich ganz auf sich selbst.
   Wenn Sie das gesamte Entspannungstraining durchgeführt haben, werden Sie ganzheitlich voll entspannt und gelöst sein. Sie werden erleben, welche angenehmen Effekte das auf den gesamten Tagesablauf haben wird. Gehen Sie aber niemals mit Leistungsdruck an die ganzheitliche Entspannung, z.B. im Sinne „jetzt will ich, daß es klappt". Lassen Sie die Entspannung kommen, versuchen Sie leicht und locker zu sein. Vertrauen Sie auf sich und Ihre Fähigkeiten – und nicht zuletzt auf das Trainieren selbst.
   Das Ziel dieses Trainings sollte es sein, auch tagsüber eine entspannte Haltung und Einstellung zu gewinnen. Sie werden mit der Zeit sehen, daß Sie sich wohler fühlen und Ihre subjektive Lebensqualität steigen wird.

Schlußwort

Wir haben uns in dem vorliegenden Buch bemüht, Ihnen vor allem drei Dinge zu verdeutlichen:

- Krankheiten treten nicht plötzlich auf, sondern sind das Ergebnis eines längeren Prozesses, den wir uns selbst „erarbeitet" haben.
- Krankheiten (körperliche/psychische) treten nie isoliert auf, sondern sind als Wechselwirkung einer Reihe von Faktoren zu sehen, deren äußeres sichtbares Zeichen das Krankheitssymptom ist. So wird Schnupfen bekanntlich durch Viren ausgelöst; es ist aber falsch anzunehmen, daß jede Person an Schnupfen erkrankt, die mit diesen Viren in Kontakt kommt. Erkranken wird vielmehr derjenige, dessen Immunsystem allgemein geschwächt ist. Dieses kann durch vorangegangene andere Erkrankungen der Fall sein, aber auch durch schlechte Ernährung, psychische Probleme, andauernden Streß, Erschöpfung, Bewegungsmangel etc. Je mehr belastende Faktoren auf den Organismus einwirken, desto wahrscheinlicher ist eine Erkrankung.
- Für die eigene Gesundheit ist jeder von uns selbst verantwortlich. Nur wer an seiner Gesundheit arbeitet, wird weitgehend von Krankheiten verschont bleiben. Auftretende Krankheitssymptome behandeln zu lassen, ist in diesem Sinne zu wenig.

Demnach war es nicht Ziel dieses Buches, Rezepte zur Therapie bestehender Krankheiten zu geben; wir wollten vielmehr:

- Ihr Wissen um gesundheitliche Zusammenhänge bereichern,
- Ihnen zeigen, daß die Erkrankung eines Teilbereiches im Grunde eine Erkrankung des gesamten körperlichen wie psychischen Systems bedeutet und

- daß man nur gesund wird, wenn man auch die Erkrankung „loslassen" will,
- Ihnen klarmachen, daß Ärzte und Psychologen nicht für Ihre Gesundheit/Krankheit verantwortlich sind, sondern nur beratende oder unterstützende Funktion haben können,
- Ihnen darstellen, daß Sie anhand der Selbsthilfeprogramme ganz konkrete Schritte zur Reduzierung oder Lösung gesundheitlicher Probleme setzen können, und
- Sie vor allem motivieren, prophylaktisch, also vorbeugend, gesundheitsfördernde Maßnahmen zu treffen, so daß Ihr psychisches Wohlbefinden und Ihre körperliche Gesundheit erhalten bleiben.

Literatur

Beck, A.: Kognitive Therapie der Depressionen. München: Urban und Schwarzenberg, 1981
Bendix, G.: Handbuch für die Füße. Berlin: Edition Plejaden, 1980
Boku-Blätter: Zeitschrift der ÖH, Universität für Bodenkultur, Wien Jg.4/1, Dezember 1981; 3/3, 1982; 4/4, 1982
Bölsche, J.: Die Erde wird ein öder Stern. Spiegel vom 5.4.1982
Bruker, M.O.: Krank durch Zucker. Bad Homburg: Helfer Verlag E.Schwabe, 1975
Bruker, M.O.: Zivilisationskrankheiten – Ursache, Verhütung, Heilung, St.Georgen/Schwarzwald: Schnitzer-Verlag
Bruker, M.O.: „Aus der Sprechstunde", Band 1. Schicksal aus der Küche. St.Georgen/Schwarzwald: Schnitzer-Verlag
Candi: Radiästhetische Studien. Heidelberg: Arkana-Verlag, 1982
Coblenzer, H. und Muhar, F.: Atem und Stimme. Wien: Österreichischer Bundesverlag, 1976
Das Buch der ganzheitlichen Gesundheit. Hrsg.: Berkeley Holistic Health Center, Scherz-Verlag, 1982
Das gedopte Land: Zeitschrift für Umweltschutz und Menschenrechte (SOL), Okt./Nov. 1981, Nr.12
Gage, N.L. und Berliner, D.C.: Pädagogische Psychologie Band 1/2, München: Urban & Schwarzenberg, 1979
Gammerith, W.: Warum ökologischer Landbau? Zeitschrift für Umweltschutz und Menschenrechte (SOL). Mai/Juni 1981, Nr.11
Global 2000: Frankfurt/M.: Verlag Zweitausendeins. 1981
Grossarth-Maticek, R.: Kognitive Verhaltenstherapie. Berlin, Heidelberg, N.Y.: Springer-Verlag, 1979
Hacker, F.: Drogen. Wien: Molden Schulbuch-Verlag, 1981
Hoffmann, N. (Hrsg.): Grundlagen der kognitiven Therapie. Bern: Huber-Verlag 1979
Ist der Mensch ein Allesfresser? Begleitbroschüre zum Seminar an der Universität für Bodenkultur, Wien, 1981
Jores, A.: Praktische Psychosomatik, Bern: Huber-Verlag, 1981

Juli, D. und Engelbrecht-Greve, M.: Streßverhalten ändern lernen. Reinbek/Hamburg: rororo. 1978

Junker, E.: Der Mensch in der modernen Umwelt. In: Der sozialistische Akademiker, 1 1982, Wien

Kapfelsberger, E. und Pollmer, U.: Iß und stirb. Chemie in unserer Nahrung. Köln: Kiepenheuer und Witsch, 1982

Kelner, P.V.: Yoga im Alleingang. Wien: Kremayr und Scheriau, 1981

Knauer, H.: Skriptum für selbstsicheres Verhalten, SBD, 1976

Koch, E.R.: Krebswelt. Krankheit als Industrieprodukt. Köln: Kiepenheuer und Witsch, 1981

Koch, E.R. und Lahl, U.: Zuviel Nitrat aus tiefen Brunnen. DIE ZEIT, 12.2.1982

Köhnlechner, M.: Man stirbt nicht im August. München: Droemer Knaur, 1978

Lenzer, G.: Gift in der Nahrung. In: Mihailescu, G., a.a.O.

Lindemann, H.: Überleben im Streß. Autogenes Training. München, Heyne Verlag, 1973

Loeckle, W.: Bewußte Ernährung und gesunde Lebensführung. Novalis-Verlag, Schaffhausen, 1975

Lösch, K.: Säure-Basen. Gesundheitstip Nr.6, Mai 1977

Lysebeth, A. van: Yoga. München: Mosaik-Verlag, 1976

Massoth, P.: Streß im kognitiven Paradigma und seine Modifikation durch ein Anti-Streß-Programm. Referat zum 25.Kongreß des Berufsverbandes Österreichischer Psychologen (BÖP), September 1983

Massoth, E. u. P.: Selbstsicherheitstraining in Gruppen. In: Student sein (Hrsg. E. Krainz). Wien: Literas Verlag 1984

Meichenbaum, D.W.: Kognitive Verhaltensmodifikation. München: Urban und Schwarzenberg, 1979

Mihailescu, G. und A.: Zivilisation und Gesundheit. Ursache und Verhütung von Zivilisationserkrankungen. München: Biblio aktuell, Nr.10, 1981

Moore-Lappé, F.: Die Öko-Diät. Fischer alternativ 4013, Frankfurt, 1980

Müller, H.: Zitat in: Die gute Erde. Trend, Nr.6, Juni 1979

Neumeier, R. und R.: Moderne Makrobiotik. Wien: Eigenverlag, 1979

Neumeier, R. und R.: Natürliche Nahrung, Wien: Eigenverlag, 1980

Oerter R.: Moderne Entwicklungspsychologie. Donauwörth: Verlag L.Auer, 1969

Offe, K.: Griff nach der Notbremse. DIE ZEIT, 20.8.1982

Ohashi, W.: Shiatsu. Freiburg/Br.: Bauer-Verlag, 1972

Ozon: Mehr oder weniger? DIE ZEIT v.14.5.1982

Pflanzenschutzmarkt von der Konjunktur unabhängig. Süddeutsche Zeitung v.8.6.1982

Pistulka, W.: Wohnen wir uns krank? In: Österreichische Ärztezeitung 36/12, 1981

Pistulka, W.: Die Wärmedämmung aus baubiologischer Sicht. Zeitschrift Besser leben, April 1981
Renker, K. (Hrsg.): Umweltfreundliche Produkte, Fischer alternativ 4054, Frankfurt, 1981
Richter, H.E.: Eltern, Kind und Neurose. Klett, 1972
Rzepa, W.: Elektrotechnik und Baubiologie. In: Zeitschrift Besser leben, Nov./Dez. 1981
Samuels, M. und Bennet, H.: Das Körperbuch. Berlin: Verlag Bodymind, 1978
Schadstoffe in unserer Nahrung? Verbraucher-Zentrale, Hamburg e.V.
Schnitzer, G. und M.: Schnitzer-Intensivkost, Schnitzer-Normalkost. St.Georgen/Schwarzwald: Schnitzer-Verlag
Steyrer, K.: Umweltschutz und Gesundheit. In: Der sozialistische Akademiker, 1 1982, Wien
Steyrer, K.: Halt dem Waldsterben, halt den Bronchialerkrankungen. Zeitschrift Besser leben, 1982
Scholl, L.: Das Augenübungsbuch. Leitfaden für einen ganzheitlichen Weg zum besseren Sehen. Berlin: Gillessen-Orlopp Verlag, 1981
Tausch, R. und A.: Erziehungspsychologie. Göttingen: Hogrefe, 1971
Tausch R. und A.: Leben hinter Fassaden. Psychologie heute, Mai 1977
Teegen, F. u.a.: Sich ändern lernen. Reinbek/Hamburg: rororo, 1975
Voitl, H. und Guggenberger, E.: Vernünftige Ernährung. Wien: Orac-Verlag, 1979
Vollmer, G.: Evolutionäre Erkenntnistheorie. Stuttgart: S.Hirzel Verlag, 1980
Was Sie immer schon über Umweltchemikalien wissen wollten. Umweltbundesamt, Berlin, 1980
Weidemann, M. und Völkner, M.: Au Backe – Ein Zahn-Buch. Selbstverlag c/o M.Völker, Hirschgraben 20, 6900 Heidelberg, 1979
Weinert, F.E. u.a.: Pädagogische Psychologie 1/2, Funkkolleg. Frankfurt/M.: Fischer Taschenbuch Verlag, 1974
Wird die Erde wüst und leer? ZEIT-Magazin, 18.Oktober 1981